循证口腔正畸学

Evidence-Based Orthodontics

第 2 版

主　　编　Greg J. Huang　Stephen Richmond　Katherine W. L. Vig

主　　译　贺　红

副 主 译　花　放

译　　者（按姓氏汉语拼音排序）

　　　　　陈一文（武汉大学口腔医学院）

　　　　　贺　红（武汉大学口腔医学院）

　　　　　花　放（武汉大学口腔医学院）

　　　　　李春洁（四川大学华西口腔医学院）

　　　　　刘彦晓雪（武汉大学口腔医学院）

　　　　　龙　虎（四川大学华西口腔医学院）

　　　　　潘嘉雯（武汉大学口腔医学院）

　　　　　孙　巧（武汉大学口腔医学院）

　　　　　孙燕楠（北京大学口腔医学院）

　　　　　汤博钧（武汉大学口腔医学院）

　　　　　王蕴蕾（武汉大学口腔医学院）

　　　　　尹黎蕾（武汉大学口腔医学院）

　　　　　张　晨（武汉大学口腔医学院）

　　　　　赵婷婷（武汉大学口腔医学院）

　　　　　朱家琪（武汉大学口腔医学院）

翻译秘书　潘嘉雯（武汉大学口腔医学院）

人民卫生出版社

·北京·

图书在版编目（CIP）数据

循证口腔正畸学/（美）格雷格·J. 黄
（Greg J. Huang），（英）斯蒂芬·里士满
（Stephen Richmond），（美）凯瑟琳·W. L. 维格
（Katherine W. L. Vig）主编；贺红主译. —北京：
人民卫生出版社，2023.5
　　ISBN 978-7-117-34421-0

　　Ⅰ.①循…　Ⅱ.①格…②斯…③凯…④贺…　Ⅲ.
①口腔正畸学　Ⅳ.①R783.5

中国国家版本馆 CIP 数据核字（2023）第 018203 号

| 人卫智网 | www.ipmph.com | 医学教育、学术、考试、健康，购书智慧智能综合服务平台 |
| 人卫官网 | www.pmph.com | 人卫官方资讯发布平台 |

图字:01-2018-6152 号

循证口腔正畸学
Xunzheng Kouqiang Zhengjixue

主　　译：贺　红
出版发行：人民卫生出版社（中继线 010-59780011）
地　　址：北京市朝阳区潘家园南里 19 号
邮　　编：100021
E - mail：pmph @ pmph. com
购书热线：010-59787592　010-59787584　010-65264830
印　　刷：北京华联印刷有限公司
经　　销：新华书店
开　　本：787×1092　1/16　印张：21
字　　数：538 千字
版　　次：2023 年 5 月第 1 版
印　　次：2023 年 6 月第 1 次印刷
标准书号：ISBN 978-7-117-34421-0
定　　价：198.00 元

打击盗版举报电话:010-59787491　E-mail:WQ @ pmph.com
质量问题联系电话:010-59787234　E-mail:zhiliang @ pmph.com
数字融合服务电话:4001118166　E-mail:zengzhi @ pmph.com

主编简介

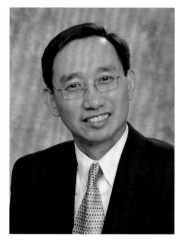

Greg J. Huang

- 美国华盛顿大学口腔正畸学硕士（MSD）、流行病学硕士（MPH）
- 2008 年至今任华盛顿大学牙医学院口腔正畸系主任
- *Orthodontics and Craniofacial Research*、*Progress in Orthodontics*、*Seminars in Orthodontics*、*Journal of Orthodontics* 编委
- 曾任*American Journal of Orthodontics and Dentofacial Orthopedics* 副主编、*Journal of Evidence-Based Dental Practice* 编委
- 2015 年美国牙科协会、美国牙科研究协会（ADA/AADR）循证牙医学杰出资深教师奖获得者

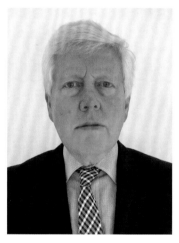

Stephen Richmond

- 英国卡迪夫大学口腔正畸学硕士（MSc）、曼彻斯特大学口腔正畸学博士（PhD）
- 1993 年至今任卡迪夫大学牙医学院应用临床研究及公共卫生中心主任、口腔正畸学教授
- *European Journal of Orthodontics* 编委

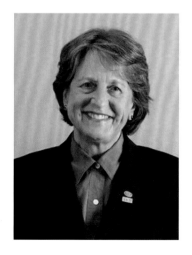

Katherine W. L. Vig

- 美国哈佛大学牙医学院发育生物学系高级讲师
- 美国俄亥俄州立大学牙医学院荣誉教授、前口腔正畸系主任
- *Seminars in Orthodontics* 编委
- 曾任美国匹兹堡大学牙医学院、俄亥俄州立大学牙医学院口腔正畸系主任
- 曾任美国腭裂颅面协会（ACPCA）主席、国际牙科研究协会（IADR）颅面生物学专委会主委
- 2009 年美国正畸专家认证委员会（ABO）最高荣誉 Albert H.Ketcham 纪念奖获得者

主译简介

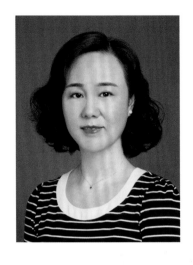

贺 红

- 武汉大学口腔医学院教授、博士生导师、一级主任医师
- 武汉大学口腔医院口腔正畸教研室主任、口腔正畸一科主任、牙颌颜面发育与睡眠医学中心主任
- 香港大学牙医学院名誉教授
- 中华口腔医学会口腔正畸专委会副主委
- 中国医师协会睡眠医学专委会副主委
- 中华口腔医学会唇腭裂专委会常委
- 中国睡眠研究会儿童睡眠医学专委会常委
- 中国医促会睡眠医学分会常委
- 国际牙医师学院（ICD）院士
- 英国爱丁堡皇家外科学院正畸院员及考试委员
- 世界正畸联盟（WFO）理事

副主译简介

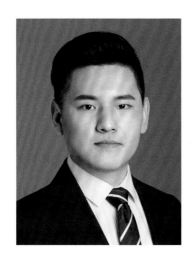

花　放

- 武汉大学口腔正畸学硕士、博士后，英国曼彻斯特大学口腔公共卫生博士（PhD）
- 武汉大学口腔医学院副教授、副主任医师、硕士生导师
- 武汉大学口腔医院循证口腔医学中心常务副主任、临床研究中心办公室副主任、牙颌颜面发育与睡眠医学中心副主任
- 中华口腔医学会口腔正畸专委会青年委员
- 湖北省睡眠研究会青年委员
- 曼彻斯特大学牙医学院名誉研究员
- 国际牙科研究协会（IADR）循证牙医学专委会 Councilor
- Cochrane 协作网口腔健康组 Editor
- *Journal of Evidence-Based Dental Practice* 编委
- *Frontiers in Medicine* 及 *Frontiers in Public Health* 客座副主编
- 人民卫生出版社《循证医学（第2版）》《循证口腔医学（第3版）》教材编者

序

在与国外同行的合作与交流中我们常常发现，循证医学理念如今已在许多欧美发达国家医学界得到较高程度的普及，可谓深入人心。近年来，随着我国医学事业的不断发展、患者在医疗决策中参与度的逐渐升高，国内医生、医学生对循证医学的学习热情愈发高涨。一方面，熟练掌握循证相关理念和基本功，例如文献的查找、鉴别、解读等，有助于提升医师自主学习、终生学习的效果和效率；另一方面，保持对本学科最新研究证据的学习和追踪，有利于促进医疗服务水平的进步以及医患沟通质量的提高。

因此，我很高兴地看到贺红教授团队将国际第一本循证口腔正畸著作 *Evidence-Based Orthodontics* 的最新版本引进国内。这本书的特点首先是强大的编者阵容，汇集了 Greg J. Huang、Kevin O'Brien、Nikolaos Pandis、Padhraig Fleming 教授等一批著名的口腔正畸学者、国际权威期刊专家。他们不仅具备充足的循证方法学知识，同时还有长期践行循证口腔正畸的宝贵经验。此外，这本书采用了理论讲授与证据汇编相结合的独特架构——前半册以一系列专题讲座的形式介绍"什么是循证""有哪些证据""如何查找正畸证据""如何解读正畸证据"等知识；而后半册则是几十篇高质量证据的精选概要汇编，可以作为正畸医师的"查房手册"用来快速查阅临床中常见问题的相关证据。另外，与多数正畸专著不同的是，这本书没有太多的图片、正畸临床案例。但是我们需要学习的不只有"术"，更重要的，还有"道"。该书弥补了我们当前理论培训中缺失的重要一环，是正畸医师专业书目的有益补充。

此外，本书翻译团队在循证口腔正畸领域有着较为丰富的研究、科普工作经验，且多次成功举办"循证口腔正畸论坛"等相关学术活动。其中主译、副主译同时也参与了本书英文版原著的编写工作，能够较为深入地理解该书的主要内容、主旨思想。

相信这本中文版《循证口腔正畸学（第 2 版）》能够将原著原汁原味地带给读者，帮助国内广大正畸从业人员、医学生们"学证""创证""用证"，将当前国际上最好的临床科研证据应用于临床，推动国内正畸科研与临床的进一步发展与提高！

白玉兴
2023 年 1 月

译者序

在医学教育及临床实践中，我们常会本能地将自身经验和专家意见作为主要的参考依据。诚然，经验教训来之不易，对任何技术和学科的发展都至关重要，但是许多未经科学方法验证的经验往往只是一种个人或者群体性的观点、感觉甚至猜测，其可靠性及普适性存疑，不仅指导意义有限，有时还会对医护人员产生误导。此外，单纯基于经验的教学模式缺乏对医学生批判性思维的培养，不利于医学的创新与进步。鉴于此，20 世纪 90 年代，以 Gordon Guyatt、David Sackett、Iain Chalmers 等为主要代表的国际著名临床流行病学家和医学教育家共同提出、构建了循证医学（Evidence-Based Medicine）理念，其主要思想是在制订每位患者的治疗方案时应当综合考虑"循证三要素"——即现有最佳研究证据、医生的经验与技能、患者的偏好与价值观。

经过 20 余年的发展，循证医学相关理念已逐渐在医学的各个学科，包括口腔医学，及其分支学科口腔正畸学领域得到广泛的认可与传播。1997—2001 年，三本口腔正畸权威期刊 *Angle Orthodontist*、*AJO-DO* 和 *Journal of Orthodontics* 的时任主编 Sheldon Peck、David Turpin、Kevin O'Brien 教授先后发文呼吁发展循证口腔正畸学（Evidence-Based Orthodontics）。*Seminars in Orthodontics* 杂志也于 1999 年和 2013 年两次以循证口腔正畸学为主题组稿、发表专刊。与此同时，Meta 分析、GRADE 等循证研究方法也越来越多地在正畸临床研究中得到应用，可用的高等级证据也随之增多。

然而，对当前大多数口腔正畸医生来说，想要很好地践行循证医学理念仍然面临着很多困难，面对数量不断呈指数增长的医学期刊文献、纷繁复杂且日益增多的正畸学派/技术/产品以及互联网和自媒体中大量参差不齐的科普及培训信息等，他们无所适从，亟需一本教材、一个工具、一座连接证据与实践的桥梁，使循证口腔正畸实践对他们来说不再只是一句空泛的口号，而是可以逐渐驾驭的常规。这本由 Greg J. Huang 教授、Stephen Richmond 教授以及 Katherine W. L. Vig 教授共同组织全球 60 余位相关专家编写的《循证口腔正畸学（第 2 版）》，正是这样的教材、工具和桥梁。该书的特点即是从口腔正畸医生的实际需求出发，首先通过第一篇的 6 个章节帮助读者掌握循证口腔正畸的思想与概念，以及研究设计、文献检索、严格评读等实践循证口腔正畸所必备的基础知识与技能；然后，通过第二篇的精选概要汇编，对 56 篇质量较高、涵盖了正畸临床主要常见问题的系统评价进行介绍，帮助读者快速查阅相关研究证据、辅助临床决策。

本书原著是国际上第一本循证口腔正畸学专著，其翻译难点在于译者不仅需要具备较好的英文基础，同时还需掌握充足的正畸及循证医学知识。鉴于此，我们在武汉大学口腔医学院正畸教研室、武汉大学口腔医院循证口腔医学中心遴选了一批具有一定循证正畸基础的医师及研究生作为译者，他们曾多次参与笔者医院组织的"循证口腔正畸论坛"系列学习班，也在"KevinOBrien 教授的口腔正畸博客"微信公众号的制作及维护中得到长期锻炼、积累了一定经验。为保证翻译质量，尽量达到"信、达、雅"的翻译水平，我们还特别邀请到北京大学口腔医学院孙燕楠以及四川大学华西口腔医学院的李春洁、龙虎等循证青年专家协助完成本书相关章节的审校工作。本书翻译工作的顺利完成离不开上述翻译团队成员所共同做出的辛勤努力,在此对各位表示衷心的感谢。

此外,我们还要感谢本书原著作者尤其是 Greg J. Huang 教授的信任与帮助,以及人民卫生出版社的倾力支持。

相信本书的引进和出版可以为国内从事口腔正畸临床的广大医生、教师、研究生、规培生和本科生们提供一本有益、权威的学习教材,帮助他们理解循证医学知识与理念,掌握口腔正畸研究现状,从而更好地将当前最佳研究证据应用到正畸临床工作中去。

为了进一步提高本书的质量,诚恳地希望各位读者、专家提出宝贵意见,以供再版时修改。衷心感谢!

贺 红

2023 年 1 月

于武汉大学口腔医学院

前言

循证口腔正畸学(evidence-based orthodontics,EBO)是为基于相关文献和个体患者体征的临床决策提供工具,帮助正畸医生判断不同患者处置策略获益与风险的一门学科。

循证医学(evidence-based medicine,EBM)一词最早于1991年出现在医学文献中,之后迅速发展成为一项医学原则。循证医学有时被认为是对随机临床试验的盲目遵从,或是医疗机构管理人员控制、限制不顺从医生的工具。事实上,循证医学和循证口腔正畸学讲究对各类证据的明智、有效使用,只不过对来自医学文献的诊疗相关证据给予格外重视。

循证医学发展的表现之一是向外延伸——我们现在意识到最佳的医疗保健服务必须包括基于证据且专业化的护理学、生理学、职业疗法和足病学等。我们需要循证产科学、循证妇科学、循证内科学,还有循证外科学——事实上,这其中包括循证矫形外科学以及循证神经外科学。当然,我们也同样需要循证口腔正畸学。

在将循证口腔正畸学应用于个体患者处置决策中时,需要对研究设计金字塔加以运用——位于金字塔塔尖的是拥有确切结果、可以直接用于个体患者的高质量随机临床试验,而位于金字塔底部的是生理学原理或者基于少量相似患者的前期经验。在此之外,理想情况下,系统评价(systematic review)与 Meta 分析(meta-analysis)对现有的最高质量证据进行总结。对特定临床决策问题,知晓相关证据的质量,也因此知道相应答案的不确定程度,是一名循证医生的鲜明特征。

那么,实践循证口腔正畸学需要些什么? 首先,医生们必须懂得如何梳理临床上遇到的困惑,以便对不断更新中的文献加以利用。其次,循证口腔正畸医生们必须知道如何开展高效的文献检索(从而获得与他们问题有关的现有最佳证据)、如何对所找到的研究进行方法学评价、如何提取临床信息、如何将其用在患者身上,以及如何保存证据以便在未来遇到相似患者时查阅。

一直以来,牙学院、医学院以及研究生教育项目均缺乏对上述技能的培养。虽然这种情况正在发生变化,但对医学生未来行医模式影响最大的还是临床示教老师,他们之中熟练的循证口腔正畸医生很少。对于已经结束临床学习的毕业生而言,想要获得上述循证必备技能需要面对更大的困难和挑战。

《循证口腔正畸学(第 2 版)》这本专著以满足学生和口腔正畸医生的需求为主要任务。撰写于循证医学概念诞生的 25 年后,这本书在许多方面具有里程碑式意义。它对口腔正畸临床实践的关键领域进行了总结,能够全面满足口腔正畸界对循证口腔正畸相关知识的学习需要。

为了达到促进循证口腔正畸临床实践的目标,本书上篇中的章节对口腔正畸研究文献的评价工具进行介绍,包括研究设计、相关临床试验的检索以及如何读懂随机临床试验与系统评价。有兴趣进一步学习如何对文献进行评价、如何将其应用于患者照顾的读者,可以参考另一本权威专著 *Users' Guides to the Medical Literature*(Guyatt G et al. 3rd edition,McGraw-Hill Education,2015)。

本书下篇是为口腔正畸临床实践中主要常见问题给予指导的证据汇编。50 余篇相关证据的简要总结，从自锁托槽对比传统托槽、正畸治疗对牙根吸收的影响、临时支抗装置（temporary anchorage devices，TADs）的成功率等各个方面，为今天的循证口腔正畸临床实践提供了全面、明确、基于最新证据的指南。

当然，证据可能会发生变化，在一些领域还会变得更快。因此，临床医生不仅应将本书作为一本当下的教材使用，更应将其作为在未来更新自身知识的指南。希望未来能够出现一本口腔正畸学的循证二次期刊，与其他领域已经出现的一些期刊类似，包括 *Evidence-Based Mental Health*，*Evidence-Based Nursing* 以及内科学领域的 *ACP Journal Club*。这些刊物对本领域大量相关期刊进行检视，从中筛选出符合相关性及真实性标准的单项研究或系统评价，然后以结构化摘要的形式对这些研究的结果进行呈现。这些结构化摘要和本书第二章中的证据总结相似，可以为临床医生提供关键信息，帮助他们判断这些研究结果是否适用于自身的临床实践。名誉和财富正在等待一个富有开拓精神的团队，采用这种方法制作循证口腔正畸学刊物。

不管近年来已愈发高效的循证临床实践（evidence-based practice，EBP）未来会有怎样的发展，这本教材为您介绍了一个临床问题解决系统，而这个系统正在成为当代口腔正畸临床实践的必备条件。

Gordon Guyatt 博士

循证医学创始人

加拿大皇家科学院院士

McMaster 大学教授

编者名录

Azrul Safuan Mohd Ali, BDS
Applied Clinical Research and Public Health
School of Dentistry
College of Biomedical and Life Sciences
Cardiff University
Cardiff, UK

Matina V. Angelopoulou, DDS, MS
Department of Developmental Sciences
Marquette University School of Dentistry
Milwaukee, WI, USA

Philip Benson, BDS, PhD, FDS(Orth)
Academic Unit of Oral Health, Dentistry and Society
School of Clinical Dentistry
University of Sheffield
Sheffield, UK

Niko Bock, DMD
Department of Orthodontics
University of Giessen
Giessen, Germany

Anne-Marie Bollen, DDS, MS, PhD
Department of Orthodontics
University of Washington
Seattle, WA, USA

Macario Camacho, MD
Otolaryngology-Head and Neck Surgery
Division of Sleep Surgery and Medicine
Tripler Army Medical Center
Honolulu, HI, USA

Stephanie Shih-Hsuan Chen, DDS, MSD
Taipei City
Taiwan, China

Domenico Dalessandri, DDS, MS, PhD
Department of Orthodontics
School of Dentistry
University of Brescia
Brescia, Italy

Scott Deacon, BDS, MSc, MFDS, MOrth, FDS(Orth)
South West Cleft Service
University Hospitals Bristol NHS Foundation Trust
and University of Bristol
Bristol, UK

Damian Farnell, BSc, PhD
Applied Clinical Research and Public Health School
of Dentistry
College of Biomedical and Life Sciences
Cardiff University
Cardiff, UK

Camilo Fernandez-Salvador, MD
Otolaryngology-Head and Neck Surgery
Tripler Army Medical Center
Honolulu, HI, USA

**Padhraig Fleming, BDent Sc (Hons),
MSc, PhD, FDS RCS, MFDS RCS, FDS RCS,
MOrth RCS, FDS (Orth) RCS, FHEA**
Barts and The London School of Medicine and
Dentistry
Queen Mary University of London
London, UK

Carlos Flores Mir, DDS, DSc, FRCD
Department of Dentistry
University of Alberta
Edmonton, Alberta, Canada

James Fricton, DDS, MS
School of Dentistry
University of Minnesota
Minneapolis, MN, USA

Jennifer Galloway, BDS, BMSc, MDSc, MFDS RCPS
Applied Clinical Research and Public
Health School of Dentistry
College of Biomedical and Life Sciences
Cardiff University
Cardiff, UK

Geoff Greenlee, DDS, MSD, MPH
Department of Orthodontics
University of Washington
Seattle, WA, USA

Gordon Guyatt, MD, MSc, FRCP, OC
Department of Medicine
McMaster University
Hamilton, Ontario, Canada

**Jayne Harrison, BDS, MDentSci, PhD, MOrth RCSEd,
FDS(Orth)RCPS, FDTFEd**
Orthodontic Department

Liverpool University Dental Hospital
Liverpool, UK

Hong He, MDS, PhD
Department of Orthodontics
School and Hospital of Stomatology
Wuhan University
Wuhan, Hubei, China

Fang Hua, BDS, MSc, PhD
Department of Orthodontics and Center for
Evidence-Based Stomatology
School and Hospital of Stomatology
Wuhan University
Wuhan, Hubei, China

Greg J. Huang, DMD, MSD, MPH
Department of Orthodontics
University of Washington
Seattle, WA, USA

Guilherme Janson, DDS, MSc, PhD, MRCDC
Department of Orthodontics
Bauru Dental School
University of São Paulo
Bauru, São Paulo, Brazil

Eleftherios G. Kaklamanos, DDS, Cert, MSc, MA, Dr Med
Hamdan Bin Mohammed College of Dental
Medicine
Mohammed Bin Rashid University of
Medicine and Health Sciences
Dubai, United Arab Emirates

Visnja Katic, PhD, DMD
Research Assistant
Department of Orthodontics
Faculty of Medicine
University of Rijeka
Rijeka, Croatia

O. P. Kharbanda, BDS, MDS, M Orth RCS, M MEd, FDS RCS, Hon, FAMS
Division of Orthodontics and Dentofacial
Deformities
Centre for Dental Education and Research
All India Institute of Medical Sciences
New Delhi, India

Malcolm Kohler, MD
Department of Pulmonology
University Hospital Zurich
Zurich, Switzerland

Vasiliki Koretsi, DDS, Dr Med Dent
Department of Orthodontics
University Hospital Regensburg Regensburg
Germany

Eleni Koumpridou, DDS, DOrth
Department of Orthodontics
Center for Dental and Maxillofacial Health
Medical Faculty
University of Wuerzburg
Wuerzburg, Germany

Wenli Lai, DDS, PhD
State Key Laboratory of Oral Diseases and
Department of Orthodontics
West China Hospital of Stomatology
Sichuan University
Chengdu, China

Débora A. Lentini-Oliveira, DDS, MSc
Neuro-Sono Sleep Center
Department of Neurology
Federal University of São Paulo
São Paulo, Brazil

Anne Littlewood, BA(Hons), MA, MPhil
Cochrane Oral Health
University of Manchester
Manchester, UK

Simon J. Littlewood, BDS, FDS(Orth)RCPS, MDSc, MOrth RCS
Orthodontic Department
St Luke's Hospital
Bradford, UK

Claudia Trindade Mattos, DDS, MSD, PhD
Department of Orthodontics
School of Dentistry
Universidade Federal Fluminense
Niterói, Brazil

Marcello Melis, DMD, PharmD
Private Practice
Cagliari, Italy

Reint Meursinge Reynders, DDS, MS, MSc, PhD
Milan
Italy

Declan Millett, BDSc, DDS, FDSRCPS, FDSRCS, DOrthRCSEng, MOrthRCSEng, FHEA
Oral Health and Development
Cork University Dental School and Hospital
University College
Cork, Ireland

Peter Ngan, DMD
Department of Orthodontics
West Virginia University
Morgantown, WV, USA

Riccardo Nucera, DDS, PhD, MSc
Department of Biomedical and Dental Sciences
and Morphofunctional Imaging
Section of Orthodontics
School of Dentistry
University of Messina
Messina, Italy

Kevin O'Brien, BDS, FDS, DOrth RCS, PhD
School of Dentistry
University of Manchester
Manchester, UK

S. H. Ong, DDS
Department of Orthodontics
University Medical Center Groningen
University of Groningen
Groningen, The Netherlands

*Nikolaos Pandis, DDS, MS dr. Med Dent MSc,
DLSHTM, PhD*
Department of Orthodontics and Dentofacial
Orthopedics
Dental School/Medical Faculty
University of Bern
Bern, Switzerland

Moschos Papadopoulos, DDS, Dr Med Dent
Department of Orthodontics
School of Dentistry
Aristotle University of Thessaloniki
Thessaloniki, Greece

*Spyridon N. Papageorgiou, DDS,
Dr Med Dent*
Clinic of Orthodontics and Pediatric Dentistry
Center of Dental Medicine
University of Zurich
Zurich, Switzerland

Pertti Pirttiniemi, DDS, PhD
Professor and Chair
Oral Development and Orthodontics
Institute of Dentistry
University of Oulu
Oulu University Hospital
Medical Research Center
Finland

Lauren K. Reckley, MD
Otolaryngology-Head and Neck Surgery
Tripler Army Medical Center
Honolulu, HI, USA

Yijin Ren, DDS, MSc, PhD
Department of Orthodontics
University Medical Center Groningen
University of Groningen
Groningen, The Netherlands

*Stephen Richmond, BDS, D'Orth, RCS, MScD,
FDS, RCS (Ed & Eng), PhD FHEA*
Applied Clinical Research and Public Health
School of Dentistry
College of Biomedical and Life Sciences
Cardiff University
Cardiff, Wales, UK

Anibal M. Silveira, DDS
Department of Orthodontics, Pediatric Dentistry
and Special Care
School of Dentistry
University of Louisville
Louisville, KY, USA

*Badri Thiruvenkatachari, BDS, MFDS RCS, MDS,
MOrth RCS, FDS RCS, PhD*
School of Dentistry
University of Manchester
Manchester, UK

Alessandro Ugolini, DDS, PhD, Spec. Orthodontics
Orthodontics Department
University of Genoa
Genoa, Italy

Aslıhan Uzel, DDS, PhD
Department of Orthodontics
Faculty of Dentistry
Çukurova University
Balcalı, Turkey

Alexandre R. Vieira, DDS, MS, PhD
University of Pittsburgh
School of Dental Medicine
Pittsburgh, PA, USA

Katherine W. L. Vig, BDS, MS, D.Orth, FDS RCS
Department of Developmental Biology
Harvard School of Dental Medicine
Boston, MA, USA

Yan Wang, DDS, PhD
Department of Orthodontics
Laboratory of Oral Diseases
West China Hospital of Stomatology
Sichuan University
Chengdu, Sichuan, China

Belinda Weltman, HBSc, MSc, DMD, MS, FRCD(C)
University of British Columbia
Vancouver, British Columbia, Canada

Robert J. Weyant, MS, DMD, DrPH
Department of Dental Public Health
School of Dental Medicine
University of Pittsburgh
Pittsburgh, PA, USA

Caryl Wilson-Nagrani, BDS, MFDS(RCSEng), MOrth(RCSEd), FDSOrth(RCSEd), PhD, FHEA
Applied Clinical Research and Public
Health School of Dentistry
College of Biomedical and Life Sciences
Cardiff University
Cardiff, UK

Anastasios Zafeiriadis, DDS, MSc, DrDent
Department of Orthodontics
School of Dentistry, Faculty of Health Sciences
Aristotle University of Thessaloniki
Thessaloniki, Greece

Khalid H. Zawawi, BDS, DSc
Department of Orthodontics
Faculty of Dentistry
King Abdulaziz University
Jeddah, Saudi Arabia

Alexei Zhurov, BSc, MSc, PhD
Applied Clinical Research and Public Health
School of Dentistry
College of Biomedical and Life Sciences
Cardiff University
Cardiff, UK

Vasileios F. Zymperdikas, DDS
Department of Orthodontics
Faculty of Dentistry
Aristotle University of Thessaloniki
Thessaloniki, Greece

目录

上篇
循证口腔正畸学

第 1 章
循证口腔正畸学——历史演进与临床应用

Katherine W. L. Vig

引言

20 世纪末与卫生保健（health-care）有关的信息不断增加，给需要对不同治疗措施（treatment intervention）的相对有效性作出考量，从而为患者制定合理决策的临床医生带来了严峻的挑战。当时，基于高质量前瞻性临床试验的系统评价缺乏，导致对新信息的整合与检验滞后，同时导致低效果、低效率甚至有害干预措施的持续应用。临床经验的支持者们认为临床经验是支持、推荐治疗程序和措施的金标准。

临床实践的循证模式（evidence-based approach）早在 18 世纪便初见端倪。当时航海对英国的海外贸易非常重要，在前往澳大利亚和远东的长途航行中，由于缺乏新鲜水果和蔬菜，船员常常出现维生素 C 缺乏症和其他健康问题。在一本题为 *Treatise of the Scurvy*（《论维生素 C 缺乏症治疗》）论著中，英国海军外科医生 James Lind 博士记录了他开展的一项通过在长途商船上配备柠檬和酸橙来防止船员罹患维生素 C 缺乏症的临床对照试验（controlled clinical trial, CCT）。这本论著直到出版多年后才受到重视，这项研究被认为是第一项成功转化至临床实践的临床对照试验。

1971 年，英国流行病学家 Archie Cochrane（图 1.1）在他那部影响深远的专著 *Effectiveness and Efficiency*《效果与效率》（Cochrane 1971）中提出了一个临床医学"新"理念——一切治疗措施都必须是经证明有效的。一个早期案例可以支持这一理念——研究人员们曾对与早产和婴儿死亡率有关的临床试验数据进行汇总。1974 年，他们已采用系统化检索方法找到当时围产期医学领域的所有临床对照试验，并将其录入到一个临床试验登记库。截至 1987 年，也就是 Archie Cochrane 去世的前一年，各个卫生保健领域已陆续开展了 600 余项系统评价（systematic review）。Archie Cochrane 的自传体专著 *One Man's Medicine*《一个人的医学》（Cochrane 和 Blythe 1989）讲述了一个理念最初不为医学界所接受的人，后来是如何对医学造成如此深远影响的。Archie Cochrane 成长于两次世界大战期间的英国动荡年代，以及他父亲在一战中的去世的经历，塑造了他富于革命性的观点与信念。父亲的去世对幼年 Archie Cochrane 的影响很深，作为长子他需要承担照顾母亲和兄弟姐妹的重任。

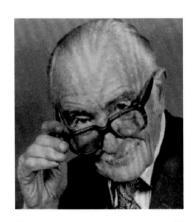

图 1.1 Archibald Leman Cochrane 教授，CBE，FRCP，FFCM（1909—1988）. Archie Cochrane 是一位英国的医学研究大家，他对流行病学这门学科的发展作出了巨大贡献。为了纪念他，Cochrane 协作网以他的名字命名。来源：Cochrane 协作网

Archie Cochrane 和循证医学的发展

早年经历

1909 年，Archie Cochrane 出生于苏格兰的一个小镇的富裕家庭。他的曾祖父和祖父是纺织业先驱，得益于当时苏格兰花呢的流行，他们的事业相当成功。他有具有奉献精神的父母，Archie Cochrane 与一个姐姐、两个弟弟以及全心全意关爱他们的父母一起住在一所大房子里，过着富足而自律的生活。1914 年，第一次世界大战爆发，他的童年世界訇然倒塌。他的父亲加入了苏格兰兵团，1917 年在试图营救一名受伤战友时阵亡。年仅 8 岁的 Archie Cochrane 不得不承担起长子的责任，照料三个兄弟姐妹和悲痛万分的母亲。祸不单行，在痛失父亲后，他的弟弟也在严酷的战争管制期间死于肺结核。

Archie Cochrane 接受的是传统的"性格塑造"式上流阶层特权教育——男孩们从小被送去寄宿预备学校，接着是一所昂贵有名望的"公学"，然后再读大学。Archie Cochrane 在体育和数学中表现突出，他的文学天赋使他成功地进入剑桥大学国王学院。一次打英式橄榄球时的意外缩短了他花在表演、骑马、网球和高尔夫上的时间，不过使他更加专注于学习，并以双一等荣誉学位毕业。他在剑桥读书时祖父去世，致使他在成年后早早地经济独立，这也是他认为后来能够取得成功的原因之一。然而，这段时间悲剧再次降临家中，Archie Cochrane 仅剩的弟弟死于摩托车事故。这个时候他是家中长子，也是唯一的儿子，承担着照顾丧偶的母亲以及姐姐的责任。

对循证模式发展的影响

生活在 20 世纪 30 年代的动荡时期，Archie Cochrane 目睹了那些引发第二次世界大战的事件。情感与思想上的独立以及对道德价值观的坚持令他常常对当时的政治解决方案心生抵触。当他还是伦敦大学学院的一名医学生时西班牙内战爆发，在佛朗哥入侵后，Archie Cochrane 冒着牺牲生命和事业的危险自愿加入西班牙医疗救援队。一年后他回到英国完成医学学习，彼时他已经坚信法西斯主义会是西方文明的威胁。

曾经目睹战争后果的经历促使他在二战时加入英军，出征海外。Archie 所在的突击队被部署到克里特岛，他在那里被入侵的德国人俘虏。此后四年他作为一名战俘在战俘营中担任医务人员，同情并有毅力地照顾了 20 000 名来自不同国家和文化背景的战俘（Doll 1997）。

这场磨难铸就了他关怀患者的坚定信念，他坚信所有人，无论他们的状况如何，都应该能够得到医疗措施。作为战俘营的一名医务人员，他和其他俘虏一样，有着同样的饮食及起居条件。作为一名富有同情心的医务人员，他在勇气和耐心的驱使下进行了他的首项临床试验。尽管他当时自身消瘦、黄疸，膝盖上方出现凹陷性水肿，但他仍从德国狱警那里买来酵母菌实施了一项临床试验。他形容这是"我的第一项、最糟糕的一项、也是最成功的一项临床试验"（Cochrane 1984）。

在第二次世界大战中幸存下来后他在美国待了一段时间，然后回到英国，开始致力于改变不完善的英国医疗制度。他对找寻医疗措施效果相关证据的坚定信念，促进了随机临床试验和科学文献系统评价的发展。这开创了医学的新纪元，并最终影响到口腔医学。一种新的基于证据的患者治疗模式注定将彻底改变临床实践，而这种模式的方法学正是源自 Archie Cochrane 做战俘医务人员的经验——他的医药供应有限,永远不知道什么可能有用,什么可能不起作用。事实证明,这种不确定性为 Archie 验证他的理论提供了肥沃的土壤,使得他能够符合伦理地将患者随机分配至不同的治疗方法。这种随机化通常可以使各组之间匹配良好,并且接受不同的干预措施,使得研究能够得出最有效的治疗手段。

Cochrane 的精神遗产

Cochrane 协作网(Cochrane Collaboration)在 Archie Cochrane 逝世一年后成立,在 21 世纪被公认为是一个负责制作、维护和推广与卫生保健干预措施有效性相关的系统评价,从而促进合理决策制定的国际组织(Antes 和 Oxman 2001)。

Cochrane 协作网为人熟知的标志(图 1.2)通过一个范例体现了 Archie Cochrane 的生平贡献。圆圈象征全球性和国际合作,圈内的森林图描绘了一项定量 Meta 分析。这张森林图总结了与早产孕妇糖皮质激素治疗有关的文献,是相关领域最早的系统评价和 Meta 分析之一——通过对临床试验数据进行统计合并,最高等级证据得到构建,早产孕妇保健的临床实践金标准得到确立。在围产期使用糖皮质激素可以减少围产期和新生儿期的死亡率和发病率,有利于围产期和新生儿期的存活。

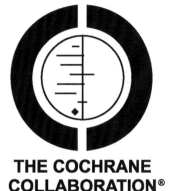

Cochrane 协作网

Cochrane 协作网(Cochrane Collaboration 2017)影响和推动了系统评价的科学发展和方法学进步,它对当代卫生保健的潜在影响,可与具有革命性的人类基因组计划相提并论(Naylor 1995)。然而,在临床治疗标准的改变并不是一蹴而就的,从研究经验中获得的信息在被纳入临床实践前往往要经历很长的酝酿期和时间差。

图 1.2 Cochrane 协作网标志。外圈两个蓝色半圆代表 Cochrane 协作网名称的首字母,内圈为地球形状代表国际合作。临床试验森林图显示早产孕妇糖皮质激素治疗的效果;位于"无效"线左边的菱形表明 Meta 分析的结果是这项干预措施对患者有利

纵观历史,即使设计良好的临床试验已经提供了相反证据,临床和口腔医学的诊疗规律也常常保持不变。基于临床经验和个人观点制定治疗决策的行为很难改变,有研究显示临床试验的结果平均要经过 17 年才能在临床实践中得到实施。例如,1960 年就有关于溶栓治疗和使用链激酶的临床试验。截至 1975 年,已经实施了 40 项随机对照试验;1985 年,已经有 5 万名患者入组,提供了溶栓治疗有效的证据。直到 1990 年一项系统评价和 Meta 分析总结性地显示溶栓剂有效时,它才终于被接受为一种治疗标准。如果现代循证医疗实践(evidence-based practice,EBP)的方法学提前 30 年确立,许多人的生命就可以被挽救了。遗憾的是,即使在 21 世纪,当证据已足以令人信服时,临床医生仍然可能很难舍弃他们基于临床经验得出的观点。

循证模式的影响

循证模式的建立使医疗保健制度以及医疗保健相关专业医学生、住院医师的教育迅速发生变化。医疗决策的模式也从过去的家长式(医生为信任他们的患者选择治疗措施)转变为

伙伴式(医生和患者共同就"最佳"矫治方案作出选择)。因此,医生有责任掌握与不同治疗措施的风险、成本、获益、治疗负担以及成功概率有关的当前最佳证据。需要注意的是,当有证据支持某项治疗措施的效果和效率时,还应当将最佳研究证据与医生的临床经验与技能以及患者的偏好与价值观相结合(Sackett 等,1991,2000)。虽然在 Cochrane 协作网的带领下,循证医学运动和临床试验研究者(Clinical Trialists)运动兴起于英国,其精神也同样在大西洋的另一边发挥作用。耶鲁大学医学与流行病学教授 Alvan Feinstein 博士提倡"临床照护是一门科学",并且采用临床计量学(clinimetrics)对知识进行革新。临床计量学,顾名思义,是对稳定且可重复的科学、技术和临床照护进行整合,将其作为临床决策的基础科学。1963 年,正处于思想形成期的 David Sackett 读到 Alvan Feinstein 的一篇关于布尔代数及分类学的论文,于是给 Feinstein 写了一封充满崇敬之情的信,之后 Alvan Feinstein 便成为 Sackett 的导师(Smith 2015)。对循证医学感兴趣的医生和学者普遍认为 Cochrane、Feinstein 和 Sackett 是目前蓬勃发展的循证医学新运动的"创始人"。今天的口腔医学已经接受循证模式,并在临床医学的成功基础上,开展循证模式教授与实践,采用明确、可靠、合理的结局指标制作治疗措施的系统评价与 Meta 分析。

　　自 1985 年开始的 30 年间,Bob Moyers 邀请 David Sackett 出席了三次 Moyers 研讨会,在这里 David Sackett 和临床流行病学(clinical epidemiology)的影响激发了正畸与会者的共鸣。2015 年 Sackett 第三次参加 Moyers 研讨会时,与 1985 年时一样严厉地批评了口腔正畸学,认为口腔正畸学临床试验落后于"针灸、催眠、顺势疗法和正分子疗法等治疗方法,与科学教(scientology)、戴尼提(dianetics)以及足病学处于同一水平"(Sackett 1995)。1967 年以前口腔正畸领域没有随机对照试验,在接下来的 10 年中每 2 年约有一项。1994 年 Sackett 第二次参加 Moyers 研讨会时,口腔正畸随机对照试验的数量增长了 18 倍,2005 年增加到每年 129 项(Sackett 1995,2014)。David Sackett 对正畸界的独特观点与支持极大地影响了美国国家卫生研究院及国家口腔颌面研究所资助的 II 类随机对照试验,这些临床试验目前已

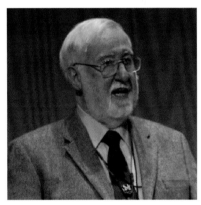

图 1.3　David Lawrence Sackett, OC, MD, MMSc, FRSC, FRCP (Canada, England, and Scotland)。来源:Per Kjeldsen(经 James Mc-Namara 医生授权)

成为经典。那么,已故的 David Sackett 是谁? 又是什么影响了他对循证模式的兴趣(图 1.3)?

David Sackett 和医学临床试验的影响

　　David L. Sackett(1934—2015)出生于芝加哥,是家中的第三子,母亲是藏书家,父亲是艺术家(Smith 2015)。然而他的童年并非一帆风顺,曾因患小儿麻痹症卧床数月,直到 12 岁才康复。他是一位求知欲极强的读者,当小儿麻痹症恢复后,他也成为了一位小有成就的跑步运动员。他于 1956 年在伊利诺伊大学开始接受医学培训,1962 年受古巴核弹危机的影响,他被抽调至美国公共卫生服务署工作。此后他获得了哈佛大学公共卫生学院的理学硕士学位,但是出于对临床医学的热爱,他放弃了做基础科研的职业道路。在伦敦圣托马斯医院医学院临床流行病学教授 Walter Holland 的影响下,他在临床流行病学领域保持了持久的兴趣和职业生

涯。在被招募到位于加拿大汉密尔顿的麦克马斯特大学新医学院时,Sackett 年仅 32 岁。这是一个艰难的决定,因为 Sackett 当时不想离开美国。尽管如此,他无法抗拒这样一个新的机遇——发展一种新的医学生培养方式,从讲授"我的临床经验"的传统方式向讲授来自系统评价的证据转变。事实证明这是一个激动人心的新挑战,它被受益于新式教育的新一代医学生们所欣然接受,但在经验丰富的资深医生中并不受欢迎。Sackett 不是一个自负的人,他认为一旦当某个人被认为是专家时,那就是时候放手,让新的人才涌现了。这一特点的一个典型例证是他 49 岁时所作的一个决定——重新参加住院医师培训。他认为临床实践已经发生了很大的变化,以至于他不再是一个"足够好的医生"了。回到医学院是需要勇气的,但他坚信通过学习现代的方法并对自己的知识进行更新,他可以成为一名更好的医生。Sackett 认为,循证医学是研究证据、临床经验以及患者的偏好和价值观这三者的整合,而不仅仅是对文献的严格评读(critical appraisal)(Sackett 2015)。1994 年,Sackett 成为牛津大学 John Radcliffe 医院的医生,同时担任牛津大学循证医学中心的主任。5 年后,1999 年,他在波兰克拉科夫做了最后一次关于循证医学的讲座,之后便退休不再从事临床工作。他返回加拿大,与妻子和家人一起在一间湖边木屋居住,同时创建了 Trout 研究与教育中心(Smith 2015)。

循证口腔医学在正畸中的应用

在口腔医学及其专科培训中践行循证模式的一种方法是对所有相关随机对照试验进行系统评价,并将其中可用的数据纳入 Meta 分析进行定量分析。这种方法是在临床医学上发展起来的,有利于患者和医生共同就最有效的治疗措施作出明智的选择。系统评价的根本价值在于它提供了一种方法,可以找到与某个主题有关的所有现有文献,并将它们汇总成一个易于获取的知识库。21 世纪的临床医生有能力使用计算机访问电子数据库,基于信息作出选择和决策。随着这一方法在口腔医学中被逐渐接受,一批本领域的先驱者们创建了 Cochrane 口腔健康组。

Cochrane 协作网口腔健康组

Cochrane 协作网由 50 余个评价组组成,Cochrane 口腔健康组(Cochrane Oral Health Group,COHG)是其中之一(Shaw 2011)。COHG 最初是在 1994 年由 Alexia Antczak Bouck-oms 在美国成立,编辑部设在位于马萨诸塞州波士顿的哈佛大学牙学院。1996 年,COHG 的编辑部(COHG 2017)迁至英国曼彻斯特大学牙学院,由 Bill Shaw 教授和 Helen Worthington 教授担任共同主编(Shaw 2011)。除曼彻斯特大学外,COHG 还是 Cochrane 协作网(总部位于英国牛津)和苏格兰邓迪大学(由 Jan Clarkson 教授负责)的一部分,目前已发展为一个世界各地研究人员组成的国际网络,他们致力于制作和传播口腔健康领域基于随机对照试验的系统评价。检索试验并纳入系统评价是一个复杂的过程。为了避免系统评价的结果存在偏倚,应当尽可能多地纳入相关临床试验(见本书第 3 章)。文献检索过程首先需要明确界定研究问题,第 2 章中有详细描述。要从已发表和未发表的研究中找到当前最佳证据,就必须采取标准化、系统性的方法,从而避免不同类型的已知偏倚(Eggar 等,2001)。从细致、系统和标准化的学术文献评价中检索到的数据的质量可能是定量和/或定性的(Glasziou 等,2001)。因此,计算机数据库的检索应分步进行,在获得一系列相关文献研究后需要对其进行仔细地挑选和评价。

循证口腔医学教育:牙科认证委员会指南

直到 20 世纪 90 年代中期,口腔医学才开始采用这种革命性的理念来指导临床实践和对口腔医学生、住院医师的教育。在某种程度上,是 1995 年《*Dental Practice Parameters for Oral Health*(以口腔健康为目标的牙科实践规范)》(McNeil 等,1995)一书出版所引起的一系列事件促使口腔医学界接受循证理念。美国牙科协会(American Dental Association,ADA)的实践规范强调了开发、应用临床决策辅助工具的需要,具体内容包括:

- 基于疾病状况而非临床操作的实践规范。
- 将口腔卫生保健纳入跨学科综合医疗模式。
- 以辅助临床决策为目标的规范。
- 在追求治疗效果的同时注重治疗过程。
- 兼顾患者的需求及诊疗的科学性。

同年,美国医学研究院发表了展望未来口腔医学教育的报告(Field 1995)。该报告提出了22 项建议,其中强调要做到:

- 循证保健(evidence-based care)。
- 以患者为中心的治疗。
- 淘汰不必要或无效治疗措施。
- 制订基于科学证据、实效研究和正式共识形成流程的临床实践指南。
- 对不同治疗效果进行评价的研究。

鉴于口腔卫生保健从业人员的实践和教育需要作出重大改变,皮尤信托基金会也在 20 世纪末确定了各卫生保健领域需要面对的关键挑战(Pew Health Professions Commission 1995)。

正畸实践中的合理决策

在口腔正畸领域,临床经验表明,出于生物学、社会或实际因素考虑,某些情况最好尽早治疗,而其他情况则应推迟治疗。那么,我们如何调和这些相互矛盾的问题呢?当早期混合牙列期出现由Ⅰ类牙列拥挤或轻度Ⅲ类生长骨型所致的前牙反𬌗时,我们是应该等到混合牙列晚期恒牙萌出,还是尽早纠正、避免永久性错𬌗畸形以及由创伤𬌗导致的下切牙唇侧牙龈退缩(Vig 等,2007)?当采用前牵面具(protraction face mask)前移鼻上颌复合体时,我们的颅颌面生长发育知识告诉我们应在上颌周围骨缝可以对力产生反应时进行早期干预。但是,随着生长发育的进行Ⅲ类骨型可能会造成前牙反𬌗复发。采用循证模式制订正畸临床决策时往往存在一些问题,因为在本专业的科学文献中前瞻性随机对照试验的数量相对较少,而这种研究设计被认为可以提供最高等级的证据。

那么,当最高等级证据不足、需要依赖较低质量研究和/或临床经验时,我们该如何作出临床判断?最常见的早期正畸治疗措施之一是混合牙列后牙反𬌗的矫治,这是一种在临床上被广泛接受的做法,但是科学文献中有怎样的证据呢?Harrison 和 Ashby(2001)在 Cochrane 系统评价数据库中发表了一篇题为 *Orthodontic treatment for posterior crossbites*(后牙反𬌗的正畸治疗)的系统评价,对与反𬌗矫治有关的随机对照试验及临床对照试验进行了全面的总结。关于这个话题的文献很多,但在采用系统性的方法对文献进行汇总、对纳入研究的质量进行评价前,我们无法作出强有力的推论。在根据预先制定的检索策略及纳入标准对后牙反𬌗矫治相关研究进行检索和筛选后,这篇系统评价只能纳入 7 项随机对照试验和 5 项临床对照试验。Cochrane 系统评价的优点是随着新信息的出现而定期更新。上述系统评价的更新版本检索了2001 年后发表的研究,评估了 113 篇可能相关的摘要,继而对其中 38 篇的全文进行了获取及筛选。最后,有六篇新增文献符合纳入标准,其中 5 篇报告了 3 项随机对照试验和 1 项临床对照试验,另外一篇报告了 1 项先前已经纳入的临床对照试验。

循证临床实践要求医生能够审慎、合理地使用统计学方法,这一点在采用系统评价及Meta 分析对证据进行量化时尤为明显。循证临床实践可以定义为"在相关可回答研究问题的系统性制定以及对概率和风险的数学估计中提高临床医生在诊断、治疗、预防和其他相关方面的传统技能"(Donald 和 Greenhalgh 2001)。系统评价的优势在于其设置严格的纳入标准,这样可以控制偏倚,使得其结论更加可靠、准确(Greenhalgh 2001)。更多相关讨论请见本书第2 章。

即使有证据可循,临床医生可能依然无法舍弃基于他们个人经验的看法。在正畸临床实践中,医师们常常基于早期干预对 II 类患者有效的看法制定治疗决策,尽管科学证据中的数据似乎并不足以支持这种方法的效果、效率和获益(O'Brien 和 Sandler 2011)。

作为口腔医学最早成立的一门亚学科,口腔正畸已经认识到形成强有力的科学证据是其未来发展的一项重要目标。然而,患者们在等待我们给予治疗,即使在接诊时我们还不能对不同治疗方法的疗效提供确切可靠的预估。面对这种不确定性,在制订矫治方案时考虑患者的偏好显得更为重要(Vig 和 O'Brien 2017)。

正如青霉素的发现过程一样,许多科学进展最初是以零星病例报告(case report)或观察的形式引起我们的注意。尽管证据强度(strength of evidence)很低,这些早期病例报告同病例系列(case series)、临床经验一样,仍然具有一定价值。虽然在口腔正畸领域可以用于进行系统评价的临床试验仍较缺乏,但其方法学对本学科来说仍然相对较新。在临床医学领域,还有不少人反对 Archie Cochrane 所坚持的观点即只有开展临床试验才能确定临床干预措施的有效性。口腔正畸领域随机对照试验的缺乏并不意味着我们应该接受当前口腔正畸学的科学现状,而是应当要求更加严格的临床试验设计,从而确定哪些措施有效,哪些无效,以及哪些只是夸夸其谈,几乎没有什么科学基础或实质内容。如果非常昂贵的随机对照试验不能解答我们想要检验的问题或假设,那么我们也许应当从设计良好的队列研究(cohort study)起步开展相关研究。

美国牙科协会网站

一个由美国牙科协会(American Dental Association,ADA)牵头搭建、旨在帮助临床医生和公众获取最新信息的网站(ADA 2017),为我们检索与不同治疗措施有关的最佳信息提供了丰富资源。通过识别在某一领域发表文章的作者,我们可以轻松地与世界各地的研究人员进行联系、交流与协作。

研究证据的建立不是一蹴而就的,但对选定的主题进行系统评价有助于识别具有高、低强度证据的领域,揭示更多富于前景的研究机会,并进一步推动假说驱动研究的发展。

循证口腔正畸学的发展前景

　　对循证模式的攻击以及对临床流行病学和评价性临床科学的严厉批评是对临床实践标准所造成影响和改变的一种回应。有人呼吁医生们基于临床经验和他们对病理、生理机制的理解进行临床推理。但是，如果不能认识到应用最高等级证据的必要性，我们注定将在一个又一个猜测中得过且过。临床决策的制订应当基于治疗措施相关证据、患者偏好以及临床医生经验技能这三者的结合。为了给患者提供当前最佳的医疗服务，每个临床医生都应在给出治疗建议时纳入当前最佳的科学证据。

（潘嘉雯、赵婷婷 译，花放、贺红 审校）

参考文献

American Dental Association (ADA), 2017. *Center for Evidence-based Dentistry*. Available at: http://www.ebd. ada.org. Accessed November, 2017.

Antes G, Oxman AD, 2001. The Cochrane Collaboration in the 20th century. In: M Egger, GD Smith, DG Altman, eds. *Systematic Reviews in Health Care: Meta Analysis in Context*, 2nd ed. New York: BMJ Books.

Cochrane AL, 1971. *Effectiveness and Efficiency: Random Reflections on Health Services*. New York: BMJ.

Cochrane AL, 1984. Sickness in Salonica: my first, worst and most successful clinical trial. *BMJ*, 289, 1726–1727.

Cochrane AL, Blythe M, 1989. *One Man's Medicine. an Autobiography of Professor Archie Cochrane*. London: Cambridge University Press.

Cochrane Collaboration, 2017. Available at: www.cochrane.org. Accessed November, 2017.

Cochrane Oral Health Group (COHG), 2017. Available at: http://www.ohg.cochrane.org. Accessed November, 2017.

Doll R, 1997. A reminiscence of Archie Cochrane. In: A Maynard, I Chalmers, eds. *Non-Random Reflections on Health Services Research*. New York: BMJ Books, 7–10.

Donald A, Greenhalgh T, 2001. *A Hands-on Guide to Evidence-Based Health Care: Practice and Implementation*. Oxford: Blackwell Science.

Eggar M, Smith JD, Altman DG, 2001. *Systematic Reviews in Health Care: Meta-Analysis in Context*, 2nd ed, New York: BMJ Books.

Field MJ, 1995. *Dental Education at the Crossroads: Challenges and Change*. Washington DC: National Academy Press.

Glasziou P, Irwig L, Bain C, *et al.*, 2001. *Systematic Reviews in Health Care*. London: Cambridge University Press.

Greenhalgh T, 2001. Papers that summarize other papers (systematic reviews and meta-analysis). In: *How to Read a Paper. The Basics of Evidence Based Medicine*. New York: BMJ Books, 120–138.

Harrison JE, Ashby D, 2001. Orthodontic treatment for posterior crossbites. *Cochrane Database Syst Rev*, 18 (3) CD000979.

McNeil KJ, Aurbach FE, Brotman DN, *et al.*, 1995. Dental practice parameters; parameters for 12 oral health conditions. *J Am Dent Assoc* (Suppl.) 126, S1–S37.

Naylor CD, 1995. Grey zones of clinical practice: some limitations to evidence-based medicine. *Lancet* 345, 840–843.

O'Brien K, Sandler J, 2011. The treatment of Class II malocclusion – have we evidence to make decisions? In: Huang GH, Richmond S, Vig KWL, eds. *Evidence-based Orthodontics*. Blackwell Publishing Ltd.

Pew Health Professions Commission, 1995. *Critical Challenges: Revitalizing the Health Professions for the Twenty First Century*, 3rd report of the Pew Health Professions Commission. San Francisco, CA.

Sackett DL, Haynes RB, Guyatt GH, *et al.*, 1991. *Clinical Epidemiology: a Basic Science for Clinical Medicine*, 2nd ed. Boston: Little, Brown.

Sackett DL, 1995. Nine years later: A commentary on revisiting the Moyers Symposium. In: Trotman CA, McNamara JA Jr, eds. *Orthodontic Treatment: Outcome and Effectiveness*, Volume 30, Craniofacial Growth Series, Center for Human Growth and Development. Ann Arbor, University of Michigan, 1–5.

Sackett DL, Strauss SE, Richardson WS, *et al.*, 2000. *Evidence-based Medicine: How to Practice and Teach EBM*. Edinburgh: Churchill Livingston.

Sackett DL, 2014. On the vanishing need for MD randomized trialists at Moyers Symposia. In: *The 40th Moyers Symposium: Looking Back...Looking Forward*. McNamara JA Jr, ed. Volume 50, Craniofacial Growth Series, Center for Human Growth and Development. Ann Arbor, University of Michigan, 145–165.

Sackett DL, 2015. Why did the randomised clinical trial become the primary focus of my career? *Value Health* 18, 550–552.

Shaw WC, 2011. Evidence-based care in context. In: Huang GJ, Richmond S, Vig KWL, eds. *Evidence-based Orthodontics*. Blackwell Publishing Ltd., 283–291.

Smith R, 2015. Obituary: David Sackett – physician, trialist and teacher. *BMJ* 350, h2639

Vig KWL, O'Brien K, Harrison J, 2007. Early orthodontic and orthopedic treatment. The search for evidence: will it influence clinical practice? In: McNamara JA, ed. *Early Orthodontic Treatment; is the Benefit Worth the Burden*, Craniofacial Growth Series Vol. 44. Ann Arbor, MI: Center for Human Growth and Development, University of Michigan, 13–38.

Vig KWL, O'Brien K, 2017. Making rational decisions in an era of evidence-based orthodontics. In: Kapila SD, Vig KWL, Huang GJ, eds. *Anecdote, Expertise and Evidence: Applying New Knowledge to Everyday Orthodontics*. Craniofacial Growth Series Vol. 53. Ann Arbor, MI: Center for Human Growth and Development, University of Michigan, 1–16.

第 2 章
临床研究设计

Robert J. Weyant

引言

> Jones 是一名刚完成专科培训的正畸医生,她从一位退休的正畸医生手里接手了一个诊所,开始了自己的私人执业。几个月后,Jones 医生注意到社区全科牙医向她转诊了大量 7~9 岁前牙前突(也就是 Ⅱ 类错殆畸形)的患者。这些转诊暗示着年轻患者可以从"早期"治疗中获益,而且其中的大部分患者被全科牙医告知如果他们接受了"早期"治疗(通常指 9 岁前),可以避免之后(即青春期,12 岁之后)接受更复杂治疗的需要。虽然收到这些转诊很高兴,但 Jones 医生不确定她能否告诉患者如果他们现在接受了"早期"治疗,之后在青春期就肯定不需要做矫正了。另外,Jones 医生在之前的学习中了解到,口外弓和功能矫治器都是适用于儿童上前牙前突的治疗方式,但她不确定哪种更好。Jones 医生意识到她需要更多相关信息,以便在与患者讨论治疗方案时可以与患者家长进行充分沟通,做出科学合理的临床决策并推荐合适的治疗方式。

以上情景简介给读者提供了一个临床医生经常遇到的情况:他们需要从科研论文中查阅到高质量证据以辅助做出临床决策。在这种模式下,临床医生是科研论文的消费者而不是生产者;因此,医生们需要具备对研究方法和研究设计的广泛了解,从而能够对临床实践的科学基础进行恰当解读。正畸学(或者说任何一个医学领域)究竟是否可以算作一门科学仍然存在争议,因为医学及口腔医学所要解决的问题本质上涉及伦理学、文化以及经济学,这些在化学、物理学和生物学研究中很难见到。尽管如此,就像其他生物医学领域一样,正畸学仍可借助实证研究(empirical research)来完善和优化当前正畸治疗的手段与方案。临床实践的研究基础跨度甚广,涵盖从包含基因学和生理学的基础科学,到包含心理学和社会学的社会科学。将上述科学用于临床评价均能为临床实践提供信息,其根本上都来源于系统的科学研究过程或方法。好的科学研究可以提高医疗服务的质量与疗效,但如果研究的质量不佳,或者被错误解读,那么它的误用就可能会起到相反的效果。因此,临床医生需要了解一项好的研究所应当具备的要素,以及哪些因素可以使得科学研究对临床实践非常重要,这些都是临床实践的基础。本章旨在帮助读者理解上述内容。

科学方法

科学方法实际上是广义哲学领域的一部分,该领域被称为认识论。认识论这一哲学分支主要研究人类知识的本质与极限(Salmon 等,1992)。由于篇幅所限,本章不会就认识论和科学中的哲学问题展开深入讨论,这里只需强调我们在临床实践中关注的重点是掌握现有最好的"知识"从而帮助患者。人类"认识"某事物有多种方式,包括通过直觉、信仰、推断、权威人士、证词、个人经验以及科学等。这些方式的区别在于它们是属于观点(即我认为某事物是真实的)还是知识(即某事物在事实上是真实的)。可以说,如果我们的目标是获得客观、有效和有用的信息,那么在这些认识事物的方式中,科学方法是最好的。

科学探索新知的方式本质上是提出和回答问题,这个道理看似简单,但是重点在于细节。一个人在获取信息、回答问题的过程中所采用方法的严谨性和客观性,决定了这一过程所产生知识的真实性。另外,采用不同的路径(即研究设计)来回答科学问题,所得到的科学结论(回答)会受到不同的条件制约。本章节对开展研究的基本方法、常见临床研究设计以及它们的应用、优势与局限做一简介,同时对广泛适用于各类研究的最佳做法进行讨论,以期在临床正畸学研究的背景下提供一个全面的概览。

提出假说

提出恰当的科学问题看起来很简单,但却是推动科学进步的关键。科学问题的潜在来源有很多,例如直觉、临床经验以及对科学文献的阅读。

任何关注自然主义答案(与纯哲学答案相反)都是可以通过科学方法予以解答。有些科学问题只能用于满足提问者的好奇心,而另一些科学问题则可激励某个学科的进步。一个科学问题所能填补的人类知识空白大小,也就是这个科学问题能够激励研究、推动科学进步的程度。这些问题使我们专注于邻近当前人类知识边界的空白领域。因此,科学也就以这种逐渐拓展认知空间边界的方式进步着,每一步都谨慎地保持逻辑上的严谨性。科学家和临床医生通常都会对自己所在领域的知识边界有一种大体的认知,正是这种认知使他们能够不断提出新的科学问题,通过研究推动相关领域的发展进步。

前文中的 Jones 医生正是在接治新患者的过程中含蓄地提出了一个新的科学问题:早期正畸干预能否减少或避免在青春期进行额外正畸治疗的需要?

基于一个人在某个领域的工作经验,提供一个大致的预测是有可能的。在科学研究中,这种对答案的暂时性预测被称为假说。在上述例子中,Jones 医生也许会提出一个假说:早期干预会减少大部分患者后期的治疗需要。任何一名正畸医生都能理解这个问题,当然就这个问题的答案而言大部分正畸医生也会有自己的观点。与之相反,外行人(非正畸医生)不仅不会对这个问题有自己的答案,甚至很可能无法提出这个问题。

当人们提出一个关于治疗效果的问题时,人们实际上问的是其中的因果关系:治疗方法 A 会导致结果 B 吗?临床研究的一个基本目标就是确立因果关系。在这个过程中我们不断提高对致病机制的认识,从而能够设计以提升医疗质量为目标的新型干预措施。回到我们的例子中,Jones 医生其实希望知道早期干预与之后的咬合关系(也就是对额外治疗的需要)之间是否存在因果关系(causality)。

在临床研究中一个与因果关系有关的重要概念是:生物医学中的相关往往是概率性(随机性)的而非确定性的。也就是说,在临床上可以测量的结局中,某个结局的出现是某个暴露因素的结果,这样的因果关系是不确定不变的。例如,吸了一辈子烟的人比不吸烟者更有可能罹患心肺疾病。虽然并不是所有的吸烟者都会罹患心肺疾病,同时也有一些不吸烟者患病,但吸烟确实可以增加一个人罹患心肺疾病的概率。因此,在概率系统里评估因果关系非常具有挑战性,需要研究者具备一定的统计学和研究方法学知识。而且,临床研究必须在由个体(患者)组成的人群(观测组)中进行,这样我们才可能从结局指标中发现一些并不十分明显的变化。

　　建立因果关系的概念蕴藏着丰富的哲理,限于篇幅本章不作赘述。然而,当现实中需要做临床决策时,这些关于因果关系的哲学讨论经常显得没有帮助。幸运的是,我们有一些广受认可的经验性评估标准,当我们测量的相关关系达到这些标准时,就可以认为具有强因果关系。有些标准作为指南被广泛应用,比如在 1965 年由 Austin Bradford Hill(1897—1991)爵士(一名英国医学统计学家)提出的作为一种评估特定因素间因果关系的工具(Hill, 1965),他不希望纠缠于因果关系讨论中经常遇到的哲学和语义学难题,而是希望去讨论现实问题中相关关系的一些特征,当这些特征存在时,相关关系最有可能属于因果关系(Hill, 1965)。Hill 将他的这些"观点"(表 2.1)称为衡量因果关系的建议而非标准。在确定因果关系时,除了时间顺序(即时间上因在果之前),其他所有项目都不是必要条件。值得注意的是,Hill 不是这些因素的唯一提出者,但他的观点是最被广泛认可的。

表 2.1　Hill 的观点:在确定因果关系时所要考虑的相关关系的各个方面

Hill 的观点	解释
相关强度	假说中的因果之间相关关系越强(效应量越大),该相关关系越不可能是随机变量(即混杂因素)造成的
一致性	如果一个相关关系在不同人群或不同环境下能够复现,则该相关关系属于因果关系的可能性增加
特异性	一种效应是由某个特定变量单独引起的。这一指标在 Hill 的年代比当今更被看重
时间顺序	时间上因在果之前才符合逻辑
生物梯度	也被称为剂量-反应关系(dose-response relationship),即随着对致病因子的暴露增加,效应发生的可能性也逐渐增大
合理性	所假设的因果关系应当在生物学上是合理的。当然,Hill 承认生物学的合理性受限于研究所处年代的生物学认知
连续性	数据不应当与该疾病广为人知的自然历史或疾病的生物学现象存在严重冲突
实验	实验性数据可以为因果关系假说提供最强支撑
类比	有时,一个领域的普遍现象可以帮助我们理解另一领域中的类似关系

Source: Hill 1965.

检验假说

　　可检验性是一个结构良好假说的重要标志,也是高质量科学研究的基石。尽管验证假说背后的哲学思辨不在本书的讨论范围,有必要说明最常用的验证方法是反证法(refutation),它以演绎法(deduction)为基础,属于哲学家 Karl Popper 理论的延伸。这一哲学方法被称为反证法,亦称可证伪性(falsifiability),指假说可以通过观测或实验证明其不成立。

　　在一个假说可以得到充分检验前,其必须经过操作化(operationalization)的过程。在这个过程中,假说的所有构成要素得到充分具象化,从而使该假说变得可以测量、评估。此外,在检验前还需要事先确定假说"被证伪"的标准及其构成要件。

　　当假说经过充分操作化后,研究者便可开展实证研究以验证其假说的真伪。如果成功证明该假说是错误的,那么这个假说就应当被抛弃。理想情况下,应当基于新获得的信息产生一个新的假说,然后重复上述验证过程。即使研究者在严谨的检验工作后没能证明假说错误,也并不代表假说就一定是正确的。不过这个过程至少提供了初步证据,提示假说有可能为真。

单个研究很少能够作为证明一项假说真伪的确凿证据。通常情况是,每个验证假说的试验(或观察性研究)只能为支持或反对一项假说提供一些证据。随着时间的推移,不同研究者的多个研究会带来所谓证据权重的逐渐积累,为假说真实性的判断提供依据。因此,在科学发展进程中积累的知识大部分都是暂时的。有些人认为,不应定义假说的真伪,而是应当根据能否用于准确预测结局将其分为两类。

在上述例子中,Jones 医生作为一名在私人门诊工作的全职正畸医生,不太可能自己做研究来探索早期矫治与后续治疗需求间的相关性,以及早期矫治对后续治疗需求的影响。她更有可能通过检索相关文献来寻找证据。在这个过程中,对于高质量临床研究必要组成要素的理解,以及对验证不同假说所需采用的研究设计类型的掌握,有助于 Jones 医生挑选合适的文献并对其进行严格评估。

与研究质量有关的问题

即使是最漫不经心的学生也能懂得在科学领域产生信息(数据)、检验(证伪)假说的过程需要精心构建及客观求证。所有设计良好临床研究的共有特征是减少偏倚、确保结论的真实性。这些特征在此只做简要讨论,感兴趣的读者可以在本章末所附的参考文献中获取更多相关知识。

结局测量问题

精确的结局测量是优秀科学的典型特征。结局指标的选择或设计不佳,往往会导致假设检验方法不当,并最终形成似是而非的结论。因此,在对假说进行操作化时需要非常认真,必须保证假说的所有重要组分可以通过一种以真实可靠的方式进行测量。在上述例子中,首先需要对错𬌗畸形进行定义——也就是确定其诊断标准。这个标准应当对所要测量的指标(例如覆盖、覆𬌗、ANB 角等)以及确切的测量方法给出详细定义。相似地,对于"早期矫治"我们也需要一个定义,其中详细描述患者的年龄、治疗持续时间、加力大小与方式以及所使用的矫治器类型。

人群(研究对象)

研究的对象或参与者(包括所有对照或比较组)都需要基于相关人口统计学和生物医学特征进行定义。在上述示例中,年龄和正畸治疗史是应当重点考虑的因素,相比之下性别和种族也许没那么重要。应当清楚表述并基于合理的依据制定纳入、排除标准。对人群的描述可以为读者提供与研究适用性有关的重要信息。

一个相关的问题是对照组或组间比较的设置,这一点对于干预措施有效性的判定至关重要。如果治疗组与对照组没有足够的相似性,我们很难确立临床干预与治疗效果之间的因果关系。在实验性研究中,组间相似性通常通过随机化来达成。

对于数据的获取过程应当认真审视其可行性。无法准确收集相关数据是许多临床研究失败的原因。例如,如果一项研究无法有效测量口外弓所施加的力量,就不可能判定治疗与结局之间的关系。当目标疾病或事件发生率较低时,无法纳入足够多的研究对象会导致研究的统计效能不足(underpowered)。

统计分析(statistical analysis)和样本量(sample size)

选择正确方法对结果进行统计分析是假设检验具备可靠性的关键。由于在大多数当代临床研究中,选择恰当的统计分析方法往往并不容易,因此,统计分析的成功在一定程度上依赖于合格方法学家的全程参与。

另一项需要咨询方法学家的问题是样本量,也就是拟纳入研究对象的数量。选择合适的样本量需要合理有力的依据。另外,在结果为阴性(无法支持假说)的研究中,做其统计效能进行事后估算也是很重要的。读者需要足够的信息来判断研究无法支持假说的原因,究竟是假说本身的真实性问题还是研究设计缺陷。我们无法根据一项研究的摘要部分判断其应当纳入的研究对象人数,因为样本量取决于研究设计、实际关注的效应量(具有临床意义的最小值)、数据的预期变异程度以及所采用的统计分析方法。

安慰剂(placebo)

安慰剂是与试验产品或试验操作相似,但不包含活性成分(active ingredient)或有效步骤(efficacious process)的材料、配方或干预措施。"安慰剂效应"是指在实验性研究中,研究对象受到不含活性成分或有效步骤的安慰剂处理后,所获得的有益(或有害)体验程度。使用安慰剂所获得的有益体验程度有时是很高的,因此在评估治疗措施的效力时我们必须考虑到这一点。安慰剂效应在测量高度主观或精神性结局指标(如情绪变化,痛觉感觉)时最大,在测量不受心理调控的指标(如停止使用矫正力后咬合覆盖的减少量)时可以忽略不计。在具有可行性且符合合伦理时,使用安慰剂是一个好的措施。当安慰剂效应存在时,研究的效应量会减小,因此需要更大的样本量来准确衡量干预措施的效力。

研究持续时间

前瞻性研究需要足够长的时间才能观测到预期结果,这是与可行性及研究成本有关的另一项问题。为了观察到目标结局指标的发生发展,研究必须持续足够长的时间。对于龋病研究也许 2 年就足够,但对与正畸治疗复发有关的研究遂放弃可能需要更长的随访周期。

研究设计

除了建立假说、确保所有的变量可以精确测量、可以获得合适的受试者外,研究者还需要选用最佳的研究设计来验证假说。每种研究设计所固有的优势和缺陷决定了其对假说的检验效果,以及研究结束时可以得出怎样的结论。研究设计的选择主要根据所要检验的假说、可行性、伦理问题、预算等因素。有些科学问题很容易找到相应的试验设计方案:比如,评估某项新疗法的效力通常选用随机对照试验(randomized controlled trial,RCT),而对疾病患病率的研究通常采用横断面研究设计。对于病因的初步调查常使用病例-对照研究设计。本章下一节简要介绍了临床研究中最常见的研究设计,并列举了它们的使用方法和优缺点(同时参考表 2.2)。虽然这部分内容没有穷尽所有的研究设计(例如未涉及混合性和类实验设计),但所列举的四种研究设计足以展示相关重要理念,能够帮助读者理解在阅读正畸文献时可能遇到的大部分研究。

根据研究者对研究条件施加的控制程度的不同,研

表 2.2 研究设计方案,从潜在偏倚最少(顶端)到潜在偏倚最多(底端)排序

Meta 分析

系统评价

实验性临床试验(随机对照试验)

队列研究

病例-对照研究

不设置对照的人体试验(类实验)

横断面研究

简单描述性研究

病例报告

个人观点

究设计可分为两大类:实验性(experimental)研究和观察性(observational)研究。在实验性研究中,研究者主动控制研究条件,例如,研究者可以选择性地只对部分研究对象施加治疗措施。而在观察性研究中,研究者则不施加任何干预措施,只是观察和测量各项指标。

对研究对象进行分组特别是通过随机的方式进行分组的能力(如 RCT),以及对重要的暴露和结局指标进行准确测量的能力(如 RCT 和队列研究),能够极大地减少偏倚。当条件允许时,研究者应优先选用这些研究设计用于因果关系假说的检验。

篇幅所限,本章只对上述几种研究设计作简要描述。事实上,每种研究设计有相关的方法学文章可以阅读,感兴趣的读者可以本章末所附参考文献中找到文章。

本章开头提到的情景,也可以用来说明不同临床研究问题与研究设计之间的关系。我们可以想象,Jones 医生可能有下列这些与早期干预不确定性有关的问题:

1) 社区中有多少儿童患有该类(Ⅱ类)错𬌗畸形?

2) 吮指是否是增加Ⅱ类错𬌗畸形患病率的危险因素?

3) 如果不进行早期干预,有多大比例的Ⅱ类错𬌗畸形患儿在生长发育后并不需要正畸治疗?

4) 在Ⅱ类错𬌗畸形的早期矫治中,口外弓是否比功能矫治器更加有效?

观察性研究设计

横断面(cross-sectional)

上述第一个问题属于疾病患病率问题,最好通过横断面研究进行解答。横断面研究是临床研究和流行病学研究中最常用的观察性研究设计,可用于评估疾病的患病率,并通过相关分析探索不同变量之间的关系。

横断面研究既可以是描述性的(例如患病率调查),也可以是分析性的(例如关于危险因素和疾病状态之间相关性的研究)。DeAngelis(1990)曾对横断面一词进行注解:"该词来自一个形象的画面,就像从某项事件由开始到结局的连续过程中截取一个切面。"这种一次性获得数据的研究方式使得横断面研究的利弊都很明显。

这种设计的优点是由于不需要对研究对象进行随访,其成本相对低廉。它可以同时关注很多不同的变量,尤其是通过调查问卷或病历回顾收集数据时。此外,横断面研究的持续时间常常较短,一次数据收集完成后即可开始数据分析。

这种设计的主要缺点同样也来自这种一次性收集数据的研究方式,因为我们无法厘清不同变量之间的时间顺序。因此,横断面设计不适合用于因果关系的评定。另外,研究的外部真实性(external validity),即研究者将从研究对象中得出的结论外推到目标人群的能力,主要与选取研究对象时的抽样质量有关。如果研究对象选取得当,横断面研究可以具备较高的外部真实性。

可以应用横断面设计的其他场景包括意见(调查)研究以及正常参考值研究(如 Bolton 1958)。

由于横断面研究在建立因果关系上存在不足,因此常被用于创建新的科学问题或者提出新的假说,而非对某个假说进行检验。对于横断面研究中发现的关联我们需要开展进一步研究验证,采用那些能够根据 Hill(1965)所提出的一系列特征对是否存在因果关系进行判断的研究设计。

病例-对照 (case-control)

病例-对照研究有多种用途,最常用于病因学的早期探索,因此适用于上述第二个问题。一项病例-对照研究首先应当对病例源自的人群进行描述(Rothman 和 Greenland 1998)。在本章的示例中,病例应为Ⅱ类错殆畸形患儿,源人群是生活在 Jones 医生社区中的所有 7~9 岁儿童。对照组可以从相同的源人群中选出,应当由未患病(无Ⅱ类错殆畸形)的儿童构成。

由于病例-对照研究的目标暴露因素(潜在致病因素)发生在研究开始之前,且相关信息均通过评估病史的方式采集(如病历回顾、调查问卷、对象采访),因此这种设计属于回顾性研究。在上述示例中,我们可以假定吮指是Ⅱ类错殆形成的危险因素,那么我们可以通过采访或调查问卷询问父母有关孩子过往习惯的问题。

病例-对照设计的优点在于在研究之初便已纳入了具有某种症状或结局指标(如Ⅱ类错殆畸形)的研究对象,因此可以高效地研究罕见病或有较长潜伏期的疾病(如某些肿瘤),无需招募大量研究对象(当疾病较为罕见时)或是为了某个结局的出现等待数十年(当疾病有较长潜伏期时)。当然,这种研究设计的应用并不局限于上述两种情况。

由于导致结局产生的潜在暴露因素已经发生,所以这种设计还可以避开为了收集病因学信息刻意将研究对象暴露于潜在危害或是不提供应有治疗的伦理问题。因此病例-对照研究设计常被用于研究导致肿瘤等疾病的有害暴露因素。

使用病例-对照研究设计有两点需要注意:其一是对过往暴露事件的遗忘或记录不全所导致的信息偏倚。对许多研究对象来说,准确回忆过去暴露史是很困难的,尤其是当暴露事件难以量化或是发生在很久之前时。在本章示例中,需要制定评价“吮指”这一概念的指标,用以量化每个儿童的吮指程度。

其二是由于对照组选取不佳所导致的偏倚。选择恰当的对照组非常重要,如果引入无法控制的选择偏移,可能导致病例-对照研究的失败。Rothman 和 Greenland(1998)以及 Sackett (1979)等学者已用大量篇幅讨论了这些偏倚,并且提供了解决问题的思路。

队列 (cohort)

队列研究是前瞻性的,招募的研究对象在研究开始时尚未出现目标结局(疾病)但暴露于潜在致病因素的程度不同。之后对研究对象进行随访,通过定期检查确定目标结局是否发生以及发生的时间。研究必须持续进行,直到出现目标结局的研究对象足以进行统计分析,或是随访时间已跨过某个关键阶段。这类研究设计常用于探究因果关系和疾病的自然转归。因此,前文所述的第三个问题(如果不进行早期干预,有多少患儿在生长发育后并不需要正畸治疗?)应当选用这一研究设计。

队列研究常会生成一个丰富且复杂的数据库,可以用于多个假说的检验。由于大部分暴露因素的测量由研究者完成(而非通过病历回顾或是研究对象回忆的方式),因此队列研究设计被认为是偏倚风险最低的观察性研究。队列研究还可以建立暴露因素与结局之间的时间顺序关系,因此就因果关系可以给出较为强有力的研究结论。此外,由于研究者并不控制研究对象的暴露水平,因此可以避免研究有害暴露因素(如吸烟)时可能存在的伦理问题。

队列研究设计的主要缺点是招募和随访成本高,经常需要持续数年,且常在研究过程中出现失访,另外还有其他致病因素带来混杂效应的风险,因为暴露因素既没有经过随机化也未设置对照。

试验性研究

随机对照试验

随机对照试验(randomized controlled trial,RCT)通常是确立一项治疗措施效力及安全性的前提,可以用于解答前面提到的第四个问题。这种研究设计出现于 20 世纪 50 年代,其后相关方法学在发展中不断完善(Randal 1998)。2011 年发布的 CONSORT(Consolidated Standards of Reporting Trials)声明正式确定了当前最佳的 RCT 实施方法(Altman 等,2001),Meinert(1986)的教科书对复杂 RCT 设计的相关知识进行了详细介绍。

最简单的 RCT 设计是对治疗某种症状或疾病的两种不同干预措施进行比较。第一步是招募一批受试者,全部均患有目标症状或疾病。随后,通过一个正式的随机化过程将人群分成两组,随机化的目的是使两组之间在所有可能影响疗效的因素上都尽可能相似。随机化就是通过一个随机、不受研究者人为影响的过程将受试者分配到各个研究组,从而使研究组之间在疾病状态、医疗、人口统计学、社会关系以及其他有关方面的相似性最大化。一旦通过上述随机化过程完成分组,便可认为两组在对干预措施反应上的差别都源于不同的干预措施的效力,而非两组间的其他差异(例如年龄、疾病严重程度或者并发症)。

在这种设计中,不同研究组会接受不同的干预措施。一般来说,随机对照试验会将"新"疗法与传统疗法进行比较;但是在某些情况下,在新疗法和不治疗或使用安慰剂(placebo)之间进行比较也是合乎伦理的。在选择对照组的治疗措施时,需要基于伦理考量以及当前的常规方法。对于一项新出现的干预措施,只有当"均势"(equipoise)存在时我们将其给予 RCT 中的患者才是符合伦理的。均势是新旧干预措施相等的假定,其含义是我们真的不知道新旧两种疗法哪一个给患者带来更多的获益(或伤害)。因此,均势的存在是将患者随机分到不同干预措施的伦理前提。如果当前已有公认有效的治疗措施,那么新的疗法就应当与该措施进行对比。只有在当前缺乏有效治疗措施的情况下,才能将"不治疗"或"安慰剂"用于对照组。

一旦各组分配完毕,治疗措施启动,就应定期随访研究对象,确定治疗措施对目标病症的效果。与此同时,应当对不希望出现的结局(不良反应事件)进行监测,从而保障研究对象的安全并确定新疗法是否存在危害。对于所有国立卫生研究院(National Institutes of Health,NIH)资助的研究项目,所在单位必须设置数据安全及监督委员会(Data Safety and Monitoring Board,DSMB)并确保所有源自干预措施的伤害均被记录在案;如有必要,应当终止研究以防止研究对象继续受到伤害。

RCT 的优点在于它能将偏倚降低到最小,这是通过随机化、构建两个可比研究组实现的。此外,研究者可以严格控制治疗措施的施加过程,也可以对研究对象的健康状态变化进行细致观测。因此,RCT 中观测到的任何结果不太可能来源于未控制的偏倚。也正是因为如此,我们通常认为 RCT 具有较高的内部真实性(internal validity;指一项研究在其研究样本中呈现真实因果关系的程度)。

RCT 的主要缺点是昂贵的成本,以及常常较低的外部真实性(external validity;指将研究所得的结果外推到目标人群的能力)。为大量研究对象提供治疗并进行随访所需的花费是非常可观的。对于许多临床疗法,例如新药或新设备,在被批准在美国上市之前,食品及药物管理局(Food and Drug Administration,FDA)都会要求提供能够证明其安全性及效力的随机对照试验。不过在牙科领域,由于许多牙科治疗的性质与临床医学不同,随机对照试验的使用没有那么普遍。例如,牙膏和漱口水等非处方产品不需要经过 FDA 级别的随机对照试验认证,而且许多外科干预措施、口腔种植体以及正畸耗材也都不在 FDA 的监管范围之内。当产品不需要随机对照试验便可上市时,厂商们通常不愿耗费巨资用一项大样本随机对照试验来验证其产品的效力。正是因为如此,口腔领域的许多治疗方法和材料设备都缺乏支持其效力的随机对照试验。

导致随机对照试验外部真实性较低的原因与能被成功招募到随机对照试验中的受试者特性有关。自愿参加临床试验的患者(如病情较重、配合度较高的患者)常与社区中患有同样疾病的患者有很多不同之处。因此,从随机对照试验中获得的结论是否广泛适用于未参加试验的其他患者常常是不确定的。

鉴于其较低的外部真实性以及在安全性探查方面的缺陷,许多随机对照试验只被看作是效力的初步评估。许多上市后监控项目(postmarket surveillance program)会在药物和设备上市之后对它们进行持续跟进,从而在相应疗法得到广泛应用后提供有关意外结局及罕见不良反应的信息。

应当指出的是,尽管随机对照试验可以很好地识别新疗法的理论效力(efficacy),但不一定适用于新疗法实际效果(effectiveness)的估计。"效力"指的是一种疗法在理想条件下带来获益的潜力。这里的"理想条件"是指在随机对照试验中研究对象的选择、干预措施的实施等达到最优化。大多数 RCTs 都有严格的排除纳入标准,所选出的往往是最有可能从新疗法中获益的研究对象。此外,患者的依从性及研究医生的技能水平也都处于全程监控中,能够确保治疗措施实施的最优化。事实上,较低的偏倚风险(risk of bias)和对操作程序的严格控制正是随机对照试验具有较高内部真实性的原因。

"效果"是指某项疗法在"真实世界"(real world)如日常门诊中带来获益的能力。一旦效力得到随机对照试验证实,大部分新的治疗措施便会开始扩散并逐渐进入临床实践。这时,这些治疗措施的实际实施情况可能会与上市前的随机对照试验出现较大差别。例如,上市前随机对照试验中所设置的严格排除标准在现实中可能会被忽略,因此病情较重或是患有并发症的患者也将开始接受该项治疗措施,而这些患者身体条件都有可能改变治疗的效果。另外,真实世界中医生的技术水平可能与随机对照试验中受过专门培训的研究医生不同,对手术类干预措施(如口腔种植)而言尤为明显。上述这些原因均有可能导致患者的实际获益无法达到上市前随机对照试验所报道的水平,有时甚至差距非常大。临床医生在选择治疗方法、获取患者知情同意时应当充分认识到这种差距存在的可能。

类实验(quasiexperiments)

除随机对照试验外,其他常见的实验性设计可以统称为类实验设计(quasiexperimental designs)。类实验与随机对照试验的主要区别在于类实验缺少随机分配的对照组。事实上,大多数类实验不设对照组,依赖于同一研究组的自身前后比较设计(before and after design)。类实验设计在社会学和行为科学中很受欢迎,但是无法用作新药或新器械的审批前研究。对该类研究设计的更多介绍可查阅 Campbell 和 Stanley(1963)的论著。

系统评价与 Meta 分析

系统评价与 Meta 分析研究是近年来一波创新浪潮的代表,这些创新旨在改变信息的收集、汇总、传播方式,以便临床医生可以更好地对其加以运用。在循证医学及循证牙医学的发展早期,也就是 20 世纪 90 年代,临床医生们开始学习如何阅读和评价一项研究,并通过评读形成自己对文献的认识,继而开展循证医疗实践。有关科学文献评价的知识很多,把相关技能掌握好并不容易。不过,一旦掌握了这种能力,临床医生就能对大量的临床文献进行梳理,从中选出值得阅读的论文,然后判断哪些信息重要、可靠、可以指导临床实践。

上述模式的主要缺点是临床文献的数量庞大,每年都有成千上万篇新增论文,忙碌的临床医生能读完其中一小部分就已是奢望。结果就是临床医生会不可避免地错过大量信息,最终对各个临床问题当前文献的理解都不完全。更糟的是,临床医生可能会根据自己既有的理念和经验选择性地阅读与其观点相符的研究,导致信息偏倚(information bias)或确认偏倚(confirmation bias)产生。

Cochrane 协作网(2017)网站上的一段话强调了现有发表文献的问题:

"临床医生保持对他所在领域最新证据的跟进是一项非常困难的任务:目前主要的几个文献数据库仅能覆盖全世界不到 1/2 的文献,并且偏重于收录英文发表物;教科书、编者按和综述等类型文献由于未采用系统化的方法撰写,其可靠性有限;大量临床证据未被发表,但这些证据可能至关重要;那些易于获取的研究报告倾向于夸大干预措施所能带来的获益。"

早在 20 世纪 70 年代,Archie Cochrane 就曾指出:由于缺乏时间无法对文献进行检索和阅读、缺乏知识无法对研究进行合理解读,文献中许多有用的信息并未被临床医生应用于临床(Cochrane 1972)。除此之外,Cochrane 还注意到很多已被研究证明无效的疗法依然在临床中盛行。Cochrane 认为,这些问题可以通过一种新的策略加以解决,即以无偏倚且容易理解的方式对有关某个问题的现有知识进行恰当总结,制成高质量信息并使其易于获取。他从英国国家卫生署获得资助,用于建设一个为临床医生制作、传播有用信息的项目。他们当时所探索的这种策略逐步发展为如今我们所熟知的系统评价。在 Cochrane 启发下,著名的 Cochrane 协作网成立,成为当前全球首屈一指的医学、牙医学系统评价生产者及发布者。

系统评价的特点

系统评价对现有高质量卫生保健研究(通常为随机对照试验或临床对照试验)的结果进行总结,提供有关干预措施有效性的高等级证据。

系统评价的作者们通常根据预先设定的研究计划,一步一步有条不紊地开展研究工作。完成一项系统评价的典型步骤包括:

- 根据临床实践中遇到的问题构建研究目的或立题依据。
- 检索文献中的证据。这一步通常包括检索电子数据库(如 MEDLINE),但也可以手工检索相关期刊,非英语期刊以及灰色文献(即未发表的报告、毕业论文等)。
- 找出符合基本纳入标准的研究(Cochrane 系统评价通常仅纳入随机对照试验)。
- 详细阅读上述研究,判断是否与主题相关。
- 如果研究与主题不相关,将其排除。
- 如果研究与主题相关,则对它们的方法学质量进行评价。
- 如果研究的方法学质量合格,从中提取数据。
- 分析数据并与其他研究进行比较。
- 总结、作出结论。

如果多项随机对照试验所采用的结局指标足够相似,可能可以使用数学方法对其结果数据进行合并。这种方法被称为 Meta 分析,它不仅可以增大总样本量、提高数据分析的统计学效能,还可以通过估算总体效应更好地反映干预措施的实际疗效。

对于大多数临床医生来说,阅读系统评价和 Meta 分析是获得临床问题答案的更好方式。如果能像 Cochrane 协作网那样采用完善、合理的检索词,系统评价通常可以提供对现有研究的详尽回顾。它们同时还包含客观的研究筛选、数据提取过程。可以说,系统评价和 Meta 分析可以快速为读者提供与任何一种疗法的效力、安全性、价值有关,并且质量最高、偏倚最少的现有证据。这使得我们可以抵御 Glacow 定律的影响:"我亲自做的观察,哪怕还不成熟,它在真实性上也抵得过 12 个随机双盲临床试验。"(Kunin 1979)。因此,在做临床决策时,系统评价是获取证据的第一选择。Jones 医生如果查阅 Cochrane 系统评价中关于早期干预效果的内容(Harrison 等,2007),应该会得到满意的解答。

转化研究

美国国家科学院(National Academy of Sciences of USA)和医学研究所(Institute of Medicine,IOM 2001)在对美国医疗服务的检查中,发现了三个主要问题:①未充分使用已知对患者有益的治疗方法;②过度使用已知对患者无效的治疗方法;③滥用某些治疗方法导致本可避免的差错,以致无法提供最大程度的获益,或对患者造成了不必要的伤害。这三个问题被统称为"知行差距(know-do gap)"。

转化研究(translational research)是生物医学领域的跨学科研究,通过把高质量科学证据转化为日常临床实践,来缩小知行之间的差距,最终提升预防、诊断和治疗(Cohrs 2015)。转化研究中与正畸学直接相关的两个重要子领域是新证据的传播策略(strategy for dissemination)以及其在常规临床实践中的实施策略(strategy for implementation)。

传播研究(dissemination research)的目的是优化信息向忙碌临床医生传递的过程,从而使其在临床中的应用最大化。信息传递的优化在牙科实践中面临着一些障碍。研究表明牙医严重依赖从同行处获得临床信息以及对新治疗方法疗效的验证(Spallek 等,2010;O'Donnell 等,2013),这一过程的随意性和主观性易于导致未知的偏倚,令人担忧。即使牙科医师们懂得查找高质量科学信息的必要性,由于不具备医学学术图书馆的使用权限,他们往往无法对相关科学文献进行获取。另外,与某一特定主题有关的研究往往很多,且质量参差不齐,散布在不同年份的不同期刊中。因此,全面掌握有关某个临床主题的现有全部知识是非常具有挑战性的。

为了解决临床证据总结时的难题,近年来涌现出多种证据传播策略,其中特别重要的是二次证据资源(secondary sources of evidence)的发展。二次证据资源包括系统评价(详见本章"系统评价与 Meta 分析"一节)和临床实践指南(详见本章"临床实践指南"一节)。这两种方式都旨在对与某一临床问题有关的现有证据进行透明、无偏倚的总结,并且以一种易于理解、应用的方式呈现证据。Grimshaw 等(2012)将这些二次资源或证据总结称为知识转化的基本单元。

临床实践指南

临床研究的终极目标是将科学证据转化为能够常规用于改善医疗服务、在临床上具有可操作性的信息。尽管系统评价非常重要,可以准确总结与预防、诊断、治疗有关的现有知识,但它们并不能就"如何将知识应用于临床"的问题为临床医生提供可操作的建议。临床实践指南(clinical practice guidelines)的作用就是将研究成果转化为临床实践建议。

美国医学研究所(IOM 2011)将临床实践指南定义为"基于对证据的系统评价以及对不同治疗方案的利弊评估制订的,以完善医疗服务为目标的建议声明"。从这个定义可以看出,指南的制订需要从系统评价出发,高质量的指南通常将最好(即偏倚最小)的证据信息作为其建议的基础。此外,在正式开始指南撰写前,通常先由一个专家组对系统评价中呈现的现有证据进行评估。理想情况下,根据上述证据评估的结果,专家组围绕多种治疗方案的指征及利弊提出清晰、可执行的建议。

由于目前没有规范对"谁可以制订指南"进行限定,指南的质量参差不齐。国际指南协会(Guideline International Network,GIN)提供了一些指南质量的评价标准(Qaseem 等,2012)。简而言之,这些标准强调了组建指南制订专家组的必要性,其中需要包括各个利益相关方和研究方法学家。此外,在决策制定过程、证据质量评估、新证据出现后的定期更新,以及利益冲突(conflicts of interest)的报告等方面需要做到公开透明。

指南制订者的共同目标是广泛提高医疗服务质量。因此,指南需要广泛传播,并且便于临床医生获取。下面是一些重要的指南数据库:

National Guideline Clearinghouse(NGC)(www. guideline. gov/)

Scottish Intercollegiate Guideline Network(SIGN)(www. sign. ac. uk/)

Translating Research into Practice(TRIP)(www. tripdatabase. com/)

UpToDate(www. uptodate. com/home)

American Dental Association Center for Evidence Based Dentistry(http://ebd. ada. org/en)

Guideline International Network(www. g-i-n. net)

注意,如果患者没有得到某种治疗,就无法从该治疗中获益。近年来得到发展的实施科学(implementation science),正是旨在填平最后一道鸿沟,促进研究证据在常规临床实践中的应用。因此,实施科学主要关注临床环境中能够促进或阻碍高质量证据应用的因素,并致力于形成策略,从而确保高质量临床实践指南在医疗服务中的恰当、常规性应用。换句话说,实施科学的目的是保证所有能够从某种治疗中获益的患者都能获得该项治疗,通过这种方式来提高患者和人群的健康水平。这也意味着,临床医生有责任基于他们的临床技术判断哪些患者会从指南所建议的治疗中获益,哪些患者会受益于其他方案。

实施科学出现的原因是学界认识到仅靠传播高质量证据很少能够达到理想的效果——即临床医生将新证据整合入他们的日常医疗实践。文献已反复证实,在大多数情况下仅是帮助临床医生知道恰当的治疗方法并不足以改变他们的行为(Francke 等,2008)。事实上,Bonetti 等(2009)发现牙医们的认知与行为之间并无关联。其他有关牙医行为的研究也报告了相似的结果,牙医对某干预措施疗效的知晓程度,与其是否愿意将该干预措施提供给患者无关(O'Donnell 等,2013;Tellez 等,2011)。

有研究显示,这种无法将知识转化为行动的情况来源于大量个体、环境因素之间的一种复杂、交互性影响。这些因素既包括心理上对改变的抗拒,也包括伴随治疗方案改变产生的结构性、经济性、政策性障碍(barriers)。实施科学对这些障碍的本质进行研究,并就如何克服这些障碍提出建议,最终使循证、适宜的治疗成为诊疗常规。

我们可以有这样的预期:牙科学临床实践指南的数量会不断增加,其在牙科诊疗中的应用也将变得越来越广泛。推动这些变化的因素包括逐渐受到重视、同时强调患者和人群层面健康水平的基于价值支付(value-based payment),以及导致连锁牙科诊所及医疗集团快速发展的经济因素。这些变化将使我们更加重视循证实践(evidence-based practice)和诊疗问责制,这会是十分受欢迎的改变,患者和口腔医生这两个群体都将从中受益。

(孙巧、赵婷婷 译,李春洁、花放 审校)

参考文献

Altman DG, Schulz KF, Moher M, *et al.*, 2001. The revised CONSORT statement for reporting randomized trials explanation and elaboration. *Ann Intern Med* 134, 663–694.

Bolton WA, 1958. Disharmony in tooth size and its relation to the analysis and treatment of malocclusion. *Angle Orthod* 28, 113–130.

Bonetti D, Johnston M, Pitts NB, *et al.*, 2009. Knowledge may not be the best target for strategies to influence evidence based practice: using psychological models to understand RCT effects. *Int J Behav Med* 16, 287–293.

Campbell DT, Stanly JC, 1963. *Experimental and Quasi-experimental Designs for Research.* Boston: Houghton Mifflin.

Cochrane Collaboration, 2017. *Cochrane Collaboration.* Available at: www.cochrane.org/ (accessed Nov. 2017).

Cochrane AL, 1972. *Effectiveness and Efficiency: Random Reflections on Health Services.* London: Nuffield Provincial Hospitals Trust.

Cohrs RJ, Martin T, Ghahramani P, *et al.*, 2015. Translational medicine definition by the European Society for Translational Medicine. *New Horiz Transl Med* 2, 86–88.

DeAngelis C, 1990. *An Introduction to Clinical Research.* New York: Oxford University Press.

Francke AL, Smit MC, de Veer AJE, *et al.*, 2008. Factors influencing the implementation of clinical guidelines for health care professionals: A systematic meta-review. *BMC Med Inform Decis Mak* 8, 38.

Grimshaw JM, Eccles MP, Lavis JN, *et al.*, 2012. Knowledge translation of research findings. *Implement Sci* 7, 50.

Harrison JE, O'Brien KD, Worthington HV, 2007. Orthodontic treatment for prominent upper front teeth in children. *Cochrane Database Syst Rev* (3), CD003452.

Hill AB, 1965. The environment and disease: association or causation? *Proc R Soc Med* 58, 295–300.

Institute of Medicine (IOM), 2001. *Crossing the Quality Chasm: A New Health System for the 21st Century.* Washington, DC: National Academies Press.

Institute of Medicine (IOM), 2011. *Clinical Practice Guidelines We Can Trust.* Washington, DC: National Academies Press.

Kunin CM, 1979. *Practical Aspects of Antibiotic Review.* Atlanta: American Health Consultants.

Meinert CL, 1990. *Clinical Trials: Design, Conduct, and Analysis.* New York: Oxford University Press.

O'Donnell JA, Modesto A, Oakley M, *et al.*, 2013. Sealants and dental caries. Insight into dentists' behaviors regarding implementation of clinical practice recommendations. *J Am Dent Assoc* 144, e24–e30.

Qaseem A, Forland F, Macbeth F, *et al.*, 2012. Guidelines International Network: toward international standards for clinical practice guidelines. *Ann Intern Med* 156, 525–531.

Randal J, 1998. How randomized clinical trials came into their own. *J Natl Cancer Inst* 90, 1257–1258.

Rothman KJ, Greenland S, 1998. *Modern Epidemiology*, 2nd ed. Philadelphia: Lippincott Raven.

Sackett DL, 1979. Bias in analytic research. *J Chronic Dis* 32, 51–63.

Salmon MH, Earman J, Glymour C, *et al.*, 1992. *Introduction to the Philosophy of Science.* Indianapolis: Hackett Publishing Co.

Spallek H, Song M, Polk DE, *et al.*, 2010. Barriers to Implementing evidence-based clinical guidelines: a survey of early adopters. *J Evid Based Dent Pract* 10, 195–206.

Tellez M, Gray SL, Gray S, *et al.*, 2011. Sealants and dental caries: Dentists' perspectives on evidence-based recommendations. *J Am Dent Assoc.* 142, 1033–1040.

第3章
临床试验资料的电子检索

Anne Littlewood

引言

　　尽管系统评价可以纳入采用任何研究设计的研究,但最好将系统评价的纳入标准限定为随机对照试验,以提供可信度最高且偏倚最小的结果。这是 Cochrane 协作网所倡导的方式,本章节主要讲述 Cochrane 协作网推荐的检索方式。

　　系统评价的检索是一个复杂的过程。为了避免系统评价的结果出现偏倚,必须尽可能找到所有可能纳入的临床试验。可供检索的资源有很多,包括 MEDLINE 和 Embase。这些数据库每个月都在扩充。为了确保找到所有相关的研究,又不必被过多的文献所累,我们需要先进的检索技术。

　　用于系统评价的电子数据库检索需要在敏感度与精确性之间找到平衡,敏感度指检得相关文献占所有相关文献的比例,而精确性指检得相关文献占本次检索全部检得文献的比例。Cochrane 系统评价的检索目的是获得最大的敏感度,这样就不会遗漏相关的文献。这一章节将讲述哪些数据库需要检索,以及如何构建一个敏感度高的检索策略。需要注意的是,这种检索策略并不适合所有的需求。如果一位检索者需要快速回答一个临床问题,则不需要这种方法。只有当检索者希望避免发表偏倚并检索到尽可能多的关于特定主题的文献时,才会想要用这种严格的系统性过程。

在哪里检索:数据库的选择

　　没有任何一个单独的资源可以涵盖一个系统评价所需的所有信息。为了确保能够找到和纳入所有符合条件的临床试验,应该检索多个数据库。通常要检索多个主流医学数据库,至少要包括 MEDLINE、Embase 以及 Cochrane Library 所提供的临床试验和系统评价。非英语文献、灰色文献和临床试验注册系统是获取临床试验的另一来源。在开始检索之前,研究者需要确定他们的机构或者医学图书馆是否可以给他们提供以上提到的数据库。

MEDLINE

　　MEDLINE 是美国国立医学图书馆(National Library of Medicine)建立的数据库。数据库中的记录可以追溯到 1946 年,包含 4 600 份期刊。它目前包含超过 2 300 万条的 40 种语言的引文(美国国立医学图书馆 2017),被誉为最全面的医学科学数据库(Collins 2007)。通过订阅,MEDLINE 可以通过多个数据库提供商获得,包括 Ovid 和 EBSCO。同时,MEDLINE 也可以通过 PubMed 网站(http://www.ncbi,nlm.nih.gov/sites/entr-ez)免费在线检索。

Embase

　　Embase 是一个欧洲版的 MEDLINE,由荷兰 Elsevier 出版社建立。它囊括了自 1947 年至今的超过 8 500 份的期刊,被引用次数达 3 100 万次(Elsevier 2017)。它特别关注药理学,同时提供非英文文献以及会议论文。与 MEDLINE 一样,它可以通过 Ovid 检索,同时也能够直接通过 Embase.com 检索。这些服务都是需要订阅的,而且需要用户在检索和下载引文的时候支付费用。如果所在机构没有订阅 Embase,则可以考虑 Scopus,尽管 Scopus 的检索界面没有 Ovid 或者 Embase.com 那么精美,但 Embase 的大部分内容都可以通过 Scopus(http://www.sco-pus.com/)获取。

Cochrane Library

　　Cochrane Library 由 Cochrane 协作网组织建立并由 John Wiley & Sons 出版社出版。Cochrane 系统评价数据库涵盖了所有已经发表的 Cochrane 系统评价和研究计划,截至撰写本文时,已有超过 9 000 条的记录,覆盖了 Cochrane 系统评价组的所有学科领域(Cochrane Collaboration 2017),其中近 200 个属于口腔健康领域。Cochrane 临床对照试验注册中心(The Cochrane Central Register of Controlled Clinical Trials,CENTRAL)包含由 Cochrane 系统评价组整理和维护的临床试验注册库,同时也囊括了来自 PubMed 和 Embase 的随机对照临床试验记录。目前它包含了超过 90 万项临床试验(Cochrane Collaboration 2017)。不同国家访问 Cochrane Library 的途径是不同的,但是对于很多国家的居民来说,里面的所有内容都能免费获得,这些国家包括:英国,澳大利亚,丹麦,芬兰,爱尔兰,一些拉丁美洲国家及加勒比海地区,新西兰,挪威,波兰,西班牙和瑞典(见 http://www.cochranelibrary.com/help/access-options-for-cochrane-library.html)。Cochrane Library 采用的是绿色和金色的开放获取模式;2013 年 2 月 1 日起发布的系统评价在发表一年后向所有人免费开放(绿色获取),或者,如果作者通过金色开放获取选项为系统评价提供了资助,则发表时可即时免费获取。

　　Cochrane Library 可以通过 www.cochranelibrary.com/访问。

非英文文献

　　MEDLINE、Embase 和 Cochrane Library 中的 CENTRAL 都提供了非英文临床试验的访问途径,此外,还有其他资源也可以获得这些信息。拉丁美洲和加勒比卫生科学文献资源(Latin American and Caribbean Health Sciences Literature Resource,LILACS)是最大的非英文数据库之一,提供美洲南部和中部地区发行杂志中参考文献的访问途径。它可以用英语、西班牙语或葡萄牙语进行检索。在英国可以通过虚拟健康图书馆(Virtual Health Library,http://lilacs.bvsalud.org/en/)。还有一些特定国家的数据库囊括一些有限的临床试验信息,比如 KoreaMED(www.koreamed.org)。其他的非英文数据库包括中国知网(www.cnki.net/),以及由世界卫生组织(World Health Organization,WHO)提供的各种数据库,包括东地中海(http://www.emro.who.int/his/vhsl)和非洲(http://indexmedicus.afro.who.int)的资源。

临床试验注册中心

　　临床试验的信息,不管是正在进行的还是已经完成的,都能在临床试验注册中心找到。除此以外,各 Cochrane 系统评价组都在自己的学科领域建立了本专业的临床试验注册中心。

Cochrane 口腔健康注册中心目前包含大约 32 000 条已发表的临床试验信息。原则上,Cochrane 临床试验注册中心通常是由 Cochrane 系统评价组的信息专家安排管理的(更多信息可以在 http://oralhealth.cochrane.org/trials 中找到)。

有关正在进行中的临床试验的信息可以在 ISRCTN 注册中心(ISRCTN Registry, www.controlled-trials.com/)上找到,该注册中心的资源可免费检索,并且能够提供包括研究设计、测量的临床试验结局指标和作者联系信息等相关细节。美国国立卫生研究院(The US National Institutes of Health)提供了 http://clinicaltrials.gov 的免费访问途径,这是一个包含了超过 23 万条研究记录的数据库(美国国立卫生研究院 2017)。它的目标是涵盖全球范围的临床试验,但还是不可避免地集中了美国的临床试验。这个数据库所提供的信息包括临床试验的目的、参与人员以及联系信息。世界卫生组织在 http://www.who.int/trialsearch 上提供了一些临床试验注册中心的访问途径。这些注册中心包括澳大利亚和新西兰临床试验注册中心、中国临床试验注册中心、德国临床试验注册中心、伊朗临床试验注册中心和荷兰国家试验注册中心(WHO 2017)。

OpenTrials 旨在将所有可获得的临床试验信息联系起来。这项工作正在进行中,是开放知识国际组织(Open Knowledge International)与牛津大学 DataLab(Open Knowledge International and DataLab 2017)合作的结果。测试版平台可用于检索:https://explorer.opentrials.net/。

灰色文献、学位论文和会议论文

灰色文献是指没有正式发表在书籍或者期刊上的作品。与论文和会议记录一样,它也是一个有用的临床试验信息来源。Open Grey(www.opengrey.eu/)是欧洲的灰色文献信息系统,是报告、学位论文和会议论文的参考文献数据库,可以免费访问。除了 Open Grey 外,会议论文还可以通过很多其他的资源进行获取,包括 Zetoc(http://zetoc.mimas.ac.uk)和 Web of Science(http://isiwebofknowle-dge.com),但这两者均需要订阅才能访问。一些特定的学位论文摘要也可以在线获取。ETHOS(http://ethos.bl.uk)数据库由英国图书馆(the British Library)提供,收录了 25 万份英国大学的学位论文摘要。数据库提供商 ProQuest(www.proquest.com/)也提供全球范围内的学位论文及论文服务,不过只有订阅才能获取。

临床研究报告

对于药物和医疗器械的研究,尤其是近 5 年的研究,建议检索临床研究报告(CSRs)以获得监管数据(Schroll 和 Bero 2015)。CSRs 通常比 ClinicalTrials.gov 数据库包含更多的临床试验记录数据。欧洲药品管理局(the European Medicines Agency,EMA)数据库(https://clin-ical-data.ema.europa.eu/web/cdp/home)和美国食品药品监督管理局(US Food and Drugs Administration,FDA)数据库(http://www.fda.gov/Drugs/InformationOnDrugs/default.htm)是应用最广泛的两个用于检索 CSRs 的数据库。

选择正确的平台

上述列出的许多资源都可以通过不同的服务提供商获得:提供这些电子数据库访问的平台包括 Ovid、EBSCO、PubMed、Embase 和 SilverPlatter。虽然其中大多数都需要订阅才能访问,但 PubMed 是免费的。订阅服务通常更好,因为它们允许更复杂和高级的检索,有时还提供引文的全文链接。在大多数情况下,如果两者都有访问权,应该优先使用订阅服务而非免费版本。大多数大学和医学图书馆会至少订购一种订阅服务,应向学科专家或图书管理员咨询哪些服务是可用的以及如何使用这些服务。检索语法和主题词根据检索平台的不同存在一定差异,因此了解不同数据库的访问方法非常重要,这样才能对检索策略进行适当地调整。比如,通过 Ovid 检索 MEDLINE 的检索策略往往不适用于通过 PubMed 检索 MEDLINE。所有主流医学数据库的网站上都提供帮助信息,以便检索者构建正确的、结构化的检索策略。

如何检索:构建检索式

电子记录(electronic records)

上面提到的大多数电子数据库提供了期刊引文的访问路径,有些甚至包含了书籍、会议论文和学位论文的访问路径,但这些数据库往往不提供全文。电子引文条目通常包含一篇文章的基本信息,如作者、标题、期刊、卷和期、页码、语言和出版年份。在大多数情况下,还可以找到更详细的信息,比如研究的摘要和作者的联系方式,然而有些较早的文章可能是没有摘要的。上面的许多数据库也用关键词和主题词为所有的期刊文章建立索引以帮助检索。

主题词(controlled vocabulary)

大多数主流医学文献数据库都可以使用主题词和自由词相结合进行检索。主题词是一组在电子数据库中用于"标记"信息的单词和短语,以便将类似的文章分组。最著名的例子是 MEDLINE 的 MeSH 主题词。MeSH 主题词以层次结构或树状的形式排列。宽泛的词汇接近树干,更具体的词汇出现在树枝的位置。

这些主题词由美国国立医学图书馆(National Library of Medicine,NLM)中经验丰富的索引者分配到不同的文章中。通过访问 NLM 的 MeSH 浏览器(http://www.nlm.nih.gov/mesh/MBrowser.html),可以找到每个主题对应的 MeSH 主题词。

输入一个关键词不仅可以找到相应主题的 MeSH 主题词,还会显示这个主题词在 MeSH 树状主题词表中的位置。MeSH 主题词可以用于在 MEDLINE 中检索被该主题词标定的任何记录。这意味着您不需要记得标题或摘要的确切措辞,就可以对它进行检索。例如,如果您检索 MeSH 主题词"Dental caries",那么任何被该主题词标定的文章都会被检索出来,即使文章本身一直使用的是"tooth decay"这个单词而没有用到"caries"这个单词。

MeSH 主题词还可以被"扩展(exploded)",以涵盖树状主题词表中该主题词的所有下位词。例如,将主题词"活动正畸矫治器(Orthodontic Appliances,Removable)"(表 3.1)扩展,则无需在检索框中输入另外的词语,就可以检索"肌激动器(Activator Appliances)"和"口外牵引矫治器(Extraoral Traction Appliances)"。然而,你也可以通过不扩展主题词来集中你的检索。对"活动正畸矫治器(Orthodontic Appliances,Removable)"不扩展的话就将只检索用该主题词标定的记录,而不会检索出"肌激动器(Activator Appliances)"和"口外牵引矫治器(Extraoral Traction Appliances)"标定的记录。

主题词表不仅能在 MEDLINE 中使用,也能在包括 Embase 和 Cochrane Library 在内的其他电子数据库中使用。但是,使用的具体词汇因数据库的不同而有所不同,因此可能需要转换主题词,这样才可以使原有的检索策略也适用于 MEDLINE 以外的电子资源。

表 3.1 MeSH 树状主题词表示例：orthodontic appliances

Orthodontic Appliances	
Occlusal Splints	
Orthodontic Appliances, Functional	
	Activator Appliances
Orthodontic Appliances, Removable	
	Activator Appliances
	Extraoral Traction Appliances
Orthodontic Brackets	
	Orthodontic Retainers
	Orthodontic Wires

自由词检索

使用主题词检索会限制检索范围，只会检索到那些关键词中包含这些词语或类似词语的记录，而自由词（free-text）检索可以应用于记录中的任何字段：作者、摘要、关键词，甚至全文。大多数电子数据库支持通过单个单词或短语进行检索：如"orthodontic appliances"。然而，检索者应该避免只使用自由词而不用主题词。如果只使用自由词，检索将仅精确地限于您输入的单词或短语。例如，用自由词"Jaw Abnormalities"进行检索，将只会检索到标题、摘要或关键词中有该词的记录。然而，如果使用该词对应的 MeSH 主题词，那么包含相关的词语的记录也可以被检索到，包括：cleft palate，retrognathism，and Pierre Robin syndrome，这样一来，就可以检索到通过自由词"Jaw Abnormalities"进行检索可能遗漏的记录。然而，MeSH 索引并非总是全面的，特别是对较早期发表的或非英文的记录。

理想情况下，撰写系统评价时应采用主题词与自由词相结合的方式进行全面检索，以确保涵盖所有需要纳入的研究。

布尔逻辑运算符（Boolean operators）

使用布尔逻辑运算符可以在检索中实现一个或多个词的组合：大多数电子数据库都支持这些运算符。最常见的运算符是 AND、OR 和 NOT，所有字母都应该大写。当检索到的记录必须包含所有检索词时，使用 AND。当检索到的记录不需包含所有检索词，而需要包含多个检索词中的一个或几个时，可使用 OR 指令。NOT 指令用于其中一个检索词需包含在检索中，但另一个需要被排除，即使它与需要检索的词一起出现时也要被排除的情况。

例如，如果你正在寻找一项关于牙列拥挤正畸治疗的研究，"正畸矫治器（orthodontic appliances）"AND"牙列拥挤（crowded teeth）"这一检索策略，会很有效地检索到同时包含这两个词的文章（图 3.1）。

然而，并不是所有的文章都会包含词语"crowded teeth"，这时候就需要

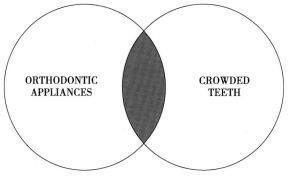

图 3.1 AND 指令——"orthodontic appliances"AND"crowded teeth"只会检索到同时包含两个词语的文献（阴影部分）

OR 指令来连接同义词了。例如：“crowded teeth”OR“Ⅰ类错𬌗（Class Ⅰ malocclusion）”OR“Ⅱ类错𬌗（Class Ⅱ malocclusion）”会在自由词检索时找到包含其中任何一个词的所有文章（图 3.2）。

布尔逻辑运算符的基本规则是这样的，AND 会减少检索结果的数量，OR 倾向于增加检索结果的数量。布尔逻辑运算符可以与括号组合在一起。输入（“crowded teeth”OR“Class Ⅱ malocclusion”）AND（“orthodontics”）将检索到在同一篇文章中讨论这两个词组的所有文献。

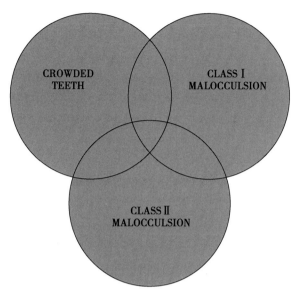

图 3.2　OR 指令——“crowded teeth”OR“Class Ⅰ malocclusion”OR“Class Ⅱ malocclusion”可以检索到包含这些词语的所有文献，无论它们是否同时出现。这是一种检索同义词的有效方法

使用 NOT 指令时应当谨慎，特别是在准备系统评价时。系统评价的检索策略应该尽可能敏感，以确保某一主题的所有临床试验都能被检索到。NOT 指令的目的是将文章排除在检索结果之外，因此很少用于构建系统评价的检索策略。使用 NOT 指令还可能存在相关文章被排除的风险。检索策略“癌症（cancer）NOT 儿童（children）”将检索除了儿童癌症以外所有关于癌症的文章。然而，如果摘要中说“本项临床试验的受试者是患有宫颈癌的经产女性（The participants in the trial were women with cervical cancer who had been pregnant and had children）”，那么用“cancer NOT children”检索就不会检索到这篇可能相关的文章。

截词符和通配符

这里讨论的所有主流数据库都支持截词符（truncation），它支持在单词的词干上进行检索，这在检索以复数形式出现的单词时非常有用。例如，在 PubMed 上检索“child*”将检索所有包含“child”或“child's”或“children”的文章，这样可以节省时间，因为检索策略中不需要包含一个单词的所有变化形式。一些数据库还支持通配符（wild cards）检索，一个单词中的字母可以替换为符号，这样一来，数据库的检索可以涵盖一个单词的所有变化形式。在 Ovid 平台的 MEDLINE 中，“?”这一符号可以用作通配符，例如，“wom?n”将检索包含“women”和“woman”的文章，“reminerali?ation”将检索包含“remineralisation”和“remineralization”的文章。截词符和通配符因数据库的不同而不同，因此应该参考网站的帮助或常见问题部分，以确保使用正确的符号。“*”“$”“%”和“?”通常用作截词符或通配符。

位置运算符（proximity operators）

一些数据库允许检索彼此接近的词汇。这是一种比“AND”更精确，比短语检索更灵活的检索方法。用“dental anxiety”作为一个短语进行检索，只会检索这两个词在文中相邻出现的文章。用"dental AND anxiety"进行检索,可以检索到在文章中任意一处出现这两个词中任意一个的所有文章。但是,如果在 Cochrane Library 中检索"dental near/6 anxiety",只要在"dental"附近的 6 个词汇内出现"anxiety",那么这篇文章就可以被检索到。在利用 AND 检索时,如果您得到许多无关的结果,并且希望将结果缩小到更相关的范围,那么这将是一个有用的工具。

并非所有数据库平台都支持位置运算符检索。最值得注意的是,PubMed 就不支持,这是它的局限性之一。与截词符一样,用于位置运算符检索的术语也因数据库不同而异。Ovid 数据库使用"adj"表示"相邻的",而 EBSCO 数据库使用字母 N。同样,应该参考每个数据库的帮助页面,以确定是否可以使用位置运算符检索以及正确的术语。

构建检索策略

构建电子检索策略(search strategy)的第一步是确定相关的检索词或词组,它们是构建检索策略的基础。在这一阶段,从受试者或目标人群、条件及干预措施的角度考虑可能有所帮助。例如,对于一篇题为"下前牙前突儿童的正畸治疗(orthodontic treatment for prominent lower front teeth in children)"的系统评价,其研究问题可以分解为以下几个部分:

受试者或人群(participants/population):儿童(children)

干预或治疗措施(intervention/treatment):正畸治疗(orthodontic treatment)

条件(condition of interest:):安氏Ⅲ类错𬌗(Class Ⅲ malocclusion)

这种分部标题有助于为检索提供一个框架。到目前为止,文献数据库的使用并不十分直观,它们只能根据输入词汇的字面含义进行检索(与许多检索引擎不同)。因此,为每一个关键词找到尽可能多的同义词是很重要的。

如果我们以上面的例子为例,正畸治疗或干预措施(orthodontic treatment/interventions)的同义词和相关词语可以包括:

- 固定矫治器(fixed braces)
- 面弓(facemasks)
- 口外牵引(extraoral traction)
- 前方牵引(reverse headgear)

在这个例子中该条件(condition)的同义词包括:

- Ⅲ类错𬌗(Class Ⅲ malocclusion)
- 下切牙前突(prominent lower front teeth)
- 地包天(under-bite)
- 反𬌗(reverse bite)
- 下颌前突(prognathism)

将受试者特征添加到检索中相对较难。例如,如果检索对象是成年人,将"成人(adults)"添加到检索中不一定能检索到更多的研究。"成人(adult)"一词可能不会在与这个话题相关的研究中被提及。受试者可能简单地被称为"患者(patients)"或"研究对象(subjects)",这些词语也可能包含儿童!如果你有与本研究相关的特定人群或患者,例如吸烟者(smokers)或儿童(children),最好将受试者信息也添加到检索中。

在本例中,应该列出条件和干预措施的所有同义词。除此以外,系统评价作者最好在NLM 的 MeSH 浏览器中看看这两个条目的对象是否有对应的 MeSH 主题词(http://www.

nlm.nih.gov/mes-h/MBrowser.html）。系统评价作者还应明确相应的 MeSH 主题词位于 MeSH 树状主题词表中哪个位置，以查看是否有必要对这个主题词的上位词进行扩展检索，以使检索更加全面。在 MeSH 树状主题词表中也可能有其他近义词可以作为自由词添加到检索中。

对于上面的例子，我们确定了以下 MeSH 词：

目标疾病

- Malocclusion, Angle Class Ⅲ

干预措施

- Orthodontic appliances, Functional. 这个词语可以进行扩展以包含 activator appliances。
- Orthodontic appliances, Removable. 这个词语可以进行扩展以包含 activator appliance 和 extraoral traction appliances。

受试者

- Child 这个词语可以扩展以包含 Child, Preschool。

一旦确定了 MeSH 主题词，下一步就是开始构建自由词检索。列出已经确定的同义词，需要提出以下问题：

- 是否有词语可以使用截词符？
- 是否有替代的拼写方式？
- 在这些词语中是否有连字符？
- 对 MeSH 主题词进行扩展是正确的吗？（在本例中，受试者是否包括 preschool children?）

连字符可能引起检索的麻烦，因为对于部分词语，一些文献可能使用连字符而一些文献不使用。例如："under-bite"也可以写为"under bite"，这两个版本都应该出现在检索式中。

现在我们可以开始针对上述目标疾病构建检索策略。这里使用的示例是 PubMed，它改编自一篇 Cochrane 系统评价（Watkinson 等，2013）中基于 Ovid 的检索策略。第一行是一个 MeSH 主题词，其他部分以自由词的形式呈现。在这些词之后的方括号是字段标签，这表明了在 PubMed 中检索的是文章的哪个部分。[mh]表示 MeSH 主题词，可以扩展[mh:exp]或不扩展[mh:noexp]。完整的字段标签列表可以在 NLM 网站上找到（https://www.nlm.nih.gov/bsd/dist-ed/pubmedguide/020_710.html）。你可以只检索作者字段、标题或关键词。或者你可能想要组合两个字段，在标题和摘要中同时检索词语。在 PubMed 中，这可以通过在检索词后输入[tiab]来实现。在本例中，我们使用自由词形式检索了所有字段（第 2 行到第 6 行，没有添加方括号来限制在特定字段内进行检索），第 1 行中用 MeSH 主题词进行检索。

```
#1    Malocclusion, Angle Class III [mh:noexp]
#2    ("Class III" AND malocclusion*)
#3    (Angle* AND "Class III")
#4    ("Class III" AND bite*)
#5    (underbite* OR under-bite* OR "under bite*" OR "reverse bite*" OR reverse-bite* OR prognath*)
#6    "prominent lower front teeth"
```

这些是针对目标疾病采用的术语及 MeSH 主题词。有些词使用了截词符以包含它们的复数形式，一些词语通过 AND 或 OR 连接。检索式的第 7 行应该合并以上所有词语，使得它们中的任何一个检索结果都可以出现在 PubMed 最终的检索结果中。

```
#7    #1 OR #2 OR #3 OR #4 OR #5 OR #6
```

这样就完成了对所要研究的疾病的检索。现在将与干预措施相关的词语添加到检索中：

#8　　Orthodontic Appliances, Functional [mh:exp]
#9　　Orthodontic Appliances, Removable [mh:exp]
#10　　("growth modif*" AND jaw*)
#11　　orthodontic*
#12　　(extraoral AND traction)
#13　　"chin cap*"
#14　　("face mask*" OR facemask* OR face-mask* OR "reverse head-gear" OR "reverse headgear")
#15　　(orthopaedic OR orthopedic)
#16　　#8 OR #9 OR #10 OR #11 OR #12 OR #13 OR #14 OR #15

之后添加受试者相关词语：

#17　　Child [mh:exp]
#18　　(child* OR adolescen* OR school-age* OR "school age*" OR teenage*)
#19　　#17 OR 18

策略的最后一行应该使用 AND 指令将疾病、干预措施和受试者结合起来。告诉 PubMed 你需要的研究记录必须同时是关于正畸干预措施、Ⅲ类错𬌗畸形及儿童的。本例中的下一行应该是：

#20　　#7 AND #16 AND #19

通过组合三组词语构建检索策略后，应该使用高级检索在 PubMed 中进行测试。

这个时候我们需要问自己一些问题：

- 对于一篇系统评价而言，检索到的文献数量是否太多以至于筛选的工作量过大？（一般来说应少于 1 000 篇）
- 有没有哪一步检索不到任何记录？这可能是使用了错误的 MeSH 主题词，或者其中一个词语拼写错误或用错了截词符。
- 有遗漏任何相关的关键词吗？

在这个阶段有必要对检索策略进行进一步修正。如果检索记录的数量过多，可以通过使用位置运算符代替"AND"来减少检索结果数量，具体取决于是哪个平台，在 PubMed 中这是不可能的。另一种减少检索结果数量的方法是使用检索过滤器（search filter）。

检索过滤器

检索过滤器通常用于将检索限定于特定的研究设计：例如，检索者只对随机对照试验或系统评价感兴趣。检索过滤器的设计是为了使检索结果更加精确。目前有很多标准的检索过滤器可供使用，InterTASC 小组已经建立了一个网络资源来评估它们的效果。该网站提供了用于诊断性试验、临床试验、不良事件研究、经济评估和定性研究等的过滤器：http://www.york.ac.uk/inst/crd/i-ntertasc/。

其中许多都经过信息专家的同行评议。例如，Cochrane 开发的用于在 MEDLINE 中寻找随机对照试验的检索过滤器（Glanville 等，2006）。该过滤器已根据 MEDLINE 中已知的随机对照试验记录的"金标准"进行了测试。有关 PubMed 的过滤器已经发表在 *The Cochrane Hand-book of Systematic Reviews for Interventions*（box 6. 4a）（Lefebvre 等，2009）。

#1　　randomized controlled trial [pt]
#2　　controlled clinical trial [pt]

#3	randomized [tiab]
#4	placebo [tiab]
#5	drug therapy [sh]
#6	randomly [tiab]
#7	trial [tiab]
#8	groups [tiab]
#9	#1 OR #2 OR #3 OR #4 OR #5 OR #6 OR #7 OR #8
#10	animals [mh] NOT humans [mh]
#11	#9 NOT #10

　　检索过滤器可以通过使用"AND"指令将主题检索的最后一行与过滤器检索的最后一行组合来实现检索筛选,如下例所示:

#1	Malocclusion, Angle Class III [mh:noexp]
#2	("Class III" AND malocclusion*)
#3	(Angle* AND "Class III")
#4	("Class III" AND bite*)
#5	(underbite* OR under-bite* OR "under bite*" OR "reverse bite*" OR reverse-bite* OR prognath*)
#6	"prominent lower front teeth"
#7	#1 OR #2 OR #3 OR #4 OR #5 OR #6
#8	Orthodontic Appliances, Functional [mh:exp]
#9	Orthodontic Appliances, Removable [mh:exp]
#10	("growth modif*" AND jaw*)
#11	orthodontic*
#12	(extraoral AND traction)
#13	"chin cap*"
#14	("face mask*" OR facemask* OR face-mask* OR "reverse head-gear" OR "reverse headgear")
#15	(orthopaedic OR orthopedic)
#16	#8 OR #9 OR #10 OR #11 OR #12 OR #13 OR #14 OR #15
#17	Child [mh:exp]
#18	(child* OR adolescen* OR school-age* OR "school age*" OR teenage*)
#19	#17 OR 18
#20	#7 AND #16 AND #19
#21	randomized controlled trial [pt]
#22	controlled clinical trial [pt]
#23	randomized [tiab]
#24	placebo [tiab]
#25	drug therapy [sh]
#26	randomly [tiab]
#27	trial [tiab]
#28	groups [tiab]
#29	#21 OR #22 OR #23 OR #24 OR #25 OR #26 OR #27 OR #28
#30	animals [mh] NOT humans [mh]
#31	#29 NOT #30
#32	**#20 AND #31**

　　这可以把检索限定在正畸治疗儿童下前牙前突的临床对照试验中。

检索策略的转换

　　完成 MEDLINE 检索策略后,需要转变其形式以用于其他数据库的检索。黄金法则是查找数据库网站的帮助或常见问题部分,以确保使用正确的符号作为截词符,并使用正确的主题词。主题词因数据库而异,MeSH 主题词每年修订一次,因此每当更新检索时都应检查这些词汇。还应检查字段标记和检索术语,例如,是否有另一种检索标题或摘要字段的方法? 如果检索中某一行条目的检索结果数量少于预期,那么可能需要修改。建立良好的检索策略是一个反复试验的过程,所有检索都应该进行相应的测试和修改。

小结

- 为找到适合纳入系统评价的临床试验,应大范围地检索资源,至少应该包括 MEDLINE、Embase 和 Cochrane Library。
- 访问数据库的方法或平台很重要,因为一个平台设计的检索式不一定适用于另一个平台。PubMed 是可以免费检索的,但收费订阅服务通常会提供更高级的检索,如果可能的话应该加以使用。应向专业的医学图书馆员咨询有关访问路径的建议。
- 敏感的检索策略是将主题词(如 MeSH 主题词)和自由词或关键词组合应用。
- 自由词可以使用截词符,许多数据库平台支持通配符及位置运算符检索。
- 检索词可以使用布尔逻辑运算符连接:AND,OR,NOT。AND 会减少检索结果数量,OR 可以增加检索结果数量。NOT 应该谨慎使用。
- 可以添加检索过滤器,将检索限定在特定的研究设计类型中,如系统评价或随机对照临床试验。
- 检索式的构建是一个反复试错的过程,所有的检索策略都应该经过测试。应在电子数据库的"帮助"或"常见问题"部分查找有关如何构建检索式的提示与技巧。

常用资源

MEDLINE via PubMED:http://www.ncbi.nlm.nih.gov/sites/entrez

Embase:http://www.embase.com(subscriber access only),Scopus makes most Embase content available for free:https://www.scopus.com/

The Cochrane Library:http://www.cochranelibrary.com/

Latin American and Caribbean Health Sciences Literature Resource(LILACS):http://www.bireme.br

KoreaMED:http://www.koreamed.org

Chinese National Knowledge Infrastructure http://www.cnki.net/

World Health Organization Gateway:http://www.who.int/

ISRCTN Registry(http://www.controlled-trials.com/)

Clinical Trials.gov:http://clinicaltrials.gov

WHO International Trials Registry Platform:http://apps.who.int/trialsearch/

OpenTrials Beta search:https://explorer.opentrials.net/

OpenGrey:http://www.opengrey.eu/

ZETOC http://zetoc.mimas.ac.uk(subscribers only)

Web of Science:http://isiwebofknowledge.com(subscribers only)

EThOS:http://ethos.bl.uk

Proquest:http://www.proquest.com/(subscribers only)

European Medicines Agency database:https://clinicaldata.ema.europa.eu/web/cdp/home

US Food and Drugs Administration database：http：//www.fda.gov/Drugs/InformationOnDrugs/default.htm

National Library of Medicine MeSH Browser：http：//www.nlm.nih.gov/mesh/MBrowser.html

InterTASC Search Filters Resource：http：//www.york.ac.uk/inst/crd/intertasc/

The Cochrane Handbook（chapter 6）：http：//handbook.cochrane.org/

Cochrane Oral Health：http：//oralhealth.cochrane.org/

（尹黎蕾、赵婷婷、王蕴蕾 译，李春洁、花放 审校）

参考文献

Cochrane Collaboration, 2017. *About The Cochrane Library*. Available at: http://www.cochranelibrary.com/about/about-the-cochrane-library.html (accessed December 2017).

Collins J, 2007. Evidence-based medicine. *J Am Coll Radiol* 4, 551–554.

Elsvier BV, 2017. *Embase Fact Sheet*. Available at: https://www.elsevier.com/__data/assets/pdf_file/0016/59011/R_D_Solutions_Embase_Fact_Sheet-Web.pdf (accessed December 2017).

Glanville J, Lefebvre C, Miles JN, *et al.*, 2006. How to identify randomized controlled trials in MEDLINE: ten years on. *J Med Libr Assoc* 94, 130–136.

Lefebvre C, Manheimer E, Glanville J, 2009. Searching for studies. In: Higgins JPT, Green S, eds. *Cochrane Handbook for Systematic Reviews of Interventions*. Version 5.0.2 (updated September 2009). The Cochrane Collaboration. Available at: http://handbook.cochrane.org/ (accessed 9 December 2016).

Open Knowledge International and DataLab, 2017. *Open Trials*. Available at: http://opentrials.net/ (accessed December 2017).

Schroll J, Bero L, 2015. Regulatory agencies hold the key to improving Cochrane reviews of drugs. *Cochrane Database Syst Rev* (4), ED000098.

US National Institutes of Health, 2017. *ClinicalTrials.gov*. Available at: http://www.clinicaltrials.gov (accessed December 2017).

US National Library of Medicine, 2017. *MEDLINE Fact Sheet*. Available at: http://www.nlm.nih.gov/pubs/factsheets/medline.html (accessed December 2017).

Watkinson S, Harrison JE, Furness S, *et al.*, 2013. Orthodontic treatment for prominent lower front teeth (class III malocclusion) in children. *Cochrane Database Syst Rev*, (9), CD003451.

World Health Organization, 2017. *International Clinical Trials Registry Platform Search Portal*. Available at: http://apps.who.int/trialsearch/ (accessed 2 December 2017).

第 4 章
随机对照试验和系统评价的解读

Kevin O' Brien

开展研究的主要原因之一是为了减少医疗干预中的不确定性。当我们意识到不确定性遍及生活中的方方面面时,我们也必须牢记,在临床治疗中,极少有事情是 100% 确定的。对于口腔正畸,毫无疑问,我们所做的几乎所有事情都存在着很大的不确定性。针对同一名患者,10 名正畸医生可以制订出 10 种不同的治疗方案,这种普遍现象更加印证了上述说法。

众所周知,研究证据从病例报告(case report)到系统评价(systematic review)分为了不同的证据等级。各个等级的证据都能帮助我们减少临床上的不确定性。然而,并不是所有的临床试验(clinical trials)和系统评价都能为我们提供让我们感到"确定"的信息。如果想减少个人临床诊疗中的不确定性,我们需要能够对这些研究的结果进行解读。

在本章中,我将提供有助于大家阅读、理解随机对照试验(randomized controlled trial,RCT)和系统评价的相关知识。当然,这部分内容只是起到提纲挈领的作用,并不会涵盖临床试验和系统评价的所有相关细节。并且,我想强调一下,以下所有观点都是非原创的,我只是对几处有用的信息来源进行了总结与提炼。首先,我会谈谈我自己解读随机对照试验的方法,将其分为几大部分,与一篇论文的主要标题或章节相对应。

如何解读一篇随机对照试验

摘要

大多数期刊的摘要是结构化的(structured)。这将便于你解读文章,并决定是否要对该文章进行进一步的精读。我读摘要通常都非常仔细,因为我需要对该文章的两个主要事实作出判断。首先,我要判断这篇文章是否属于一项临床试验,摘要的方法部分应当对此进行明确说明。其次,这项临床试验的主题是否是我感兴趣的内容?大量新的研究正在不断得到发表,我们没有足够的时间去阅读所有的论文。因此我倾向于使用摘要来筛选文章,从而使我的时间得到充分利用。如果看到一则摘要简要介绍了一项我感兴趣的研究,我会抽出时间仔细阅读它的全文。对于我感兴趣的论文,我不会只读摘要,因为并不是所有的摘要都能为我们提供在解读文章时所需要的重要信息。

引言

我知道很多人会直接跳过文章的引言部分,但我通常会仔细地阅读它,这样我就能清楚地了解研究者的研究目的。表面上看,研究目的似乎是显而易见的,但令人惊讶的是,文章的标题和摘要往往和研究缺乏密切的联系！此外，引言还可以帮助我更新关于该研究领域的背景知识。在引文的结尾部分，我会仔细阅读将被检验的研究假设。我通常会把它写下来，待读完全文后再回过头来看。

研究假设

研究假设是文章中最重要的部分之一。因为它是进行一项临床试验的根本理由，并且统计分析也基于对假设进行的检验。因此，研究假设应当清晰易懂，否则我会开始怀疑这篇文章的价值。

正如同时存在许多不同的统计理论一样，关于研究假设的表述形式也有很多不同意见。大多数正畸学期刊要求清楚地阐明无效假设（null hypothesis），也就是作者可以认定被检验的干预措施之间没有关联或差异的情况。如果拒绝无效假设，我们便可以得出干预措施之间存在差异这个结论。重要的是，我们通常认为无效假设为真，除非研究结果给出反证。

此外，我还要看看研究的假设是否具有普遍性。如果假设明确，它应该包含临床试验拟纳入受试者的样本信息。如果该样本与我的患者没有任何相似之处，我就会开始考虑这篇文章能否指导我的临床实践。

方法

这是一篇论文最重要的部分，撰写时应当做到详尽且清晰。我在阅读时会主要关注以下几点：

研究的对象及场景

研究对象样本所来自的人群是否与我的临床实践相似？这很重要，因为如果一项研究的结果可以指导临床实践，那么首先它的研究对象和治疗场景（setting）应该和我们的临床实践场景相似。

这就引出了研究的普适性（generalizability）问题，也就是研究结果是否与我们的临床实践相关，如果我们考虑到各种不同的正畸研究，对大多数正畸诊所或牙科诊所来说，研究对象样本的普适性程度从高到低可能是：

1）在正畸诊所或牙科诊所接受治疗的 10~16 岁患者
2）在医院或大学附属医院接受治疗的 10~16 岁患者
3）在正畸诊所或牙科诊所接受治疗的成年人
4）在大学附属医院由住院医师进行治疗的成年人

简单来说，你需要确认接受治疗的试验组患者是否适用于你的临床场景。如果你觉得他们与你的工作环境相距甚远，那么你可以认为这篇研究的结果与你日常提供的临床服务无关。

对照组是什么？

对照组和干预组相匹配是很重要的。你可以通过仔细检查应被包含在表格中的基线数据（baseline data）来判断。同样重要的是，当一项干预措施涉及某种减轻疼痛的方法时，应当将其与另一种疼痛控制措施或安慰剂相比较。在这种情况下，不应该设置空白对照，这是因为，医生不太可能不对他们的患者进行干预。在设置阳性对照或安慰剂对照时，任何安慰剂效应（placebo effect）都将被纳入考量。

作者是否进行了样本量计算（sample size calculation）？

这非常关键，因为它可以确保研究具有足够的检验效能来发现不同干预措施间的差异。如果研究缺乏足够的效能，那么就存在错误接受无效假设的风险。检验效能的计算应基于先前研究中的参考值。在读样本量计算部分时一个很好的做法是关注作者希望检测到的效应量（effect size）大小。理想情况下，其设置应当基于作者认为具有临床意义的差异。你可能并不认同这个效应量，因而这一步有助于你理解这个研究的价值。

是否清晰地描述了干预措施或治疗方法？

作者应该清晰地描述他们的治疗措施包括什么，以及它是如何"起作用"的。我用这个信息来评估该研究与我准备开展的治疗之间的相关性。

与随机化有关的问题

进行临床试验的主要原因是使用一种能够将偏倚最小化的研究形式来对某种治疗方法进行探究。因此，关于随机化的以下细节是报告一项临床试验的基本要求。最重要的概念是，临床试验需要采取适当措施以尽可能减小因研究医生或其他研究人员对某种治疗的偏好所造成的偏倚。因此，作者需要给出以下细节：

- 随机化是如何进行的？例如，是通过一台远离研究地点的计算机远程生成的随机序列（低偏倚风险）还是从研究地点一顶帽子中抽签确定治疗措施（高偏倚风险）。
- 分配隐藏（allocation concealment）是如何实现的？分配隐藏确保了一个人被招募到某项研究中时，研究医生不知道其会被分配到哪种治疗。这很重要，因为如果他们可以预知治疗分配，他们可能会由于自己对某种治疗的偏见而不把患者纳入研究。此外，作者还应该说明是谁负责分配序列的生成，以及谁负责安排患者/受试者的入组。

确保充分随机化及分配隐藏的理想方法是在远离诊室的研究中心内用计算机生成随机分配序列。随后负责安排患者入组的人可以联系中心并提供受试者的详细信息。一旦这些信息得到记录，研究医生就会得到治疗分配的详细情况。目前有很多临床试验中心（clinical trials unit）可以为开展临床试验的研究人员提供这种帮助。

盲法（Blinding）

盲法是指受试者、研究医生和数据记录员不知道某个受试者被分配到了哪种治疗。这很重要，因为它确保了在给予治疗、数据记录以及数据解读过程中任何由个人引起的偏倚都能得到最小化。理想情况下，一项研究应该是"三盲（triple blind）"的，即受试者、研究医生以及记录、分析数据的研究人员都不知道治疗措施的分配情况。遗憾的是，正畸研究通常无法做到三盲，因为不可能对患者和研究医生施盲。不过，对于通过头影测量分析、研究模型记录等进行数据记录的人员来说，施盲通常是可行的。

数据

作者应当提供一张受试者参与整体研究的流程图，用以展示一系列重要信息，例如招募中的问题、脱落（dropouts）的总体发生情况以及不同干预组之间在脱落方面的差异等。

数据的呈现应当清晰，均数和95%置信区间（confidence interval）应当完整提供。这样，读者才能对数据中的不确定性进行解读。

查看数据时，我会考虑两个重要的特征。首先，我会寻找数据中的临床意义（clinical significance）和统计学意义（statistical significance）。我们需要注意，临床意义和统计学意义这两者虽然相关但含义不同,它们经常被混淆。统计学意义的含义是当分析研究结果时,作者发现不同干预措施之间的差异(效应量)在统计学的角度上是显著的。也就是说,这种差异不是偶然发生的。而临床意义指的是组间差异很大,以至于临床医生认为它能代表临床上的重要差别。我们需要记住,具有"统计学意义"的差异可能很小,小到不太可能会对大多数患者的治疗产生任何影响。因此,在读数据时我们必须同时对统计学显著性和效应量大小进行解读。

另一个重要的问题是 95% 置信区间的解读。简单地说,95% 置信区间就是一个反映我们对研究结果信任程度的评价指标。例如,假设一项研究想要确定英国 11 岁儿童的平均覆盖(overjet)。我们无法对英国所有儿童进行测量,因此只能选择一个样本,得到其覆盖的平均值。由于我们不确定采用该样本测量值估计总体人群覆盖的准确性,因此我们对 95% 置信区间进行计算。95% 置信区间的含义是如果我们重复进行 100 次数据收集,那么其中有 95 次总体人群的覆盖值会在该区间范围内。置信区间越窄,数据的不确定性也就越小。

最近一篇关于磨牙远中移动方法的系统评价结果可以说明这一点(Jambi 等,2013)。表 4.1 显示了其中针对使用不同远中移动矫治器所实现远中移动量的分析。

表 4.1　对比口内矫治器和口外弓远中移动量的森林图

比较2:口内矫治器和口外弓;结局指标:上颌第一磨牙移动量

	种植支抗		传统支抗			比值比　倒方差法,随机效应模型,95% CI		
A. 腭中部种植钉								
研究	样本数	均数(SD) (mm)	样本数	均数(SD) (mm)	权重 (%)		利于口内矫治器	利于口外弓
Toy, 2011	15	−3.69 (3.45)	15	−0.77 (1.3)	21.2	−2.92 (−4.79, −1.05)		
Acar, 2010	15	−4.53 (1.46)	15	−2.23 (1.68)	29.5	−2.30 (−3.43, −1.17)		
De Oliviera, 2007	25	1.63 (5.49)	25	−0.14 (3.8)	14.9	1.77 (−0.85, 4.39)		
Bondemark, 2005	20	−2.2 (0.78)	20	−1 (1.32)	34.4	−1.20 (−1.87, −0.53)		
亚组合计(95% CI)	75		75		100	−1.45 (−1.87, −0.53)		

异质性:$Tau^2 = 1.15$; $Chi^2 = 10.91$ df = 3 ($P = 0.01$) $I^2 = 73\%$
总体效应检验:Z = 219 ($P = 0.028$)
亚组差异检验不适用

| | −10 | −5 | 0 | 5 | 10 |

缩略词:CI,置信区间,confidence interval;SD,标准差,standard deviation.
来源:Jambi 等,2013。经Cochrane协作网许可转载。

如果我们分析这张表,可以发现该 Meta 分析纳入了 4 项研究。这表明,基于 75 名患者的总样本量,相较于口外弓,口内矫治器的磨牙远中移动效果更好,平均多移动 1.45mm。很明显,这个差异很小,并不令人激动。不过,我们还需要查看置信区间。置信区间范围为−2.74 ~ −0.15,意味着如果我们重复这个试验 100 次,有 95 次"真实均值"会落入−2.74 到−0.15 这个区间。我们可以理解为它代表了在该治疗领域的高度不确定性,因为这个值的范围很宽,从接近 3.0(具有临床意义)到 0.15(缺乏临床意义)。我可以因此得出结论:这两种治疗措施之间的平均差异并不大,而且结果具有很高的不确定性。实际上,我们对远中移动矫治器和口外弓之间的相对有效性知之甚少。鉴于此,我们的临床决策应当基于其他因素,例如我们是否能够接受口外弓所固有但不常见的严重风险。

讨论和结论

最后，在读到讨论部分时，我会仔细查看作者是否证明了结果的合理性、讨论了其结论对临床实践的普适性。我还会仔细确认文章的结果数据能否支持这些结论！事实并非总是如此……

CONSORT 报告规范

如果一项临床试验所发表在的期刊采用了一套名为"临床试验报告统一标准（Consolidated Standards of Reporting Trials，CONSORT）"的报告规范（reporting guidelines），那么我们对该试验的评估会容易很多。如果文章的作者和杂志编辑都遵循这个报告规范，那么我前面提到的大部分要点都应已被涵盖在内。目前大部分口腔正畸期刊都已开始采用 CONSORT 报告规范，这肯定会使研究的阅读和理解变得容易很多。

如何解读一篇系统评价

目前系统评价的发表数量似乎在不断增加，要跟上大量信息的更新迭代，我们所面临的压力越来越大。因此，我们需要以一种高效的方式来对系统评价进行解读。下面是我有关系统评价快速阅读及理解的一些建议。

第一步

首先评估系统评价的总体质量。我认为 Cochrane 系统评价（Cochrane Systematic Reviews）通常能够提供有关临床问题的最有用信息，因为 Cochrane 编委对编审流程和方法学措施的要求很高。我完成过几篇 Cochrane 系统评价，我认为与其他出版商相比，Cochrane 的编审管理是最严格的！

另一个把 Cochrane 系统评价与其他系统评价区分开来的重要标准是，这些作者们致力于定期更新他们的系统评价。理论上，这会使得系统评价的结果随新研究的发表而变化。一个典型例子就是我参与完成的一篇有关安氏Ⅱ类治疗的 Cochrane 系统评价，随着更多关于早期矫治对创伤影响的证据出现，那篇系统评价的结论也发生了变化。

需要指出的是，我并不是说除 Cochrane 以外的其他系统评价没有价值，但是我们在评估系统评价类文献时，一定要注意它们的整体质量。

在介绍了系统评价的大致情况后，下面以一篇与临时支抗装置（temporary anchorage devices，TADs）有关的 Cochrane 系统评价为例，谈谈我在阅读系统评价时主要关注的几个方面。这份清单并没有穷尽所有相关问题，它只是我的一些常用技巧，希望对您有用。

检查纳入标准

系统评价应当清楚地列出其纳入标准。作者应当说明所纳入的研究是随机对照试验还是包括其他类型的研究。一些系统评价仅纳入了 RCT 和临床对照试验（controlled clinical trial，CCT），而其他系统评价则纳入了一些低质量研究，例如采用历史对照（historic control）

或方便对照(convenience control)的回顾性研究,其特点是存在严重的选择偏倚(selection bias)。在阅读包含回顾性研究的系统评价时,你需要意识到其结果的证据强度是相对较低的。

文章是如何被筛选的?

仔细阅读这部分。在一篇好的系统评价中,作者会提供一张他们如何筛选文献的流程图。理想情况下,他们应该提供纳入和排除的每篇文章的有关信息。

Meta 分析和森林图

对从纳入文章中所获取的数据的分析通常会以森林图(forest plot)的形式展示。这是一种清晰呈现数据的方式,但是乍一看可能会令人感到困惑。我将以前述 TADs 系统评价中的一张森林图为例具体说明(表 4.2)。这是一个将腭中部种植钉和 TADs 与传统形式支抗进行有效性比较的图(Jambi 等,2014)。我用高亮区域将与 TADs 有关的部分进行了标注,主要围绕这些结果进行讲解。

表 4.2 临时支抗装置系统评价中的一个森林图示例

比较2:口内矫治器和口外弓;结局指标:上颌第一磨牙移动量口外弓

	种植支抗		传统支抗			比值比 倒方差法,随机效应模型,95% CI	利于种植支抗	利于传统支抗
A. 腭中部种植钉								
研究	样本数	均数(SD)	样本数	均数(SD)	权重(%)			
Boros, 2012	15	1.57 (1.06)	15	1.48 (1.56)	13.3	0.09 (−0.86, 1.04)		
Chesterfield, 2007	23	1.5 (2.6)	24	3 (3.34)	7.4	−1.50 (−3.32, 0.23)		
Feldman, 2007	54	−0.1 (0.67)	59	1.59 (1.74)	18.0	−1.69 (−2.17, −1.21)		
亚组合计 (95% CI)	92		98		38.7	−1.02 (−2.31, 0.26)		
异质性:Tau^2 = 0.99; Chi^2 = 10.71 df = 2 (P = 0.0005), I^2 = 81%								
总体效应检验: Z = 1.56 (P = 0.12)								
B. 微螺钉								
Liu, 2009	17	−0.06 (1.4)	17	1.47 (1.15)	14.2	−1.53 (−2.39, −0.67)		
Sharma, 2012	15	0 (0.021)	15	2.4 (0.712)	19.0	−2.40 (−2.76, −2.04)		
Shi, 2008	8	0.72 (1.23)	10	2.55 (0.69)	13.3	−1.83 (−2.78, −0.88)		
Upadhyay, 2008	18	0.78 (1.350)	18	3.22 (1.06)	14.9	−2.44 (−3.23, 1.65)		
亚组合计 (95% CI)	58		60		61.3	−2.17 (−2.58, −1.77)		
异质性:Tau^2 = 0.06; Chi^2 = 27.37 df = 3 (P = 0.23), I^2 = 30%								
总体效应检验: Z = 10.48 (P <0.00001)								
合计 (95% CI)	150		158		100	−1.68 (−2.27, −1.09)		
异质性:Tau^2 = 0.44; Chi^2 = 27.37 df = 6 (P = 0.00012), I^2 = 78%								
总体效应检验: Z = 5.62 (P = 0.00001)								
亚组差异检验:Chi^2 = 2.81 df = 1 (P = 0.09), I^2 = 64%							−4 −2 0 2 4	

缩略词:CI,置信区间, confidence interval; SD,标准差, standard deviation.
来源:Jambi 等,2014。经Cochrane协作网许可转载。

如表 4.3 高亮区域所示,森林图的左侧有对每项纳入研究的样本量等信息的汇总。你可以根据这些了解到纳入研究和入组研究对象的数量。

表 4.3　临时支抗装置系统评价中的一个森林图示例,标出了每个研究的汇总数据

比较2:口内矫治器和口外弓;结局指标:上颌第一磨牙移动量口外弓

	种植支抗		传统支抗			比值比 倒方差法, 随机效应模型, 95% CI	
研究	样本数	均数 (SD)	样本数	均数 (SD)	权重 (%)		利于种植支抗　利于传统支抗

A. 腭中部种植钉

研究	样本数	均数 (SD)	样本数	均数 (SD)	权重 (%)	
Boros, 2012	15	1.57 (1.06)	15	1.48 (1.56)	13.3	0.09 (−0.86, 1.04)
Chesterfield, 2007	23	1.5 (2.6)	24	3 (3.34)	7.4	−1.50 (−3.32, 0.23)
Feldman, 2007	54	−0.1 (0.67)	59	1.59 (1.74)	18.0	−1.69 (−2.17, −1.21)
亚组合计 (95% CI)	92		98		38.7	−1.02 (−2.31, 0.26)

异质性:Tau^2 = 0.99; Chi^2 = 10.71 df = 2 (P = 0.0005), I^2 = 81%
总体效应检验:Z = 1.56 (P = 0.12)

B. 微螺钉

研究	样本数	均数 (SD)	样本数	均数 (SD)	权重 (%)	
Liu, 2009	17	−0.06 (1.4)	17	1.47 (1.15)	14.2	−1.53 (−2.39, −0.67)
Sharma, 2012	15	0 (0.021)	15	2.4 (0.712)	19.0	−2.40 (−2.76, −2.04)
Shi, 2008	8	0.72 (1.23)	10	2.55 (0.69)	13.3	−1.83 (−2.78, −0.88)
Upadhyay, 2008	18	0.78 (1.350)	18	3.22 (1.06)	14.9	−2.44 (−3.23, 1.65)
Subtotal (95% CI)	58		60		61.3	−2.17 (−2.58, −1.77)

异质性:Tau^2 = 0.06; Chi^2 = 27.37 df = 3 (P = 0.23), I^2 = 30%
总体效应检验:Z = 10.48 (P <0.00001)

| 合计 (95% CI) | 150 | | 158 | | 100 | −1.68 (−2.27, −1.09) |

异质性:Tau^2 = 0.44; Chi^2 = 27.37 df = 6 (P = 0.00012), I^2 = 78%
总体效应检验:Z = 5.62 (P = 0.00001)
亚组差异检验:Chi^2 = 2.81 df = 1 (P = 0.09), I^2 = 64%

（横轴刻度：−4　−2　0　2　4）

缩略词:CI:置信区间, confidence interval; SD:标准差, standard deviation.
来源:Jambi 等,2014。经Cochrane协作网许可转载。

然后让我们看看每项研究的数据;高亮区域展示了效应量和 95% 置信区间(表 4.4)。

在表 4.5 中我标出了长竖线旁边的图形,这条线被称为“无效线(line of no effect)”。现在看看散布在线周围的图形,靠上方的四个是每项研究的平均值和置信区间。如果置信区间跨过无效线,那就表明相应干预措施之间的差异没有统计学显著性。

接下来看一下位于森林图底部的菱形符号(表 4.5),这代表合并后的数据。菱形的水平向宽度代表置信区间,如果跨过无效线则差异不具有统计显著性。在这个示例中我们可以看到棱形没有跨过无效线,表明 TADs 比其他支抗方法更有效。

最后,看看右下角的数字(表 4.6)。这是合并后的效应量和置信区间。注意即使结果具有统计学意义,你也还是需要评估它是否具有临床意义。

表 4.4 临时支抗装置系统评价中的一个森林图示例,标出了每个研究的效应量和 95% 置信区间

比较2:口内矫治器和口外弓;结局指标:上颌第一磨牙移动量口外弓

	种植支抗		传统支抗			比值比 倒方差法, 随机效应模型, 95% CI	利于种植支抗	利于传统支抗

A. 腭中部种植钉

研究	样本数	均数 (SD)	样本数	均数 (SD)	权重(%)			
Boros, 2012	15	1.57 (1.06)	15	1.48 (1.56)	13.3	0.09 (−0.86, 1.04)		
Chesterfield, 2007	23	1.5 (2.6)	24	3 (3.34)	7.4	−1.50 (−3.32, 0.23)		
Feldman, 2007	54	−0.1 (0.67)	59	1.59 (1.74)	18.0	−1.69 (−2.17, −1.21)		
亚组合计 (95% CI)	92		98		38.7	−1.02 (−2.31, 0.26)		

异质性:Tau^2 = 0.99; Chi^2 10.71 df = 2 (P = 0.0005), I^2 = 81%
总体效应检验:Z = 1.56 (P = 0.12)

B. 微螺钉

研究	样本数	均数 (SD)	样本数	均数 (SD)	权重(%)			
Liu, 2009	17	−0.06 (1.4)	17	1.47 (1.15)	14.2	−1.53 (−2.39, −0.67)		
Sharma, 2012	15	0 (0.021)	15	2.4 (0.712)	19.0	−2.40 (−2.76, −2.04)		
Shi, 2008	8	0.72 (1.23)	10	2.55 (0.69)	13.3	−1.83 (−2.78, −0.88)		
Upadhyay, 2008	18	0.78 (1.350)	18	3.22 (1.06)	14.9	−2.44 (−3.23, 1.65)		
亚组合计 (95% CI)	58		60		61.3	−2.17 (−2.58, −1.77)		

异质性:Tau^2 = 0.06; Chi^2 = 27.37 df = 3 (P = 0.23), I^2 = 30%
总体效应检验:Z = 10.48 (P <0.00001)

| 合计 (95% CI) | 150 | | 158 | | 100 | −1.68 (−2.27, −1.09) | | |

异质性:Tau^2 = 0.44; Chi^2 = 27.37 df = 6 (P = 0.00012), I^2 = 78%
总体效应检验:Z = 5.62 (P = 0.00001)
亚组差异检验:Chi^2 = 2.81 df = 1 (P = 0.09), I^2 = 64%

缩略词:CI:置信区间, confidence interval; SD:标准差, standard deviation.
来源:Jambi 等,2014。经Cochrane协作网许可转载。

表4.5 临时支抗装置系统评价中的一个森林图示例,标出了散布在无效线旁边的图形

比较2:口内矫治器和口外弓;结局指标:上颌第一磨牙移动量口外弓

研究	种植支抗		传统支抗			比值比 倒方差法,随机效应模型,95% CI	
	样本数	均数 (SD)	样本数	均数 (SD)	权重 (%)		利于种植支抗 / 利于传统支抗

A. 腭中部种植钉

研究	样本数	均数 (SD)	样本数	均数 (SD)	权重 (%)	比值比	
Boros, 2012	15	1.57 (1.06)	15	1.48 (1.56)	13.3	0.09 (−0.86, 1.04)	
Chesterfield, 2007	23	1.5 (2.6)	24	3 (3.34)	7.4	−1.50 (−3.32, 0.23)	
Feldman, 2007	54	−0.1 (0.67)	59	1.59 (1.74)	18.0	−1.69 (−2.17, −1.21)	
亚组合计 (95% CI)	92		98		38.7	−1.02 (−2.31, 0.26)	

异质性:$Tau^2 = 0.99$; Chi^2 10.71 df = 2 ($P = 0.0005$), $I^2 = 81\%$
总体效应检验:$Z = 1.56$ ($P = 0.12$)

B. 微螺钉

研究	样本数	均数 (SD)	样本数	均数 (SD)	权重 (%)	比值比	
Liu, 2009	17	−0.06 (1.4)	17	1.47 (1.15)	14.2	−1.53 (−2.39, −0.67)	
Sharma, 2012	15	0 (0.021)	15	2.4 (0.712)	19.0	−2.40 (−2.76, −2.04)	
Shi, 2008	8	0.72 (1.23)	10	2.55 (0.69)	13.3	−1.83 (−2.78, −0.88)	
Upadhyay, 2008	18	0.78 (1.350)	18	3.22 (1.06)	14.9	−2.44 (−3.23, 1.65)	
亚组合计 (95% CI)	58		60		61.3	−2.17 (−2.58, −1.77)	

异质性:$Tau^2 = 0.06$; Chi^2 27.37 df = 3 ($P = 0.23$), $I^2 = 30\%$
总体效应检验:$Z = 10.48$ ($P < 0.00001$)

| 合计 (95% CI) | 150 | | 158 | | 100 | −1.68 (−2.27, −1.09) | |

异质性:$Tau^2 = 0.44$; Chi^2 27.37 df = 6 ($P = 0.00012$), $I^2 = 78\%$
总体效应检验:$Z = 5.62$ ($P = 0.00001$)
亚组差异检验:Chi^2 2.81 df = 1 ($P = 0.09$), $I^2 = 64\%$

（横轴刻度：−4 −2 0 2 4）

缩略词:CI:置信区间, confidence interval; SD:标准差, standard deviation.
来源:Jambi 等,2014。经Cochrane协作网许可转载。

表 4.6　临时支抗装置系统评价中的一个森林图示例，标出了效应量和置信区间

比较2：口内矫治器和口外弓；结局指标：上颌第一磨牙移动量口外弓

	外科支抗		传统支抗			比值比 倒方差法，随机效应模型，95% CI		
A. 腭中部种植钉								
研究	样本数	均数 (SD)	样本数	均数 (SD)	权重 (%)		利于种植支抗	利于传统支抗
Boros, 2012	15	1.57 (1.06)	15	1.48 (1.56)	13.3	0.09 (−0.86, 1.04)		
Chesterfield, 2007	23	1.5 (2.6)	24	3 (3.34)	7.4	−1.50 (−3.32, 0.23)		
Feldman, 2007	54	−0.1 (0.67)	59	1.59 (1.74)	18.0	−1.69 (−2.17, −1.21)		
亚组合计 (95% CI)	92		98		38.7	−1.02 (−2.31, 0.26)		

异质性：$Tau^2 = 0.99$; $Chi^2 = 10.71$ df = 2 ($P = 0.0005$), $I^2 = 81\%$
总体效应检验：Z = 1.56 ($P = 0.12$)

B. 微螺钉								
Liu, 2009	17	−0.06 (1.4)	17	1.47 (1.15)	14.2	−1.53 (−2.39, −0.67)		
Sharma, 2012	15	0 (0.021)	15	2.4 (0.712)	19.0	−2.40 (−2.76, −2.04)		
Shi, 2008	8	0.72 (1.23)	10	2.55 (0.69)	13.3	−1.83 (−2.78, −0.88)		
Upadhyay, 2008	18	0.78 (1.350)	18	3.22 (1.06)	14.9	−2.44 (−3.23, 1.65)		
亚组合计 (95% CI)	58		60		61.3	−2.17 (−2.58, −1.77)		

异质性：$Tau^2 = 0.06$; $Chi^2 = 27.37$ df = 3 ($P = 0.23$), $I^2 = 30\%$
总体效应检验：Z = 10.48 ($P < 0.00001$)

合计 (95% CI)	150		158		100	−1.68 (−2.27, −1.09)		

异质性：$Tau^2 = 0.44$; $Chi^2 = 27.37$ df = 6 ($P = 0.00012$), $I^2 = 78\%$
总体效应检验：Z = 5.62 ($P = 0.00001$)
亚组差异检验：$Chi^2 = 2.81$ df = 1 ($P = 0.09$), $I^2 = 64\%$

（横轴刻度：−4　−2　0　2　4）

缩略词：CI：置信区间, confidence interval; SD：标准差, standard deviation.
来源：Jambi 等，2014。经Cochrane协作网许可转载。

推荐强度

现在很多系统评价都会给出基于其证据生成的推荐强度（strength of recommendations）声明。很多系统评价采用了"推荐分级的评价、制定与评估（Grading of Recommendations Assessment, Development and Evaluation, GRADE）"系统制定推荐强度。我不准备对此进行详细介绍，如果您有兴趣，可以阅读关于 GRADE 的原文（Guyatt 等，2008）。

你会看到他们关注的是对系统评价中所包含效应量的确信程度。在这篇关于 TADs 的示例系统评价中，效应量大小为−2.17mm，其置信区间相当窄（2.8~1.77）。我们得出结论：我们对研究结果的信心为中度。

总结

为了尽量精简，我只概述了我自己在阅读一篇系统评价时会评估的几个方面，没有涉及其他一些同样重要的信息。可能会有人批判说这套方法过于简单。然而，了解这些关键要素可以为你提供解读系统评价所需要的信息。

对阴性结果的解读

如果读到一篇临床试验,作者报告说不同治疗方法之间没有差异且需要进一步研究时,我有时会感到沮丧。对这些阴性结果的理解并没有那么简单。

对阴性结果的一种简单的解读是该治疗没有效果。虽然事实可能确实如此,但这并不总是正确的。多年来,人们一直在讨论这个问题,很多研究人员都表示"证据的缺失(absence of evidence)并不意味着有证据证明效果的缺失(evidence of absence)"。换句话说,如果在一项研究中没有发现差异我们不能说该治疗"不起作用"。我们唯一能得出的结论是该研究没有发现治疗措施之间存在任何差异。

为什么会出现"阴性结果"?

现在谈谈阴性结果出现的可能原因。首先,新的治疗方法可能确实不比研究中的其他治疗方法好。或者,即使差异存在,研究也可能没有足够的效能去发现这种差异,这又回到我之前提到的效能计算问题。因此,当你阅读一项结果为阴性的研究时,请仔细看看样本量计算并查找以下三个主要因素:

1. 他们在计算效能中所作的假设是否具有现实意义和临床意义?
2. 他们是否明确声明了在计算中所使用的数据的来源?
3. 样本量计算所基于的结局指标是不是这项研究的首要结局指标?

令人惊讶的是,在已发表的临床试验中经常出现这三种错误。如果这些因素尚不清楚,那么你可以认为该研究的效能不足(underpowered),这可能是它在治疗方法之间没有发现差异的主要原因。

如果"阴性结果"是真的怎么办?

下面来谈谈阴性结果就是事实的情况。

当我们发现一项研究效能充足(sufficiently powered)时可能会得出这样的结论。即便是在这种情况下,我们依然需要在下结论时保持谨慎。回顾我早期发表的一些关于安氏Ⅱ类治疗的研究,我当时得出的结论是:

> "与等到混合牙列晚期或恒牙列早期再开始正畸治疗相比,使用 Twin-block 矫治器进行双期矫治(先行早期正畸治疗,之后再在青春期适当的时间开展进一步治疗)不会产生任何有意义的长期差异。"

现在仔细想想,我觉得这个结论是正确的,因为我采用的表述是我们没有发现差异。其实当时我本可能写下"早期矫治无效"结论。遗憾的是,我记得在发表这些研究之后的几次演讲中确实把结论说成了"早期矫治无效",犯了前面提到的常见错误。

我们如何增加对"阴性结果"的确定性?

我们需要记住,研究的目的是减少不确定性。就这个方面而言,通过系统评价对一些大样本、实施良好的研究的结果进行合并能够增加我们研究的效能,也让我们对研究的结果更加确信。比如说,当一篇系统评价中多项原始研究的数据都显示"没有差异",我们就可以以较高的确信度总结说治疗无效。这也是我们在安氏Ⅱ类早期矫治系统评价中得出结论的方法,我们当时的结论是：

"双期矫治（7~11 岁早期矫治加青春期后续治疗）与等到青春期再行矫治相比没有优势。"

有哪些临床启示？

上述这些讨论的临床启示是值得思考的。当支持"无效"的证据明确时，我们可以向患者解释：其中一种治疗与另一种相比没有优势。然而，如果没有研究，或由于偏倚或统计效能不足导致结果不够可靠，那么我们应该告知患者我们不知道一种治疗是否优于另一种。这些信息可以帮助他们作出明智的决定。

小结

我想强调一下，本章不是一份关于如何解读随机对照试验和系统评价的详尽的列表或指南，只是简单罗列了我在解读当前所发表研究的结果时采用的方法。有些人可能会认为它不够精确，但是，我发现它有助于减少我心中对自己为患者提供的那些治疗的不确定性。

（刘彦晓雪、赵婷婷　译，孙燕楠、花放、贺红　审校）

参考文献

Guyatt GH, Oxman AD, Vist GE, *et al.*, 2008. GRADE: an emerging consensus on rating quality of evidence and strength of recommendations *BMJ* 336, 924.

Jambi S, Thiruvenkatachari B, O'Brien KD, *et al.*, 2013. Orthodontic treatment for distalising upper first molars in children and adolescents. *Cochrane Database Syst Rev* (10), CD008375.

Jambi S, Walsh T, Sandler J, *et al.*, 2014. Reinforcement of anchorage during orthodontic brace treatment with implants or other surgical methods. *Cochrane Database Syst Rev* (8), CD005098.

第 5 章
理解并优化我们的证据

Padhraig Fleming, Greg J. Huang, Nikolaos Pandis

引言

在日常工作中,正畸医生常会面临类似"与传统托槽对比,自锁托槽能否提高矫治效率""对于某个患者来说,单期矫治和双期矫治哪个更好"这样的问题。此外,厂商们常常通过宣称他们的产品与众不同、可以提升医生的临床实践,来吸引临床医生的兴趣。然而,临床决策应当以证据为基础,将患者的意愿、医生的专业经验与当前最佳的证据相结合(图 5.1)。目前这一重要模式已成为卫生保健领域临床决策制定(clinical decision making)的金标准。尽管口腔医学和口腔正畸学对循证决策的重视要晚于其他先驱医学专业,但循证决策的重要性目前已在这两个学科中得到稳固确立(Sackett 等,1985)。

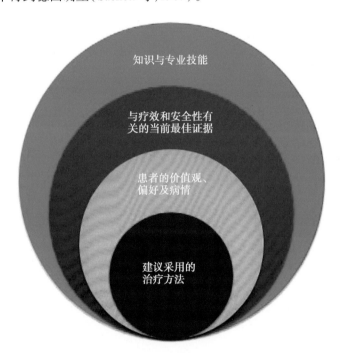

图 5.1 将最佳证据、临床经验和患者个体价值观结合起来的循证口腔正畸学

一段时间以来,循证实践(evidence-based practice,EBP)因其试图开发一种普适性的诊疗方法而受到一些人的批判;然而,某些特定问题由于伦理或实际操作上的原因无法通过随机化设计进行研究的事实目前已被广泛接受(Straus 和 McAlister 2000;Straus 等,2007)。循证科学(evidence-based science)按照证据的重要性将其排序,根据对相应研究结果的确信程度在决策制定过程中给予证据不同的权重。在质量金字塔中位于最底层的是专家意见,而位于塔尖的

是高质量 Meta 分析和系统评价,或者低偏倚风险(risk of bias)的随机对照试验(Harbour 和 Miller 2001)。来自高质量原始研究的结果在决策制定过程中占有较高的权重,对系统评价结果的影响也较大(Santoro 和 Gorrie 2005)。系统评价的目的是通过对高质量证据进行合并,从而精准确定干预措施的有效性和安全性,解决与不同治疗方法有关的争议与不确定性,促进临床实践指南(clinical practice guidelines,CPGs)的制定。高质量随机对照试验是系统评价不可或缺的组成部分,随机对照试验的纳入可以让我们更加确信系统评价的结果。因此,理解、鉴别随机对照试验和系统评价质量特征的能力对于践行循证口腔正畸学(evidence-based ortho-dontics,EBO)来说至关重要。

在口腔正畸学研究随生物医学研究一起呈指数性增长的同时,学界已愈发认识到对研究进行更好地实施与报告的重要性。特别值得一提的是近来一系列适用于口腔医学研究的报告规范(reporting guidelines)得到开发(Srakis-Onofre 等,2015)。这些报告规范可以通过互联网免费获取(www.equator-network.org),为包括随机研究、非随机研究以及系统评价等多种研究的设计与报告提供指南。促进研究者对这些既有规范的遵从、增强正畸学研究的透明性、提高增强医生和患者对正畸学研究的知晓程度,这些都是循证口腔正畸学当下所面临的挑战。在本章中,我们将探讨循证口腔正畸学的现状、介绍临床试验的设计与评价、继而谈谈我们对口腔正畸研究未来方向及挑战的思考。

在临床试验中将价值最大化

随机对照试验(randomized controlled trial,RCT)是一种事先确定方案、以评估(至少一种)治疗对人体效果或益处为研究目标的实验性研究。随机对照试验采用随机的办法将受试者分配到不同的试验组中,使不同组之间除干预措施(或感兴趣的因素)外在其他所有方面都具备相似性(Moher 等,2010)。对照组的设置很重要,以便使真正的疗效得到体现,而不是与自然改善、患者选择偏倚以及患者反应偏倚所导致的变化混杂在一起。偏倚的消除或最小化是一项随机对照试验得到可靠结果的重要前提。偏倚(bias)是能够导致真实治疗效果失真的系统误差(systematic error),在临床试验的不同阶段包括设计、实施、分析和报告等都有可能出现。偏倚的存在会令人对临床试验的结果产生怀疑。它难以量化且可能无法完全消除,但有一些方法可以使它减少。因此,每项临床试验的重点目标是采取相应措施及处理来尽可能使偏倚最小化(Higgins 等,2011a,b)。

近几年,医学研究在实施和报告方面的不足受到极大关注(Glasziou 等,2014)。可能导致研究浪费(research waste)和低质量临床研究成果的具体原因主要包括:未能提出最重要的临床研究问题、不恰当的研究方法、科研监管问题、发表问题以及报告不充分。在下文中我会依次谈谈其中与 RCT 相关的三个因素(临床试验方法学、临床试验的报告以及研究结果指标问题)。这些因素都会影响到系统评价的结果;鉴于系统评价对公共卫生政策、服务资源配置以及卫生保健供给的潜在深远影响,这些因素需要研究者在临床试验的设计和实施过程中认真处理。

正畸随机对照试验:方法学与报告

口腔正畸领域的 Meta 流行病学研究(meta-epidemiological research)已经表明临床试验同样也会受到方法学缺陷的影响,在随机过程、盲法以及缺失数据的处理等方面普遍存在不充分的问题（Lempesi 等，2014）。因此，在对口腔正畸随机对照试验进行严格评读时，下列问题非常重要（Moher 等，2010）：

1）研究的问题是什么？

2）研究的结果可信吗？

3）该临床试验的结果是什么？

4）如何将研究的结果和结论应用于临床？

研究问题

一个精心设计的研究问题应当清晰地概述受试者（participants）、干预措施（interventions）、对照（comparators）以及结局指标（outcome measures），这一概括研究问题的框架也被称为 PICO 法（PICO approach）。了解一项临床试验用于筛选受试者的纳入或排除标准，以及其实施的场所和地点可以帮助我们理解其结果可以适用于哪些人，也就是这项试验的外部真实性（external validity）或普适性（generalizability）。干预措施的细节，例如功能矫治器的期望戴用时间或保持器的种类等，同样是有助于理解研究结果广泛适用的重要信息。对照组的设置也是随机对照试验的重要要素，因为它可以抵消自然转归的效果，从而揭示真正的疗效。不过，我们需要格外注意对照组的本质属性，在采用历史对照（historic control）或并未用常规标准疗法治疗对照组的研究中，新型干预措施的效果可能会被夸大（Papageorgiou 等，2016）。临床试验可能采用一种或多种结局指标，后者可以进一步划分为首要结局指标（primary outcome）和次要结局指标（secondary outcome）。结局指标的预先设定及清晰描述十分重要，因为这样有助于杜绝选择性报告（selective reporting）的发生，即研究人员优先报告有趣结果或者与其自身观点相一致结果的行为。

结果是否可信？

研究的内部真实性（internal validity），亦即方法学质量（quality of methodology），是指在设计、实施临床试验以及分析结果时，是否合理地遵循了所有重要步骤。在进行临床决策制定时，对于方法学质量较低（通常伴随着高偏倚风险）的随机对照试验，我们应降低其权重。在后面的小节中，我们将介绍与内部真实性评价有关的方法学知识。

设计

是否采用了恰当的随机方法？

随机化（randomization）是指随机生成临床试验组并给它们分配干预措施的过程，目的是使研究人员和受试者都无法知晓或预测患者将会接受何种治疗。随机将各位受试者分配至不同的治疗，同时采用恰当的分配隐藏（allocation concealment），这对选择偏倚（selection bias）的减少、未知混杂因素（可能掩盖疗效的因素）的控制以及随机对照试验内部真实性的提升来说至关重要（Juni 等，2001；Jadad 等，1996）。基于恰当随机措施形成的多个治疗组在与结局有关的已知和未知因素方面都具备相似性，这意味着治疗组间任何结果上的差异都可以肯定地归因于治疗方法。恰当的随机措施主要包括两步——随机分配序列的生成（generation of the random allocation sequence）和分配隐藏。治疗措施的连续分配，以及根据日期或受试者名字首字母分配治疗措施，这些过去曾被称为"类随机（quasirandomized）"的方法（Pocock 1983），现在都不再看做是随机。合适的随机方法可以采用随机数字表（random tables）和计算机随机数字生成器（computer-based random number generators）。

　　分配隐藏是用来确保所有相关方均无从知晓、预测已产生的随机序列或是受试者即将接受的治疗方法的措施,其目的是减少选择偏倚,其实施通常是可行的(Wood 等,2008;Pildal 等,2007)。通过使用不透光的密封信封(opaque sealed envelopes)可以很容易地实现分配隐藏,我们通常认为治疗的中心化分配(centralized assignment)是更合适的方法(Haag 1998)。注意分配隐藏和盲法是两个截然不同的步骤。盲法(blinding)指的是在干预措施分配完成后,患者和研究人员是否知晓某个受试者所得到的干预措施(Chalmers 等,1987)。

是否对受试者、研究中人员及其他临床试验工作人员设盲?

　　盲法或遮蔽(masking)是指为确保临床试验相关方不知晓各受试者所接受的治疗而采取的步骤。当干预相似或者可以通过手段使之看起来相似时(例如,药物临床试验中安慰剂的制备),设盲通常是可行的。然而,在有些情况下盲法是不可行的,这可能会带来偏倚,偏倚的程度主要取决于干预措施和结局指标(Boutron 等,2008)。由盲法缺失导致的检测偏倚(detection bias)可能在患者层面或研究人员层面出现。在多数有关口腔正畸干预措施的临床试验中,研究人员层面的设盲是难以实施的,尤其是对于那些提供治疗的研究医生。不过,对于结局评价人员(outcome assessor)、数据分析师和其他相关人员,设盲是有可能实现的。最理想的情况是三盲(triple blinding),指对患者、研究人员或研究医生、评价人员或统计分析人员三方均设盲。

不同治疗组的基线情况相似吗?

　　如果随机方法适当,那么不同治疗组应当具有相似的基线特征。从全部受试者收集的基线数据(baseline data)可能包括人口统计学变量(如年龄、性别和种族)和临床特征方面的数据,包括错𬌗畸形的类型、初始拥挤度、覆盖以及口腔卫生水平。通过文章中描述基线数据的表格我们可以快速评估各组受试者间的相似性和差异。组间基线特征存在略微差异是意料之中的,这种差异通常来源于随机偶然性。在严格评读过程中,应当仔细查看不同组受试者的基线特征有无较大且重要的差异,因为这种差异可能提示存在不恰当的随机化以及与之相关的选择偏倚。

随机对照试验的实施

所有受试者都随访至治疗结束了吗?

　　数量极少、几乎可以忽略不计的受试者失访是临床试验的理想情况。差异性失访和大量失访可能导致失访偏倚(attrition bias),即原本在基线时极为相似的不同治疗组,开始在重要特征上出现差异。这样一来,随机的意义与优势可能不复存在。

除目标干预措施外,各组所接受的治疗在所有其他方面都是一致的吗?

　　理想情况下,各治疗组应当在随访周期、结局评价和并行治疗等方面保持一致,因为这会提高结果的可靠性。治疗组间处置方法的不同是产生实施偏倚(performance bias)的潜在来源之一。例如,当评价不同托槽系统正畸治疗对牙周的影响时,研究医生对其中一种托槽系统的偏见可能导致其在口腔卫生宣教和随访时出现偏差。当条件允许时,同时做到设盲和治疗程序的标准化,应该有助于解决这个问题。

分析

作者是根据随机情况对受试者进行分析的吗?

　　在存在患者失访的临床试验中,比较重要的一点是按照患者被随机分入的组进行结局分析,这种分析叫做意向性分析(intention to treat,ITT)。与遵循方案分析(per protocol analysis,PP)相比,意向性分析的偏倚更少,因为前者仅考虑可以收集完整结果数据的受试者。这对于那些评估可摘矫治器、口外弓等依赖患者配合干预措施的口腔正畸研究来说尤为重要。在表

5.1 展示的案例中,两种功能矫治器(FA-1 和 FA-2)治疗 Ⅱ 类错𬌗畸形的失败率不同,同时存在差异性失访,两组之间在受试者的数量和特征上均有所不同。基线评估显示,FA-1 组失访患者的配合程度差于 FA-2 组。因此,我们可以推断两组在 Ⅱ 类错𬌗畸形矫治失败率的差异主要来源于矫治器性能上的区别,而不是两组患者在基线评估中配合程度的不同。意向性分析不将存在缺失数据的患者排除在外,因此可以降低偏倚结果出现的概率,同时倾向于低估治疗效果。相反,遵循方案分析出现偏倚的概率更高,且倾向于夸大疗效(表 5.1)。不过,在存在缺失数据的情况下开展真正的意向性分析需要满足一个前提条件,那就是可以通过某种合理的方法对缺失值进行估算填充,从而构建一个完整的数据集。

表 5.1 意向性分析(ITT)与遵循方案分析(PP)的对比。这里采取的一个极端假设是失访的患者都未配合戴用。除此以外,缺失数据估算填补中所采用的其他假设是合乎情理的。

	意向性治疗分析		符合方案集分析	
治疗组	FA-1	FA-2	FA-1	FA-2
随机至各组的人数	100	100	100	100
失访人数	20	30	20	30
基线特征	配合度极低	配合度较高	配合度极低	配合度较高
未配合的患者数量	20	28	20	28
失败风险	20/100=20%	28/100=28%	20/80=25%	28/70=40%
危险差(risk difference)	8%(危险比=1.4)		15%(危险比=1.6)	

分析方法是否恰当、是否是事先确定的?

随机对照试验的数据可以通过多种方法进行评价,其中包括:术后指标值分析、治疗前后指标值变化量分析、对基线值进行校正后的术后指标值分析、亚组分析、参数或非参数分析以及数据转换(如对数转换)分析等。采用不同方法进行数据分析所得到的结果可能会有略微不同。此外,除非事先确定统计分析方法,否则研究人员可能会选择性地只报告那些"有趣"的结果。在纳入了多颗牙齿的口腔正畸临床试验中,例如关于粘接失败的研究,错误地将同一位患者的不同牙齿视为相互独立,未能对其中的群组效应(clustering effects)即同一患者内不同牙齿之间结果的相似性进行恰当处理,这样的做法是有问题的。一项报告显示,在所有发表于权威正畸期刊的研究中,只有 25% 对群组效应进行了处理(Koletsi 等,2012)。尽管在现实中很难做到事先确定所有的统计分析,但是我们应当起草一份数据分析方案,明确规定在什么情况下改用其他替代分析方法。在解读亚组分析结果时我们需要谨慎,尤其是对于那些并非事先确定的亚组分析。亚组分析(subgroup analyses)和多重检验(multiple testing)所得出的组间显著性差异可能是错误的,因此其使用存在过度解读的风险。表 5.2 是如何对亚组分析中提示本质差异结果进行解读的指南要点。

表 5.2 当表中的六个问题的答案均为"是"的时候,可以基于亚组分析结果认为亚组间存在疗效的本质差异。

评估亚组分析结果时要问的问题
1. 该结果在临床和生物学上都是合理的吗?
2. 该本质差异同时具有临床和统计学意义吗?
3. 亚组分析是事先确定的,还是事后数据挖掘(data dredging)的产物?
4. 这项分析是该研究中多项亚组分析中的一项吗?
5. 提示差异的数据是否来自组内而非组间比较?
6. 相同结果是否已经得到其他独立研究的证实?

来源:改编自 Straus 等,2007。

结果

效应量

根据数据类型的不同(二分类变量或连续型变量),效应量(effect size)可以用绝对差值或相对比值表示,例如危险比(risk ratio)、比值比(odds ratio)或率比(rate ratio)。在解读效应量时应当谨慎,相同研究结果如果在加性指标(绝对差值)[additive(absolute difference)scale]和乘性指标(比值)中选择了不合适者,其表达可能会给读者带来错误印象。例如,两种风险的绝对差很小(4% −2% =2%),其危险比为2(危险=4/2=2)。然而,风险的绝对差较大时(40% −20% =20%)可能得出相同的比值指标(危险比=40/20=2)。这里根据相对比值和绝对差值(2% 对比 20%)得出的解读是截然不同的。

效应的精确度

当一项临床试验中未得到有关干预措施的统计学差异时,其原因当然有可能是该干预确实无效。不过,假阴性结果也可能来源于研究设计造成的偏倚,或者是由样本量过小导致的检验效能(power)不足。研究的检验效能与结果估计值的精确度(precision)有关——低效能的研究会得出不精确的结果,反之亦然。尽管 P 值能够显示结果在统计学上是否具有显著性,但 P 值的大小也取决于样本量和方差,对研究结果临床意义的指示作用有限。从结果中可以获得的更具临床意义和重要性的信息是实际差值或效应量及其可能的取值范围(置信区间)(Gardner 和 Altman 1986;Goodman 1999)。

在展示和解释结果时过度依赖 P 值不仅不合适,常常还具有误导性(Rothman 1978;Mainland 1984)。不论其临床重要性及合理性如何,有统计学显著性的结果常被贴上"重要"的标签,不具有统计学显著性的结果则常被认为不重要。对置信区间的报告将结果解读的重点从显著、不显著的二分类判断,转移到效应量或关联的大小,及其基于研究数据得出的合理取值范围(Chia,1997;Savitz,1993;Kloukos 等,2014)。

外部真实性或普适性

研究的外部真实性指临床试验结果在其他场景及人群中的适用性。这一点至关重要,因为临床医生或者患者可能会对如何更好地应用研究的结果感兴趣。

结果适用于哪些人?

尽管临床试验中的受试人群很难与我们在临床上遇到的患者完全相同,但只要排除纳入标准有相关性,且基本满足生物反应一致的假设,研究的结果通常是可以适用于其他场景与人群的。

结果对患者重要吗?

除了能让读者直接用来回答临床问题的信息外,不良反应等对患者重要的其他结局指标也应纳入考量。例如,正畸排齐的效率以及后牙尖窝交错关系的好坏可能对临床医生来说很重要;然而,像疼痛、矫治器的负面影响等潜在副作用也是应当考虑的重要方面。不仅如此,在临床试验中评估对患者重要的结局指标(例如正畸治疗对口腔健康相关生活质量的影响)是十分重要的。一般来说,以牙科文献(Fleming 等,2016)和正畸文献(Tsichlaki 和 O'Brien,2014)为对象的 Meta 流行病学回顾已经显示目前仍然缺乏聚焦以患者为中心结局指标(patient-centered outcomes)的研究。一套口腔正畸学专属的标准化关键结局指标(即核心指标集,core outcome set)将有助于改善这一问题(见本章"口腔正畸核心结局指标"部分)。

　　许多学者已经制作了包括量表在内的随机对照试验简单评读工具(Moher 等,1995),根据与随机对照试验质量有关的某些特征进行打分。不过,Cochrane 协作网反对使用计分法,因为这种方法所得到的结果往往主要与随机对照试验的报告质量有关,而不是其方法学质量。Cochrane 偏倚风险评价工具(Cochrane Risk of Bias Tool)专门为评价随机对照试验的方法学质量评价而开发,并且可以用于系统评价。偏倚风险工具确定了随机对照试验应当评估的关键部分,并将偏倚风险划分为"低风险""高风险"和"不清楚"三类,其中"不清楚"代表信息缺乏或潜在偏倚风险具有不确定性(Higgins 等,2011a,b)。此外,英国牛津大学循证医学中心(The Centre for Evidence-Based Medicine,CEBM)开发了一种易于使用的随机对照试验评价清单,可以登录 http://www.cebm.net/index.aspx?o=1157 免费获得相应的完整版文件并用其开展随机对照试验评价(CEBM 2017)。

利益冲突

　　强有力的前瞻性研究以公正性为基础,而利益冲突的存在有可能破坏研究的公正性。利益冲突(conflict of interest)指与首要利益(例如患者的健康或研究的可靠性)有关的专业性判断受到来自次要利益(例如经济获益)不当影响的一系列情况。致力于推动自己的职业生涯或是极度热衷于自身所在研究领域的研究者们可能会下意识地丧失客观性。在生物医学研究领域,优先发表阳性、"有趣"研究和结果的情况非常普遍,两者可分别造成发表偏倚(publication bias)和选择性结局报告(selective outcome reporting),继而导致带有偏倚的系统评价结论的产生(Thornton 和 Lee,2000;Koletsi 等,2009;Fleming 等,2015)。参加公司资助的学术会议、工作坊和晚宴,以及接受公司提供的免费产品和旅费都有可能带来利益冲突。此外,研究者在技术或系统研发中的参与也是口腔正畸领域的潜在利益冲突来源(Katz,2010)。这类研发对口腔正畸领域的影响尚未可知,但是医学领域已有报道显示受药厂资助的研究更有可能得出有利于赞助商产品的结果(Sismondo,2008)。更新后的 CONSORT 报告规范要求报告"资金和其他形式支持(例如药品供应)的来源,以及资助方在研究中所扮演的角色等"(Higgins 等,2011)。

有关口腔正畸干预措施的系统评价和 Meta 分析

　　干预类系统评价应以一种系统、透明且无偏倚的方式,对与某项干预措施的疗效有关的现有最佳证据进行识别及合并(适用时)。对来自单个原始研究的数据进行定量合并可以更加准确地评估一项治疗的效力和安全性。根据相关原始研究的数量和性质,系统评价可能调和与治疗相关的争议、揭示知识空白和未解答的问题,这些不足可以在未来的临床试验中得到解决。

　　系统评价结果可靠性的基础是其透明性和可验证的方法学(图 5.2),强行合并存在潜在偏倚和不匹配的数据可能会导致低质量研究的循环使用(即所谓的"garbage in,garbage out")(Borenstein 等,2009),这可能会给予不可靠原始研究不应有的信任。为了使系统评价的结果变得可靠,其评价过程应具有较低的偏倚风险(Higgins 等,2011)。系统评价中可能出现的偏倚主要是择性研究纳入(选择偏倚)、发表偏倚(得出显著性结果的研究比得出非显著性结果的研究更有可能发表)以及纳入研究质量上的异质性(heterogeneity)。在一篇系统评价中只纳入部分现有研究,尤其是当这些研究质量参差不齐且在受试者、干预和结局指标方面异质性较大时,可能无法产出可靠的结果(Juni 等,2001)。

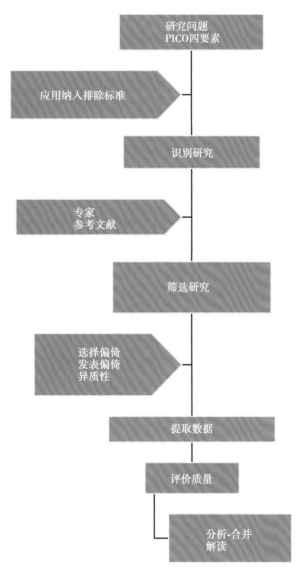

图 5.2　系统评价的主要步骤。缩写：PICO 四要素——受试者（P），
干预措施（I），对照（C），结局指标（O）。

　　表 5.3 是从一篇系统评价中选取的 Meta 分析（即定量合并）结果，该系统评价评估了卤素、等离子和发光二极管（LED）固化灯在口腔正畸粘接中的效果（Fleming 等，2013）。作者认为其中单个研究的结果，尤其是比较卤素灯与等离子灯、卤素灯与 LED 灯的结果足够相似，因此对其进行合并从而得出效应的总体估计值（合并效应），以及相应的 95% 置信区间和预测区间（适用于随机效应 Meta 分析）。目前主要有两种统计方法可以用来对单个研究的数据进行合并（固定效应和随机效应），根据原始研究的样本量分配各项研究在合并时的权重。表 5.3 称为森林图，由以下部分组成：

- 单个研究的总样本量和各治疗组的事件数。
- 各项研究旁边的水平线：线中间的矩形是指单个研究的点估计值。垂直实线代表"无差异线"（在该篇系统评价中即比值比 OR=1）。根据单个研究样本量大小的不同，矩形的大小会发生变化。如果矩形与垂直无效实线相交表示相应的单个研究并未显示任何一种固化灯会优于另一种。从矩形延伸出来的两条"触须"代表单个研究估计值的 95% 置信区间。"触须"越宽表示准确性越低,反之亦然。

- 垂直虚线表示汇总全部研究数据后得出的合并估计值(pooled estimate)。在表 5.3 这个森林图中有三个展示结果的区域。靠上的部分是比较卤素和等离子固化灯的研究,中间部分比较卤素和 LED 固化灯,最下面一部分则是卤素与等离子或 LED 固化灯的比较。在每一个分析部分都有一个菱形,代表各个亚组(卤素与等离子对比,或卤素与 LED 对比)和总体的汇总估计值及其置信区间与预测区间(predictive interval)。
- 各项研究、各亚组以及总体的具体估计值和 95% 置信区间(如适用,还有预测区间)都显示在森林图的右边。由于本例采用比值比,当置信区间包含 1 时即表示结果在常规水平没有显著性(P>0.05)。

表 5.3 卤素灯与等离子灯对比、卤素灯与 LED 灯以及卤素灯与等离子或 LED 灯对比的森林图

作者	卤素(事件数)	卤素(样本数)	等离子/LED(事件数)	等离子/LED(样本数)	比值比(95%置信区间)	%权重
等离子灯						
Manzo	12	304	12	304	1.00 (0.44, 2.26)	8.16
Pettemerides	13	176	12	176	0.92 (0.41, 2.08)	8.24
Cacciafesta	12	300	21	300	1.75 (0.85, 3.62)	10.27
Russel	31	354	22	354	0.71 (0.40, 1.25)	16.96
Sfondrini	39	717	31	717	0.79 (0.49, 1.29)	23.29
亚组合计(I-squared = 4.8%, P = 0.379)以及估计的预测区间					0.92 (0.68, 1.23) (0.54, 1.56)	66.92
LED灯						
Koupis	10	300	15	300	1.50 (0.66, 3.39)	8.16
Mirabella	19	577	15	575	0.79 (0.40, 1.57)	11.51
Krishnawamy	22	273	19	271	0.87 (0.46, 1.64)	13.41
亚组合计(I-squared=0.0%, P=0.463)以及估计的预测区间					0.96 (0.64, 1.44) (0.07, 13.32)	33.08
总体(I-squared=0.0%, P=0.565)以及估计的预测区间					0.93 (0.74, 1.17) (0.69, 1.24)	100.00

.2　　　1　　　3
等离子灯或LED灯　　卤素

提示:权重分配来自随机效应模型分析。
来源:Fleming等,2013。经授权使用。

在固定效应模型的 Meta 分析中,其统计假设是存在一个单一的群体效应,研究之间在估计值上的差异与随机误差有关。在这样的假设下,定量合并得出的汇总效应代表实际效应的最佳估计值,而相应的置信区间反映了平均效应的准确度。随机效应模型则假设不同研究中的临床干预效果不完全相同,但服从特定的分布。随机效应模型得出的合并效应代表平均治疗效果,相应的 95% 置信区间表示对于 95% 的病例其平均合并效应会在菱形所示的数值范围内。此外,95% 预测区间代表效应量大小的取值范围,一项新临床试验的实际效应有 95% 的概率会在预测区间内(Borenstein 等,2009)。

　　在菱形左侧且与之平行的是单个研究间相似性的检测结果,它反映的是从统计学角度看,对纳入研究数据的合并是否合适。

　　目前已有用于评估系统评价质量的检查清单,它们通常采用问-答的格式呈现,例如CEBM 开发的系统评价工具(CEBM 2017)。近年来针对系统评价的研究不断增加,评价、综合现有证据的新方法也在持续开发中。Meta 分析领域一个较新的进展是在满足特定假设时,可以对采用相同结局指标、直接或间接比较多种干预措施的临床试验证据进行合并从而在计算汇总估计值的过程中减少信息的丢失。这种类型的 Meta 分析被命名为多干预 Meta 分析(multiple interventions meta-analysis,MIM),也称混合治疗 Meta 分析或网状 Meta 分析(network meta-analysis)。在满足所需的假设时,即使干预间不存在直接比较,MIM 也可以利用治疗方法的可传递性从而对不同的干预措施进行排序。例如,如果在纳入文献中疗法 A、B、C 主要与一个共同的对照组进行比较,那么网状 Meta 分析可能可以根据 A、B、C 的效力对其进行排名(Salanti 等,2008)。这种研究方法已在口腔正畸领域得到应用,例如在一篇系统评价中,用于传统托槽与主动、被动自锁托槽在正畸排齐效率方面的比较(Pandis 等,2014a)。

口腔正畸领域的 Meta 流行病学发现

　　生物医学领域已经开展了大量以研究为对象的研究(research on research),也称 Meta 流行病学(meta-epidemiology),主要关注研究本身的质量以及报告特征。近年来,Meta 流行病学已在口腔正畸领域得到应用,对本学科研究特别是临床试验和系统评价进行了仔细的审视与观察。当下,对所有研究进行充分、透明报告的重要性已经得到确认。"临床试验报告统一标准(Consolidated Standards of Reporting Trials,CONSORT)"旨在提供辅助信息以提升随机对照试验的报告(Higgins 等,2011)。大部分权威期刊已经开始使用 CONSORT,鼓励作者们在所投的稿件中遵循 CONSORT 的建议。此外,大量 CONSORT 的扩展声明(extensions to CONSORT)得到制作、发布,从而将临床试验在设计、场景和结局指标的变异纳入考量,对 CONSORT 报告规范进行相应补充。CONSORT 摘要扩展声明(CONSORT for Abstracts)还对如何正确地报告临床试验摘要进行了详细介绍。这项工作十分重要,因为众所周知,研究的读者们常常只关注摘要,并没有参考全文中所提供的细节。

　　近年来,改善生物医学研究报告与实施的需要不断增加。一个很好的示例是近期在《柳叶刀(*The Lancet*)》杂志上刊登的一组得到广泛传播的系列文章,指出高达 85% 的生物医学研究经费是被浪费的(约合每年 2 100 亿美金)。未能发表和报告不清是导致这种"浪费"的重要原因(Glasziou 等,2014)。因此,很显然,虽然报告规范已经存在,但是我们仍需更好地遵照这些规范来开展研究,否则那些投入研究中的大量资金与精力将无法充分实现其应有的价值。总体而言,虽然我们看到在过去的 5~10 年中口腔正畸研究的实施与报告有一定改善,但依然存在与生物医学研究类似的问题(表 5.4)(Pandis 等,2010)。

　　其他重要且适用于口腔正畸领域有关的报告规范和质量评价指南还包括:"系统评价和Meta 分析优先报告条目(Preferred Reporting Items for Systematic Reviews and Meta-Analyses,PRISMA)"(Liberati 等,2009)、"加强观察性流行病学研究报告的质量(Strengthening the Reporting of Observational Studies in Epidemiology,STROBE)"(Vandenbroucke 等,2007)、"诊断准确性研究报告标注(Standard for Reporting of Diagnostic Accuracy,STARD)"(Bossuyt 等,2003)以及"系统评价评估测量工具(A Measurement Tool to Assess Systematic Reviews,AMSTAR)"

表5.4　一组选自牙科期刊的随机对照试验样本对遵循 CONSORT 报告清单条目的遵从情况

报告充分	报告不充分
样本计算	研究假设或目的
随机化的各组成部分	排除/纳入标准
盲法	研究场景
意向性分析	数据收集
效应估计值,置信区间(集中在 P 值)	干预措施
多重检验	结局指标的定义
局限性,普适性,研究经费	

来源:改编自 Pandis 等,2010。

(Shea 等,2007)。不过应当注意的是,报告质量、研究质量和偏倚风险三者并非同义词(图 5.3)。研究质量旨在回答"研究人员是否做到了最好?"而偏倚风险则用来回答"我应该相信这个结果吗?"另一方面,正如 Davidoff 所说:"准确、透明的报告就像在清扫房间前打开灯,这个动作不能替你打扫,但它可以告诉你问题出在什么地方"(Davidoff,2000)。图 5.4 列出了制订和使用报告规范的潜在益处。

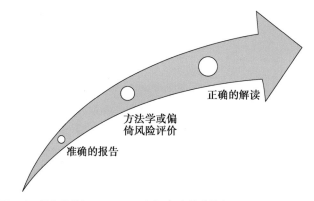

图 5.3　报告质量(reporting quality)、方法学质量(methodological quality)或偏倚风险、临床试验结果解读(interpretation of trial results)之间的关系

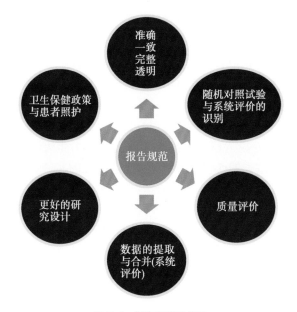

图 5.4　报告规范的益处

提高口腔正畸研究的报告质量

口腔正畸学中,已经采取措施来提升对 CONSORT 和 PRISMA 的依从度。例如,包括《美国正畸与牙颌面正颌杂志(American Journal of Orthodontics and Dentofacial Orthopedics,AJO-DO)》在内的相关期刊专门制作了符合这些规范的论文模板(publication template),从而促进报告质量的提高。此外,针对临床试验稿件,AJO-DO 已经实行了一种新的同行评议(peer review)流程。具体来说,自 2011 年起,AJO-DO 启用了一套涉及主编、副主编以及随机对照试验作者的系统化审稿流程,其中主编将所有初次提交的随机对照试验稿件转给副主编,由副主编对其进行评估以确保所有的 CONSORT 条目均已得到完整报告。副主编会回信给作者,列举稿件中尚未报告的条目并强调如何在重新提交(resubmission)之前改进这些报告不完整的方面。重新提交的稿件会再由副主编审查其对 CONSORT 报告规范的遵循情况,通过之后稿件才会进入标准的同行评议。这一举措使得 AJO-DO 发表的文章几乎完整地报告了大多数 CONSORT 条目,但这确实需要编辑团队的极大投入,同时也给评审过程增加了一个额外的环节(Pandis等,2014b)。最近,为了在稿件初次提交之前就提高它们的报告水平,上述方法改为采用一个包含了 20 个小标题的论文模板,这 20 个小标题与 CONSORT 报告规范 27 个质量条目相对应。同时,AJO-DO 还发布了一个临床试验报告范本,其中标注对 CONSORT 各条目进行报告的原理与意义(AJO-DO 2017);另外制作了专门用于口腔正畸研究的 CONSORT 文件,以确保对 AJO-DO 的潜在作者来说能够适用(Pandis等,2015)。上述措施提高了 AJO-DO 对报告规范的依从度,有可能具有更广泛的适用性。

口腔正畸领域的核心结局指标

在临床上有些问题是对患者具有重要意义的,例如患者的诊疗体验、与治疗有关的副作用、患者关注的结局等。在研究中不对这些问题进行解答,其结果可能是错失对重要治疗参数进行评价的机会(Sinha等,2008)。鉴于此,近来学界强调应让患者和临床研究的最终使用者(end users)参与到临床研究的设计与分析中来。这一趋势的一个例证是越来越多的临床研究基金开始将有患者参与研究的规划和设计作为项目申报的前提条件(National Institute for Health Research 2017)。为了确保研究问题能够得出全面而有意义的结论,越来越多的学者开始推动患者相关结局指标(patient-related outcome measures)在临床研究中的使用。此外,鉴于患者报告的结局指标(patient-reported outcomes,PRO)所具有的潜在影响力,一些已经受到广泛认可的报告规范专门发布了修订版本,以便协助研究人员对 PRO 进行更好地报告(Calvert等,2013)。

未能在临床研究中关注具有共性、重要性结局指标的另一个后果,是可能导致相关研究之间的异质性过大以至于系统评价无法对其数据进行合并。此外,一套标准的结局指标集的制定和常规应用有望减少有趣或有统计学显著性结果的优先发表。这种现象被称为结局报告偏倚(outcome reporting bias),它有可能导致疗效估计值失真,并且限制我们在系统评价中合并结果的能力(Dwan等,2008)。

近年来,核心指标集(core outcome set,COS)受到的关注越来越多,其相关工作主要是(但不限于)重要核心结局指标的纳入。目前在整个生物医学研究领域中已经产生了 200 余套核心指标集。在口腔医学特别是口腔正畸学领域,已有多篇概况性评价(scoping review)指出了我们对以医生为中心的结局指标(clinician-centered outcomes)的过度关注(Tsichlaki 和 O'Brien,2014;Fleming 等,2016),以及对患者生活质量(quality of life)和功能方面的相对忽视。特别值得一提的是我们过度重视错𬌗畸形的形态学特征(如头影测量值的变化)等医生关注的结局指标,这在口腔正畸研究中已非常明显。目前口腔正畸核心指标集的制定正在进行中,有可能会在 2018 年完成(Ebell 等,2004)。

将证据整合到日常医疗实践中

研究的知晓度问题

目前阻碍口腔正畸研究结果与日常医疗实践整合的因素主要是临床医生对当前证据的知晓情况较差,而且缺乏基于原始研究或系统评价的建议或指南。从根本上讲,循证实践(evidence-based practice)的目标就是借助研究的发展持续提升患者照护(Rinchuse 等,2008)。尽管当前循证模式已被广为接受,但是对证据资源(包括 Cochrane 数据库)的了解有限、对证据门户(包括 PubMed)的使用较少以及对科学术语的掌握不足等问题在临床医生中依然非常普遍(Madhavji 等,2011)。因此,加强教育、提高最佳证据的易获取性仍然是重中之重。

近年来为了提高口腔正畸研究的易获取性学界作出了许多努力,本领域开放获取期刊的数量不断增加。例如,Angle Orthodontist 和 Progress in Orthodontics 这两本期刊的全文均可通过互联网免费获得。此外,通过定期评读有影响力的论文,一些著名的正畸研究博客已经受到了极大关注(O'Brian,2017;Minervation,2017)。此外,随着 ResearchGate 等网站的逐渐流行(尽管访问需要先注册账户),同行之间研究及成果的分享也变得越来越多,越来越频繁(ResearchGate,2017)。

研究的透明性问题

发表偏倚(publication bias)即阴性结果得到发表的可能性比阳性或有趣结果低的现象,是生物医学研究领域的一个重要问题。此外,研究中对特定数据和结局指标进行选择性报告的问题也同样存在(Higgins 等,2011)。选择性报告可能表现为作者优先发表有趣或阳性的研究结果,对于那些相对无趣、往往属于阴性的结果则不作发表。这种选择性报告的后果是研究可能得出带有误导性的结论,继而转化为不恰当或不周全的卫生保健实践(Dwan 等,2008)。CONSORT 报告规范指出,研究的作者应当对首要结局指标(primary outcome)及其他结局指标进行清晰的定义,并同时给出其效应量估计值以及相应的精准度范围。对于属于事后校正(post-hoc adjustments)的分析应当予以说明,以便读者识别潜在偏倚或任何以数据为出发点的变更。临床医学及外科学期刊中已有方案-报告不一致和选择性结局报告的实证证据(empirical evidence),其中暴露出的问题既包括首要结局指标也涉及次要结局指标(Rosenthal 和 Dwan,2013;Hannink 等,2013;Killeen 等,2014)。为了切实提升医学研究的透明性,国际学术界大力提倡临床试验的注册。临床试验注册平台(clinical trial registries)可以用来检查研究计划与实际发表论文之间的相似性,这有助于发现选择性结局报告和其他的不一致处。目前,强制性的临床试验注册政策已被广泛采用,国际医学期刊编辑委员会(International Committee of Medical Journal Editors)号召其成员期刊只考虑发表已注册的临床试验(De Angelis 等,2004)。

尽管强制注册尚未开始在正畸期刊严格执行,这些刊物同样鼓励临床试验注册。

研究方案强制发表的一个近期新进展是要求不根据临床试验的结果决定是否将其发表。AllTrials 是一项旨在确保临床试验结果得到全面发表的倡议(AllTrials 2017),此举也可以减少发表偏倚。此外,人们认识到,应当将临床试验数据存储于开放易于访问的数据库中,从而便于对研究结果进行核查与重复,并为以开展系统评价为目的的数据获取提供便利。同样地,目前这些提议主要集中在外科和药理学文献。不过,假以时日,这些理性且有益的倡议也会成为口腔正畸领域的通行做法。

学者们已经开发了多种工具来促进科学证据向临床实践的转化(Bossuyt 等,2003;Shea 等,2007)。其中愈发受到关注的是"推荐分级的评价、制定与评估(Grading of Recommendations Assessment, Development and Evaluation, GRADE)"系统(http://www.gradeworkinggroup.org;Guyatt 等,2011),目前该工具已经整合到 Cochrane 系统评价(Cochrane Systematic Reviews)中,也被推荐在正畸临床试验中使用(AJO-DO 2017)。GRADE 不仅考虑系统评价中现有证据的质量,同时还关注患者的偏好与价值观、安全性和成本,最终形成两级推荐意见:强推荐或弱推荐。GRADE 将所有感兴趣的结局指标都纳入考量,并将其划分为关键(critical)、重要(important but not critical)和不重要(not important)结局。继而对各个结局指标的相应证据进行分级,指定为四种评级中的一种(高、中、低和极低)。最后,根据上述信息以及是否一种治疗方法可被全面接受(强推荐),亦或对患者来说存在其他可以接收、遵从的替代选项,给出强或弱两种强度的推荐意见。如果根据现有证据可确定获益明显大于风险,那么可能就相关治疗提出强推荐意见;如果获益与风险均等,或者存在不确定性,那么有可能提出弱推荐(图5.5)。GRADE 使用专门开发的软件 GRADEpro(http://gradepro.org/)来辅助生成结果总结表(summary of findings table)(表5.5)、GRADE 证据概要表和结果总览表,通过它们对系统评价的结果进行简明呈现。

表 5.5　一篇比较卤素固化灯与等离子固化灯对托槽粘接脱落率影响的系统评价中的 GRADE 证据概要表

对于正畸托槽粘接,等离子固化灯可以代替卤素固化灯吗?										
							事件发生率(%)			预期绝对效应(时间范围:2000—2008)
受试者人数(研究个数)随访时间	偏倚风险	不一致性	间接性	不精确性	发表偏倚	总体证据质量	使用卤素固化灯	使用等离子固化灯	相对效应(95% CI)	卤素固化灯组危险度(每千次)	等离子固化灯组的危险度差值(每千次)
脱落											
3 702（5 项研究）6~24 个月	没有严重的偏倚风险[a]	没有严重的不一致性[b]	没有严重的间接性[c]	没有严重的不精确性[d,e]	未发现	⊕⊕⊕⊕ 高[a,b,c,d,e]	107/1 851（5.8%）	98/1 851（5.3%）	RR 0.92（0.68,1.23）	58 次	少 5 次（从少 18 次到多 13 次）

注:[a] 不确定有无分配隐藏,未设盲。判定分配隐藏和设盲的缺乏不太可能对目标结局产生影响。未发现或怀疑失访偏倚和结局报告偏倚存在。不作为降级依据。
[b] 统计学异质性极小(I² =4.8%)。不作为降级依据。
[c] 没有间接性,因为所有研究都是采用了相似排除/纳入标准的头对头比较(head to head comparisons)。不作为降级依据。
[d] 未提供解释。
[e] 置信区间存在重叠。尽管效应估计值置信区间包含了更优、更差两个方向上,但是差别很小。不作为降级依据。
来源:改编自 Fleming 等,2013。

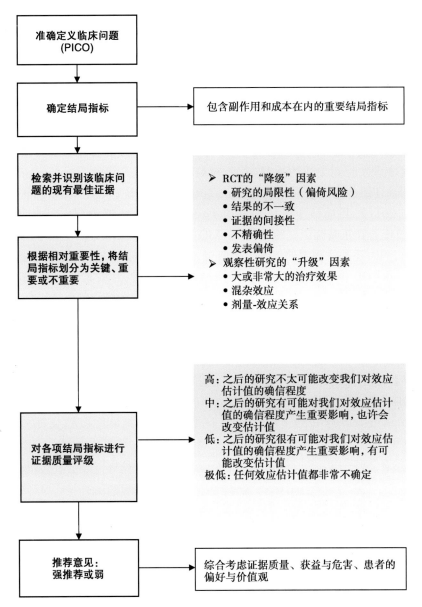

图 5.5 采用 GRADE 评估来自系统评价证据并制订推荐意见的流程。缩写:PICO 四要素——受试者(P),干预措施(I),对照(C),结局指标(O);RCT,随机对照试验

合作/多中心研究和资助

人们已经逐渐认识到口腔正畸领域需要更多、更好的临床研究。例如,近期一篇关于口腔正畸系统评价的 Meta 流行病学回顾显示,只有不到 1/4 的系统评价有条件进行 Meta 分析,而每项 Meta 分析所纳入临床试验个数的中位数仅为 4(Koletsi 等,2015)。这些数据无法与临床医学文献相比处于劣势:临床医学领域 63% 的系统评价都进行了 Meta 分析,且每项 Meta 分析所纳入的研究个数中位数为 15(Page 等,2016)。诚然,这些系统评价无法制作 Meta 分析的原因也有可能是所提出的研究问题不够重要,或者是开展系统评价的时机还不够成熟(Page

和 Moher，2016）。本章前面提到的一些举措，包括提升报告质量和制定核心指标集，应该有助于解决上述系统评价中的问题。此外，口腔界已意识到我们需要更好的临床研究。阻碍更有意义研究开展的因素主要是难以为昂贵的临床研究获得足够的经费支持，以及与发现、纳入合适受试者有关的问题（Cunningham 等，2011）。

英国口腔正畸界已经成功开展了几项多中心研究（O'Brien 等，2009；Mandall 等，2016）。美国国立牙颌面研究所（National Institute of Dental and Craniofacial Research）也开始通过研究场所网络推动正畸研究的发展。2005—2012 年间，一个以美国西北地区为牵头中心的网络开展了多项正畸研究（Hyde 等，2010；Huang 等，2013；Kim 等，2016）。最近，美国国立牙科诊所研究协作网（National Dental Practice-based Research Network）已经获得资助并开始运行，该网络的研究项目之一已经纳入超过 300 名患者，用于研究成人前牙开𬌗的治疗方法及后期稳定性（Huang，2016）。此外，艾奥瓦州也启动了一项研究 Ⅱ 类错𬌗矫治的网络研究（network study）。希望这些研究有助于提升口腔正畸学科的现有证据基础，并在未来孕育更多的网络研究。

小结

循证口腔正畸学在过去 20 年间迅猛发展，临床决策制定应尽可能得到强有力的科学证据支持，这一观点已被广泛接受。但是，目前我们仍需要致力于设计和开展更多、更加严谨的临床研究来提供所需的证据，使我们能够给患者最高效、有效、可预测、安全并且稳定的治疗。未来 10 年，我们应当优先开展采用有意义且统一结局指标的多中心临床试验，并给予其足够重视。通过开放获取刊物和在线分享机制以一种更好、更透明的方式传播临床证据，将证据送到临床医生及其患者的手中并引起他们共鸣，以此促进正畸研究产出及价值的最大化。

（陈一文、赵婷婷 译，龙虎、花放、贺红 审校）

参考文献

All Trials, 2017. Available at: www.alltrials.net (Accessed November 2017).

American Journal of Orthodontics and Dentofacial Orthopedics (AJO-DO), 2017. *Annotated RCT Sample Article*. Available at: http://cdn.elsevier.com/promis_misc/YMOD_Annotated_RCT_Sample_Article.pdf (accessed November 2017).

Borenstein M, Hedges LV, Higgins JPT, *et al.*, 2009. *Introduction to Meta-Analysis*. Chichester: Wiley, 127–132, 377–187.

Bossuyt PM, Reitsma JB, Bruns DE, *et al.*, 2003. Towards complete and accurate reporting of studies of diagnostic accuracy: the STARD initiative. *BMJ* 326, 41–44.

Boutron I, Moher D, Altman DG, *et al.*, 2008. Extending the CONSORT statement to randomized trials of no pharmacologic treatment: explanation and elaboration. *Ann Intern Med* 148, 295–309.

Calvert M, Blazeby J, Altman DG, *et al.*, 2013. Reporting of patient-reported outcomes in randomized trials: the CONSORT PRO extension. *J Am Med Assoc* 309, 814–822.

Centre for Evidence Based Medicine, Oxford University, (CEBM) 2017. *Critical Appraisal Tools*. Available at: http://www.cebm.net/index.aspx?o=1157 (accessed November 2017).

Chalmers TC, Levin H, Sacks HS, *et al.*, 1987. Meta-analysis of clinical trials as a scientific discipline. I: Control of bias and comparison with large co-operative trials. *Stat Med* 6, 315–328.

Chia KS, 1997. "Significant-itis" – an obsession with the P-value. *Scand J Work Environ Health* 23, 152–154.

Cunningham S, Bearn D, Benson P, *et al.*, 2011. In search of the sample: recent experiences of a trial team in orthodontics. *Contemp Clin Trials* 32, 530–534.

Davidoff F, 2000. News from the International Committee of Medical Journal Editors. *Ann Intern Med* 133, 229–231.

De Angelis C, Drazen JM, Frizelle FA, *et al.*, 2004. Clinical trial registration: a statement from the International Committee of Medical Journal Editors. *N Engl J Med* 351, 1250–1251.

Dwan K, Altman DG, Arnaiz JA, *et al.*, 2008. Systematic review of the empirical evidence of study publication bias and outcome reporting bias. *PLoS One* 3, e3081.

Ebell MH, Siwek J, Weiss BD, *et al.*, 2004. Strength of recommendation taxonomy (SORT): a patient-centered approach to grading evidence in the medical literature. *Am Fam Physician* 69, 548–556.

Fleming PS, Eliades T, Katsaros C, *et al.*, 2013. The choice of curing lights for orthodontic bonding: A systematic review and meta-analysis. *Am J Orthod Dentofacial Orthop* 143, S92–103.

Fleming PS, Koletsi D, Dwan K, *et al.*, 2015. Outcome discrepancies and selective reporting: impacting the leading journals? *PLoS One* 10, e0127495.

Fleming PS, Koletsi D, O'Brien K, *et al.*, 2016. Are dental researchers asking patient-important questions? A scoping review. *J Dent* 49, 9–13.

Gardner MJ, Altman DG, 1986. Confidence intervals rather than p values: estimation rather than hypothesis testing. *Br Med J* 292, 746–750.

Glasziou P, Altman DG, Bossuyt P, *et al.*, 2014. Reducing waste from incomplete or unusable reports of biomedical research. *Lancet* 383, 267–276.

Goodman SN, 1999. Toward evidence-based medical statistics I. The P value fallacy. *Ann Int Med* 130, 995–1004.

Guyatt G, Oxman AD, Akl EA, *et al.*, 2011. GRADE guidelines: 1. Introduction-GRADE evidence profiles and summary of findings tables. *J Clin Epidemiol* 64, 383–394.

Haag U, 1998. Technologies for automating randomized treatment assignment in clinical trials. *Drug Inf J* 32, 11.

Hannink G, Gooszen HG, Rovers MM, 2013. Comparison of registered and published primary outcomes in randomized clinical trials of surgical interventions. *Ann Surg* 257, 818–823.

Harbour R, Miller J, 2001. A new system for grading recommendations in evidence based guidelines. *BMJ* 323, 334.

Higgins JPT, Altman DG, Sterne JAC (eds), 2011a. Assessing risk of bias in included studies. In: Higgins JPT, Green S (eds). Cochrane Handbook for Systematic Reviews of Interventions, Version 5.1.0 (updated March 2011). The Cochrane Collaboration. Available at: http://handbook-5-1.cochrane.org/ (accessed November 2017).

Higgins JPT, Altman DG, Gøtzsche PC, *et al.*, 2011b. Cochrane Collaboration's tool for assessing risk of bias in randomised trials. *BMJ* 343, d5928.

Huang GJ, 2016. Giving back to our specialty: Participate in the national anterior open-bite study. *Am J Orthod Dentofacial Orthop* 149, 4–5.

Huang GJ, Roloff-Chiang B, Mills BE, *et al.*, 2013. Effectiveness of MI Paste Plus and PreviDent fluoride varnish for treatment of white spot lesions: a randomized controlled trial. *Am J Orthod Dentofacial Orthop* 143, 31–41.

Hyde JD, King GJ, Greenlee GM, *et al.*, 2010. Survey of orthodontists' attitudes and experiences regarding miniscrew implants. *J Clin Orthod* 44, 481–486.

Jadad AR, Moore RA, Carroll D, *et al.*, 1996. Assessing the quality of reports of randomized clinical trials: is blinding necessary? *Control Clin Trials* 17, 1–12.

Juni P, Altman DG, Egger M, 2001. Systematic reviews in health care: assessing the quality of controlled clinical trials. *BMJ* 323, 42–46.

Katz MI, 2010. Appearances count when industry underwrites research. *Am J Orthod Dentofacial Orthop* 137, 3–4.

Killeen S, Sourallous P, Hunter IA, *et al.*, 2014. Registration rates, adequacy of registration, and a comparison of registered and published primary outcomes in randomized controlled trials published in surgery journals. *Ann Surg* 259, 193–196.

Kim S, Katchooi M, Bayiri B, *et al.*, 2016. Predicting improvement of postorthodontic white spot lesions. *Am J Orthod Dentofacial Orthop* 149, 625–633.

Kloukos D, Papageorgiou SN, Fleming PS, *et al.*, 2014. Reporting of statistical results in prosthodontic and implantology journals: p values or confidence intervals? *Int J Prosthodont* 27, 427–432.

Koletsi D, Fleming PS, Eliades T, *et al.*, 2015. The evidence from systematic reviews and meta-analyses published in orthodontic literature. Where do we stand? *Eur J Orthod* 37, 603–609.

Koletsi D, Karagianni A, Pandis N, *et al.*, 2009. Are studies reporting significant results more likely to be published? *Am J Orthod Dentofacial Orthop* 136, 632.e1–632.e5.

Koletsi D, Pandis N, Polychronopoulou A, *et al.*, 2012 Does published orthodontic research account for clustering effects during statistical data analysis? *Eur J Orthod* 34, 287–292.

Lempesi E, Koletsi D, Fleming PS, *et al.*, 2014. The reporting quality of randomised controlled trials in orthodontics. *J Evid Based Dent Pract* 14, 46–52.

Liberati A, Altman DG, Tetzlaff J, *et al.*, 2009. The PRISMA statement for reporting systematic reviews and meta-analyses of studies that evaluate healthcare interventions: explanation and elaboration. *BMJ* 339, b2700.

Madhavji A, Araujo EA, Kim KB, *et al.*, 2011. Attitudes, awareness, and barriers toward evidence-based practice in orthodontics. *Am J Orthod Dentofacial Orthop* 140, 309–316.

Mainland D, 1984. Statistical ritual in clinical journals: is there a cure? *BMJ* 1984; 288, 841–843.

Mandall N, Cousley R, DiBiase A, *et al.*, 2016. Early class III protraction facemask treatment reduces the need for orthognathic surgery: a multi-centre, two-arm parallel randomized, controlled trial. *J Orthod* 43, 164–175.

Minervation Ltd, 2017. *National Elf Service*. Available at: www.nationalelfservice.net (accessed November 2017).

Moher D, Hopewell S, Schulz KF, *et al.*, 2010. CONSORT 2010 explanation and elaboration: updated guidelines for reporting parallel group randomised trials. *BMJ* 340, c869.

Moher D, Jadad AR, Nichol G, *et al.*, 1995. Assessing the quality of randomized controlled trials: An annotated bibliography of scales and checklists. *Control Clin Trials* 16, 62–73.

National Institute for Health Research, 2017. *INVOLVE Briefing notes for researchers*. Available at: http://www.invo.org.uk/resource-centre/resource-for-researchers/ (accessed November 2017).

O'Brian K, 2017. *Kevin O'Brian's Orthodontic Blog*. Available at: www.kevinobrienorthoblog.com (accessed November 2017).

O'Brien K, Wright J, Conboy F, *et al.*, 2009. Early treatment for Class II Division 1 malocclusion with the twin-block appliance: a multi-center, randomized, controlled trial. *Am J Orthod Dentofacial Orthop* 135, 573–579.

Page MJ, Moher D, 2016. Mass production of systematic reviews and meta-analyses: An exercise in mega-silliness. *Millbank Q* 94, 515–519.

Page MJ, Shamseer L, Altman DG, *et al.*, 2016. Epidemiology and reporting characteristics of systematic reviews in biomedical research: A cross-sectional study. *PLoS Med* 13, e1002028.

Pandis N, Fleming PS, Hopewell S, *et al.*, 2015. The CONSORT Statement: Application within and adaptations for orthodontic trials. *Am J Orthod Dentofacial Orthop* 147, 663–679.

Pandis N, Fleming PS, Spineli LM, *et al.*, 2014a. Initial orthodontic alignment effectiveness with self-ligating and conventional appliances: A network meta-analysis in practice. *Am J Orthod Dentofacial Orthop* 145, S152–163.

Pandis N, Polychronopoulou A, Eliades T, 2010. An assessment of quality characteristics of randomized control trials published in dental journals. *J Dent* 38, 713–721.

Pandis N, Shamseer L, Kokich, V, *et al.*, 2014b. Implementation of a strategy to improve adherence to the CONSORT guidelines by a dental specialty journal. *J Clin Epidemiol* 67, 1044–1048.

Papageorgiou SN, Koretsi V, Jager A, 2016. Bias from historic controls used in orthodontic research: a meta-epidemiological study. *Eur J Orthod* 39, 98–105.

Pildal J, Hróbjartsson A, Jórgensen KJ, *et al.*, 2007. Impact of allocation concealment on conclusions drawn from meta-analyses of randomized trials. *Int J Epidemiol* 36, 847–857.

Pocock SJ, 1983. *Clinical Trials: a Practical Approach*. Chichester: Wiley.

ResearchGate, 2017. Available at: www.researchgate.net (accessed November 2017).

Rinchuse D, Kandasamy S, Ackerman M, 2008. Deconstructing evidence in orthodontics: making sense of systematic reviews, randomized clinical trials, and meta-analyses. *World J Orthod* 9, 167–176.

Rosenthal R, Dwan K, 2013. Comparison of randomized controlled trial registry entries and content of reports in surgery journals. *Ann Surg* 257, 1007–1015.

Rothman KJ, 1978. A show of confidence. *N Engl J Med* 299, 1362–1363.

Sackett DL, Haynes RB, Tugwell P, 1985. *Clinical Epidemiology: a Basic Science for Clinical Medicine*. Little, Brown and Company.

Salanti G, Higgins JP, Ades AE, *et al.*, 2008. Evaluation of networks of randomized trials. *Stat Methods Med Res* 17, 279e301.

Santoro MA, Gorrie TM (eds), 2005. *Ethics and the Pharmaceutical Industry*. Cambridge, UK: Cambridge University Press.

Sarkis-Onofre R, Cenci MS, Demarco FF, *et al.*, 2015. Use of guidelines to improve the quality and transparency of reporting oral health research. *J Dent* 43, 397–404.

Savitz D, 1993. Is statistical significance testing useful in interpreting data? *Reprod Toxicol* 7, 95–100.

Shea BJ, Grimshaw JM, Wells GA, *et al.*, 2007. Development of AMSTAR: a measurement tool to assess the methodological quality of systematic reviews. *BMC Med Res Methodol* 7, 10.

Sinha I, Jones L, Smyth RL, *et al.*, 2008. systematic review of studies that aim to determine which outcomes to measure in clinical trials in children. *PLoS Med* 5, e96.

Sismondo S, 2008. Pharmaceutical company funding and its consequences: a 300 qualitative systematic review. *Contemp Clin Trials* 29,109–113.

Straus SE, Glasziou P, Haynes RB, *et al.*, 2007. Misunderstandings, misperceptions and mistakes. *ACP J Club* 146, A8.

Straus SE, McAlister FA, 2000. Evidence-based medicine: a commentary on common criticisms. *CMAJ* 163, 837–841.

Thornton A, Lee P, 2000. Publication bias in meta-analysis: its causes and consequences. *J Clin Epidemiol* 53, 207–216.

Tsichlaki A, O'Brien K, 2014. Do orthodontic research outcomes reflect patient values? A systematic review of randomized controlled trials involving children. *Am J Orthod Dentofacial Orthop* 146, 279–285.

Vandenbroucke JP, von Elm E, Altman DG, *et al.*, 2007. STROBE initiative. Strengthening the reporting of observational studies in epidemiology (STROBE): explanation and elaboration. *Epidemiology* 18, 805–835.

Wood L, Egger M, Gluud LL, *et al.*, 2008. Empirical evidence of bias in treatment effect estimates in controlled trials with different interventions and outcomes: meta-epidemiological study. *BMJ* 336, 601–605.

第 6 章
面部形态的影响因素

Stephen Richmond, Caryl Wilson-Nagrani, Alexei Zhurov, Damian Farnell, Jennifer Galloway, Azrul Safuan Mohd Ali, Pertti Pirttiniemi, Visnja Katic

引言

系统评价和 Meta 分析往往聚焦于特定的畸形或疾病,比较其干预措施或对照措施的有效性。本章简要概述了可能导致面部形态改变的遗传和环境因素,而这些因素可能对干预的结果产生影响。

识别错𬌗畸形的病因,并对现有问题做出最有效且高效的处理,以达到令人满意并长期稳定的结果通常充满了挑战。一些局部牙性异常相对容易控制,但若同时伴有全牙列和/或面部矢状向、水平向或垂直向不调时,治疗就会变得非常复杂,尤其是生长发育中的儿童,其面部生长可能会难以预测地对治疗效果产生协同或抑制作用。令人惊讶的是,对于牙齿和面部畸形出现的确切病因,学界尚难以充分解释,而且只有生命历程研究与纵向队列研究(longitudinal cohort studies)的出现,才能在一定程度上帮助人们理解遗传和环境因素与面部形态、咬合、错𬌗畸形以及生长发育的相关性(Golding 等,2001;Nybo Andersen,2017)。

对于影响牙颌面部生长发育的相关因素的理解越深,则越有助于学者对研究对象进行详尽的描述。对比传统治疗方法和新治疗方法对相同病因及其所导致的畸形的治疗效果,可得到非常有价值的证据。

可信度高的证据往往来自具有足够检验效力的随机对照试验(randomized controlled trial,RCT)或观察性纵向队列研究。此类研究中采集到的受试者背景和观察数据本质上是分层或聚类的。举个例子,某个群体人群的覆盖都>6mm,但是覆盖偏大的病因可能是遗传、环境或遗传-环境相互作用的结果。同时,该总体群体中不同的人种背景的男女有一定比例,并且处于不同的生长发育阶段及不同的年龄阶段。分析此类分层数据的一种方法是采用多层统计分析模型,这种方法是识别数据分层结构的有效统计工具,它允许分层结构中的每个层级分别导出残差组分(Farnell 等,2017)。多层统计分析模型非常有用,因为它不仅可以识别影响结局指标、群体效应和群级预测因子的多种因素,并且可以推断其对总体的影响强度。

面部发育从受精卵形成的那一刻起便开始了,并在整个生命历程中受到遗传和环境的交互作用,以及疾病和医疗条件的影响(Paternoster 等,2012;Liu 等,2012;Fatemifar,2013;Adhikari 等,2016;Shaffer 等,2016;Cole 等,2016;Pound 等,2014;Al Ali 等,2014a,b,2015;Djordjevic 等,2013)。

面部的变异和遗传的生物学基础

颅面基因学研究专注于具有重大意义的颅面畸形研究(BailleulForestier 等,2008;Hart 和

Hart,2009),直到最近10年,人们才有动力去确定正常面部变异的生物学基础(Paternoster 等,2012;Liu 等,2012;Fatemifar,2013;Adhikari 等,2016;Shaffer 等,2016;Cole 等,2016;Toma 等,2012;Roosenboom 等,2016;Claes 和 Shriver,2014;Tsagkrasoulis 等,2017)。这方面研究的兴起得益于低成本的三维面部捕捉系统,以及具有庞大数据处理能力的计算硬件与软件等技术的出现,利用全基因组关联研究(Genome Wide Association Studies,GWAS)探索相关基因型及表现型。这类关于面部形态结构正常变异的研究很重要,因为某个可辨认的面部特征可以与遗传变异(一项或者多项)相关联,而这些反过来又受到环境因素的影响,这是寻求特定的循证治疗方法的基础,在最佳时机给以特定治疗方法从而达到最佳效果。

人类的基因是由23对同源染色体组成,其中包含了性别连锁基因(XX 和 XY)。基因遗传给下一代是面部遗传特征的基础(遗传力/表现型)。与面部遗传相关的基因大约有20 000个,并且不是所有基因都是独立表现,因为一个基因通常依赖于一个或多个"修饰基因",而这些基因不一定在基因组的同一位置(Attanasio 等,2013)。此外,基因也与环境相互作用,尤其当孕妇怀孕期间吸烟(Beaty 等,2013)和喝酒(Suttie 等,2013)使其 *GRID2* 和 *ELAVL2* 基因表达可导致唇裂和腭裂畸形。

在哈普斯堡王朝(1438—1740)特征鲜明的下颌和鼻子代代相传,由此我们可以知道遗传和面部外观的重要性。从他们的家族中可以非常清楚地看到遗传的力量,他们的牙齿和面部特征在兄弟姐妹中十分相似,且均由他们的父辈传给后代。这些面部特征似乎是显性性状,且具有不同程度的外显率和表达度。

双胞胎研究可以探究遗传和环境因素对正常面部形态变化的相对影响。双胞胎研究有共享100%基因的同卵双生(monozygotic,MZ)双胞胎和共享50%基因的异卵双生(dizygotic,DZ)双胞胎(Visscher 等,2008)。狭义遗传力(h^2)可表示为由于累加遗传效应引起的变异除以总表型变异;广义遗传力(H^2)则反映累加遗传效应、显性效应和上位效应,定义为总遗传变异除以总表型变异。狭义遗传力有助于探索亲属(例如,双胞胎,兄弟姐妹,父母和后代)之间的相似性。在经典双胞胎研究中,利用方程式 $h^2 = 2(r_{MZ} - r_{DZ})$,假定双胞胎处于相同的环境。h^2 值范围从0到1;h^2 值越接近1,说明与环境因素相比,遗传因素对面部特征的影响越大。在263名 MZ 和341名 DZ 女性双胞胎的研究中,高度可遗传的面部特征是:上唇相对于下巴的突度(1);双眼间距(0.85);鼻子突度(0.81);鼻宽(0.78);鼻根高度(0.77);鼻子高度(0.64);和上唇高度(0.61)(Djordjevic 等,2016),这七个面部特征导致了53%的面部变异。面部大小/高度(0.77)导致了20%的正常面部变异,下颌不对称的 h^2 为0.2。因此,这七个面部特征表现出高水平的遗传力,同时环境因素的影响力降低,而下颌不对称的遗传力是低水平的,而环境影响力更高。据文献报道,坦桑尼亚姆万扎地区的非洲族儿童遗传力水平与之类似(在包括鼻根形状、口宽、面宽、中心大小、异速生长、鼻宽、眼内角中点到鼻根、面高等方面)($h^2 = 0.6 \sim 0.8$)(Cole 等,2017)。

h^2 值还可以与其他身体状况进行比较(图6.1)(Djordjevic 等,2016;Bouchard 和 McGue,2003;Visscher 等,2012;Marigota 等,2016)。面高和身高的遗传力相似;上唇与颏部的相对突度及双眼间距显示出与1型糖尿病和脑容量相似的遗传力水平。尽管脑容量是高度可遗传的,但大脑的各个组成部分与整个面部和单个面部组成部分类似,表现出不同程度的遗传性(Rentería 等,2014)。

有研究报道了995名父亲及其后代(465名儿子和530名女儿)面部特征的遗传力(Mhani 2014)。对于儿子和女儿来说,高度遗传的特征($h^2 > 0.65$)均与眼有关。此外,鼻尖和颏部在

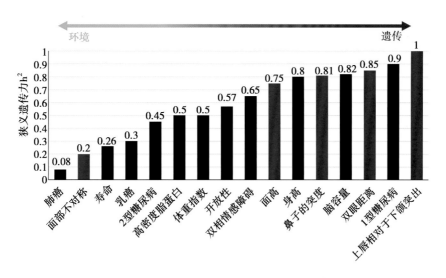

图 6.1　一系列面部特征和身体状况的狭义遗传力 h^2 的比较

儿子中高度遗传,并且鼻子和嘴周围特征在女儿中高度遗传。

　　这些研究报告显示某些面部特征具有高水平遗传力,我们由此可以预测这些面部特征应该与某些基因相关,而这些可以通过 GWAS 进行探究。令人惊讶的是,目前只有相对较少的基因被发现并复制(表 6.1)。有趣的是,有研究发现面部距离、身高和牙齿萌出具有多效性(Fatemifar,2013)。面部特征具有遗传基础,这有助于我们理解正常面部变异。

表 6.1　已报道的正常人群各种面部特征的表型-基因型

面部表型/基因型	
面部特征	**基因**
眼内角中点-鼻根点	PAX3
鼻宽和鼻高	PRDM16
两眼间距	TP63
鼻根位置	C5orf50
眼-鼻根距	COL17A1
眼内角中点-眉心距	AJUBA
内外眦	HMGA2
鼻下-左鼻翼	ADK,VCL,AP3M1
鼻小柱倾斜度	DCHS2
鼻梁高	SUPT3H/RUNX2
外鼻宽	GLI3/PAX1
颏部突度	EDAR
颅底宽	MAFB,PAX9,MIPOL1
眼裂长度	GNA13,HDAC8,ALX3
鼻内宽	PAX1
上面深	TRPC6
内鼻突	CHD8
面心大小	SCHIP1
异速生长	PDE8A

来源:数据来自 Paternoster 等,2012;Liu 等,2012;Fatemifar,2013;Adhikari 等,2016;Shaffer 等,2016;Cole 等,2016。

面部形态可以从一系列面部标志点、整个/部分面部形态或特定的面部形态特征的直接表征中得到。面部标志点和三维面部分析的使用是理解面部形态和面部发育的重要手段。然而,使用 20 个甚至 100 个面部标志也不能每次都捕捉到细微面部特征的表面轮廓。一个很好的例子是下颌和脸颊凹陷,这是明显的面部特征。在威尔逊-里士满量表中获取了口周特征,该量表对嘴唇的细微细节进行分类,而且许多特征与 20 个候选基因相关联(Wilson 等,2013;WilsonNagrani,2017)。

环境对面部形态的影响

表 6.2 列举了环境对面部形态及发育影响的例子。对面部形态有明确影响的环境因素有创伤/手术、感染和烧伤,而其他环境因素的影响可能来源于环境-遗传相互作用。毫无疑问,这些环境因素会影响面型;然而这种影响比较微妙,对面部而言是细微的,但对牙列而言可能相对显著(Al Ali 等,2014a,b,2015;Djordjevic 等,2013;Beaty 等,2013;Pirilä-Parkkinen,等 2009;Carvalho 等,2014)。

表 6.2　环境因素对面部生长发育的影响

海拔高度	高海拔与月经初潮延迟有关(Jansen 等,2017)
哮喘	支气管哮喘患者的翼状突间距离较正常宽 0.4mm,面中部短 0.4mm(Al Ali 等,2014a)
遗传性过敏症	遗传性过敏症儿童总面高和面中高度较正常高 0.6mm 和 0.4mm(Al Ali 等,2014b)
儿童期疾病	最初发现,面部起伏不对称与儿童健康纵向测量指标有关,但是当进行 Bonferroni 矫正后,没有发现显著性。面部起伏不对称与智商之间只有很小的负相关关系,但在修正该不对称与面部大小之间的异速生长关系后,这种负相关仍然显著(Pound 等,2014)
地理位置	不同种族和地理位置会影响青春期的时间(Motlagh 等,2011)
母体酒精摄入	鼻唇沟浅,眼距宽,头形小,智商水平较低(Suttie M 等,2013;Zuccolo 等,2013)
代谢因素(空腹胰岛素、葡萄糖、胆固醇、甘油三酯、高密度脂蛋白和低密度脂蛋白)	所有研究的代谢因素(除了空腹血糖)都对面部形状有影响。然而当使用 Bonferroni 校正后,代谢因素与面部形状之间无显著相关性(Djordjevic 等,2013)
营养的供给	热量-蛋白质营养不良可延缓生长并延迟青春期出现的时机(Muñoz-Calvo 和 Argente,2016)
肥胖	肥胖可加速青春期的到来(Zhai 等,2015)
运动	运动员和芭蕾舞者的月经初潮延迟(Malina,1983)
睡眠呼吸障碍	与正常人相比,面高增加 0.3mm,ANB 减少 0.9 度,鼻突度和宽度减少(Al Ali 等,2015;Pirilä-Parkkinen 等,2009)
社会经济地位	青春期提前与较高的社会经济地位有关(Sabageh 等,2015)
创伤、感染、烧伤、手术等	瘢痕形成和治疗使局部生长受限(Fricke 等,1996)

正常面部变异的评价

一项针对 15 岁儿童(2 514 名女孩和 2 233 名男孩)面部变异的大样本人群研究,确定了 14 个面部主要部位,这些主要部位解释了 82% 的总体变异(Toma 等,2012)。前四个主要部位占面部变异的 51%,包括面部高度(28.8%)、眼宽度(10.4%)、鼻突度(6.7%)、上唇与颏部的相对突度(5.3%)(图6.2)。主成分分析(principal component analysis,PCA)是一种有效探索数据模式的方法,无论是独立分析还是与其他面部特征合并分析,其目的在于用最少的面部特征来解释最大的面部变异。当然,前四个主要部位是常用的诊断评价部分,传统上是通过直接观察患者或由头影测量片来确定的。面部变异在不同种族人群中很可能是相似的,尽管在高加索人群内部有细小的差异,通过比较荷兰和英国人群就可以发现这一点(Hopman 等,2014)。

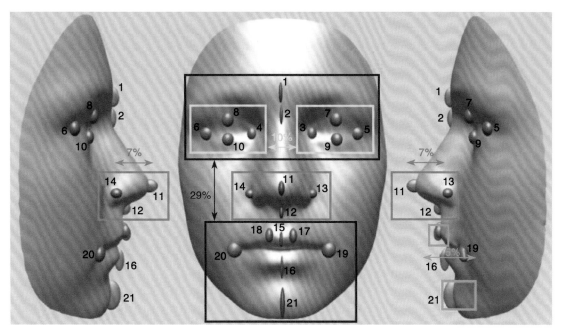

图6.2　利用偏斜椭球于面部标定21个标志点,突出显示前三个主要的面部形态变异(PCs):PC1解释29%总变异(红色);PC2 10%(黄色);PC3 7%(绿色);PC4 5%(蓝色)。面部标志点:1 眉心点;2 鼻根点;3 和 4 眼内角(左右);5 和 6 眼外角(左右);7 和 8 上睑(左右);9 和 10 下睑(左右);11 鼻尖点;12 鼻下点;13 和 14 鼻翼(左右);15 上唇;16 下唇;17 和 18 唇峰(左右);19 和 20 口角(左右);21 颏前点。来源:Toma 等,2012。经牛津大学出版社授权转载。

青春期出现时机

　　青春期出现时机是遗传与环境加上代谢因素共同作用的结果(图6.3a)(Cousiner 等,2013)。有研究发现数百种常见的遗传变异因素与青春期出现的时机密切相关(Perry 等,2014)。临床上提出了确定青春期开始时间的简单方法,它们与骨骼成熟有高度相关性($r=$0.7~0.8),包括身高(图6.3b)、自我报告的第二性征出现、颈椎成熟度(cervical maturation)和手腕骨片(hand-wrist radiographs)(Perinetti 和 Contardo,2017)。然而,这些方法在确定生长高峰期方面缺乏准确性,而且没有充足的证据表明口内或口外矫治器可以直接有控制地促进上颌骨生长或延缓下颌骨的生长。此外,并非所有儿童生长时机都相同,青春期可能早发或晚发(图6.3c)(Tanner 等,1966)。一项横断面的纵向观察研究($n=5\sim58$,5~20 岁)报告了软硬组织面高(男性和女性)的生长速度(图6.3d)(Bhatia 和 Leighton,1993):上面高的生长高峰在男孩14岁时出现,女孩在13岁及男孩在14岁时下面高达到生长高峰。男性面高的年增长速度比女性大0.6mm。毫不意外,软组织和硬组织标志点有着相似的规律,因此非侵入性面部软组织表面分析可以与遗传和基因研究相结合。

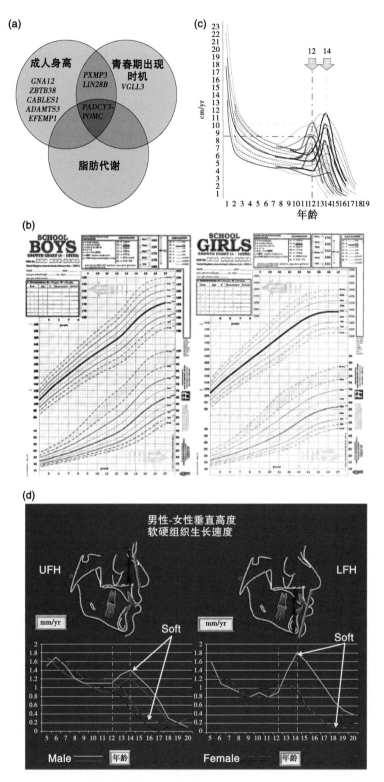

图6.3 （a）成人身高、青春期出现时机和脂肪水平的关系图。来源：Cousiner 等，2013。（b）身高和体重增长图。（c）青春期生长的早期和晚期模式（身高速率）。来源：Adapted from Hopman 等，2014。（d）5~20 岁儿童软硬组织面高生长速率。来源：Al Ali 2014b.Reproduced with permission of Oxford University Press。

观察两种不同人群的面部生长速度

　　各种系统评价和 Meta 分析使用一系列颅面和牙殆标志点来确定干预措施的疗效。使用恰当的面部标志点很重要,这是因为在生长期间,大多数传统头颅侧位片中的面部标志点有彼此相对移动的趋势。如图 6.4 所示,在芬兰(女性 $n=25$,男性 $n=23$)和威尔士(女性 $n=23$,男性 $n=27$),年龄在 12.8~15.3 岁之间的人群中,每个月测定 7 个面部距离指标以估计面部生长速度。七个面部标志点之间的相对运动测量是基于它们到其中的三个标志点的距离:眼内角中点、鼻根点和鼻下点。根据关于基因型-表型关联的知识,我们知道眼内角中点到鼻根点的距离存在一个有效的遗传学基础(*Pax3* 基因)(Paternoster 等,2012),而且与鼻根点和鼻下点相比,眼内角中点靠近前颅底,该标志点位置较稳定。有趣的是,芬兰和威尔士男性的生长速度曲线显示出不同的生长模式。在 13.2 岁和 14.2 岁时,芬兰男性相对眼内角中点,颏前点有两次明显生长;在 12.8 岁和 13.6 岁之前,威尔士男性颏前点有两次明显生长,而芬兰男性(3.6~3.8mm/年)和威尔士男性(3.6~5mm/年)的增长幅度是相似的。颏前点相对于鼻根点和鼻下点的距离也有类似的生长速度峰值,但由于点相对更近,增长幅度有所不同。有两个峰值表明存在两个与颏下点相关的增长高峰,但这些仅是相对距离,并不表明生长方向(矢状向或垂直向)。在使用眼内角中点时,芬兰和威尔士人群之间的对比更加突出;威尔士人群的所有面部生长高峰在 13.6~13.7 岁之间,但对芬兰人群来说就不那么明显。威尔士和芬兰男性之间的差异可能是因为威尔士人群中的青春期的开始时机更加一致。芬兰和威尔士女性在眼内角中点到颏下点距离的在两次生长高峰中的增长的幅度较小,同样地,这可能反映了青春期不同阶段重叠的效应,或者该距离在观察的 3 年期间有所波动。这些观察结果表明,群体内和群体之间的面部生长存在显著差异,对于男性和女性而言也有不同。任何纵向观察研究在评估治疗干预措施时都应该考虑到生长速度的波动。生长速度模式与以前报告的那些有很大不同(Bhatia 和 Leighton 1993),因此芬兰和威尔士的整个群体被不同的测量者分别测量了多年,

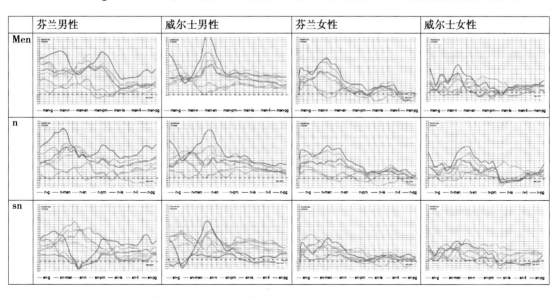

图 6.4　芬兰和威尔士男性和女性基于三个不同标志点的面部生长。缩写:Men,内眼角中点;g,眉心点;n,鼻根点;sn 鼻下点;prn 鼻尖点;ls 上唇;li 下唇;pg 颏前点。

但结果都是相似的。芬兰-威尔士研究中的生长速度曲线与该英国研究(在青春期时机部分中描述的)之间的差异可能是由于芬兰-威尔士队列研究是长期追踪的,而英国的研究是纵向的横断面研究,其样本量大小不等($n=5$ 至 $n=58$)(Bhatia 和 Leighton 1993)。芬兰和威尔士人的面部生长高峰时机已经有报告将其可视化(Richmond 2015)。

利用多层主成分分析确定总体组间差异

主成分分析(principal component analysis,PCA)是一种数据降级方法,识别一系列重要的面部特征,以解释群体中的显著变化。在观测研究中,数据本质是分层的或聚类的。如图 6.5 所示,有四个民族(克罗地亚:女性$n=38$,男性$n=35$;英国:女性$n=40$,男性$n=40$;芬兰:女性$n=23$,男性$n=24$;威尔士:女性$n=23$,男性$n=24$)。

每个受试者的每组面部标志的单层 PCA 和多层 PCA(multilevel principal component analysis,mPCA)被绘制横坐标为主成分 1(principal component,PC1)与纵坐标为主成分 2(PC2)的

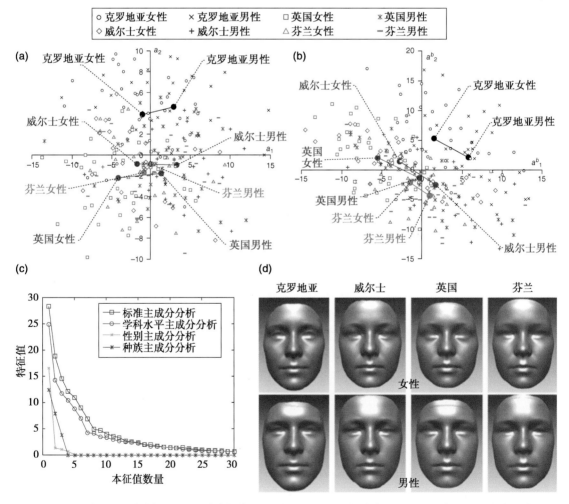

图 6.5 (a)标准主成分分析(PCA)的成分评分(PC1 对 PC2)。(b)组间多水平 PCA(PC1 与 PC2)之间的组分。填满的圆圈表示质心,来自同一国家的雌性和雄性的结果用一条线连接,都遵循相似的轨迹。(c)三层模型的本征向量:主题、性别和种族。(d)每组所有受试者(国家和性别)的平均三维面部扫描。来源:Zhurov 等,2012。

图表(图 6.5a)。PC1 代表面高,PC2 代表面宽。已经有研究针对不同组别进行聚类。男性的质心位于图表的右侧,女性则位于图表的左侧。此外,对于 PC1 和 PC2,通过连接同一国家的不同性别样本质心的实线可以很清楚地看到,来自不同国家的样本其质心都非常接近。然而单层 PCA 的各组成部分中,受试者得分之间存在相当大的重叠。

mPCA 的组间组成部分结果也得到了展示,值得注意的是,所有国家的男性和女性都通过具有相同方向和相似大小的向量相连(图 6.5b)。这个结果通过连接同一国家不同性别质心的实线可以展现出来。此外,我们看到,在组间 mPCA 中,各国家的质心存在非常明显的分隔。与单层 PCA 相比,mPCA 每组的质心亦存在重叠,但这种重叠似乎小于单层 PCA。

观察三层模型(个体、性别和种族;图 6.5c),碎石图显示了与主要成分相关的特征值大小($n = 30$)。陡峭的曲线坡度逐渐平缓,确定了与面部形态变异相关的重要组分。因此,陡坡图突出了性别对种族的重要性,其次是个体差异(图 6.5d),这显示出女性、男性和种族之间微小但却截然不同的面部差异(Farnell 等,2017)。性别差异与性别二态性有关,种族差异可能与遗传变异以及来源的祖先不同有关(Paternoster 等,2012;Liu 等,2012;Fatemifar,2013;Adhikari 等,2016;Shaffer 等,2016;Cole 等,2016;Hopman 等,2014;Ralph 和 Coop,2013)。

多重对照试验

当评估病例对照或表型之间的差异时,经常进行多重假设检验(multiple hypothesis tests)。然而多重对照试验可能出现问题,例如当样本量为 20,显著性水平 $P = 0.05$ 时,即使检验效果不显著,也有 64% 的可能会观察到至少一个显著性结果。有许多方法可以降低观察到显著性结果(低于预期显著性水平)的概率,其中有两种方法被广泛使用(Sham 和 Purcell,2014)。Bonferroni 校正法是根据研究中所进行的独立试验的数量,降低临界显著性水平来校正多重试验的方法。但 Bonferroni 校正法往往过于保守,导致假阴性率高。有两项研究拟寻找与儿童面部形态对称和心脏代谢相关的疾病,并发现了显著相关性,但是当使用 Bonferroni 校正法时这些显著性均被忽略(Pound 等,2014;Djordjevic 等,2013)。另一种方法是置换法,这种方法弥补了 Bonferroni 校正法过于保守的缺点,但对于计算要求更高。使用置换法,假设病例与对照或表型之间不存在相关关系,随机改组统计值(病例对照或表型),记录这些多重试验的最小 P 值,多次重复该过程以得到一个根据经验调整后的 P 值。

重要的是,任何支持或拒绝一个假说的研究都应该在不同的人群中进行重复试验,以确定结果的有效性。使用多层建模和置换试验将减少假阴性的数量,对于之前研究得出的一些结果也应使用这些相对较新的统计方法进行重新审视。

结论

对于提高对正畸治疗结果的理解与认识,很重要的一个方面就是在进行研究之前考虑并记录所有可能对结果产生影响的因素。影响面部生长发育的遗传与环境因素的证据越详尽、对这些分级数据的统计管理越恰当,则可获取的结果越可信。

如果面部特征的遗传力很高,则应该使用足够的样本量来确定该特征的生物/遗传学基础;如果面部特征的遗传力较低,则应通过生命历程研究评估可能的环境因素;而对于评估为中等遗传力的情况,则应探究父母遗传和环境因素的相对贡献。

对临床医生而言,了解牙齿和面部特征出现的病因,以确定影响牙齿和面部变异的致病因素十分重要。目前,研究人员正在收集大型队列研究人群的三维面部数据及全基因测序,这些数据的收集能够让研究人员更详细地解释面部变异的病因(遗传和环境因素)。这将告知我们最佳的干预时机(预防性,侵入性/非侵入性),从而获得持久的疗效。

（汤博钧、朱家琪、赵婷婷　译,孙燕楠、张晨、贺红　审校）

参考文献

Adhikari K, Fuentes-Guajardo M, Quinto-Sánchez M, *et al.*, 2016. A genome-wide association scan implicates DCHS2, RUNX2, GLI3, PAX1 and EDAR in human facial variation. *Nat Commun* 7, 11616.

Al Ali A, Richmond S, Popat H, *et al.*, 2014a. The influence of asthma on face shape: a three-dimensional study. *Eur J Orthod* 36, 373–380.

Al Ali A, Richmond S, Popat H, *et al.*, 2014b. A three-dimensional analysis of the effect of atopy on face shape. *Eur J Orthod* 36, 506–511.

Al Ali A, Richmond S, Popat H, *et al.*, 2015. The influence of snoring, mouth breathing and apnoea on facial morphology in late childhood: a three-dimensional study. *BMJ Open* 5, e009027.

Attanasio C, Nord AS, Zhu Y, *et al.*, 2013. Fine tuning of craniofacial morphology by distant-acting enhancers. *Science* 342, 1241006.

Bailleul-Forestier I, Berdal A, Vinckier F, *et al.*, 2008.The genetic basis of inherited anomalies of the teeth. Part 2: syndromes with significant dental involvement. *Eur J Med Genet* 51, 383–408.

Beaty TH, Taub MA, Scott AF, *et al.*, 2013. Confirming genes influencing risk to cleft lip with/without cleft palate in a case-parent trio study. *Hum Genet* 132, 771–781.

Bhatia SN, Leighton BC, 1993. *A Manual of Facial Growth*. Oxford Medical Publications.

Bouchard TJ Jr, McGue M, 2003. Genetic and environmental influences on human psychological differences. *J Neurobiol* 54, 4–45.

Carvalho FR, Lentini-Oliveira DA, Carvalho GM, *et al.*, 2014. Sleep-disordered breathing and orthodontic variables in children--pilot study. *Int J Pediatr Otorhinolaryngol* 78, 1965–1969.

Claes P, Shriver MD, 2014. Establishing a multidisciplinary context for modeling 3D facial shape from DNA. *PLoS Genet* 10, e1004725.

Cole JB, Manyama M, Kimwaga E, *et al.*, 2016. Genomewide association study of african children identifies association of SCHIP1 and PDE8A with facial size and shape. *PLoS Genet* 12, e1006174.

Cole JB, Manyama M, Larson JR, *et al.*, 2017. Human facial shape and size heritability and genetic correlations. *Genetics* 205, 967–978.

Cousiner DL, Berry DJ, Timpson NJ, *et al.*, 2013. Genome-wide association and longitudinal analyses reveal genetic loci linking pubertal height growth, pubertal timing and childhood adiposity. *Hum Mol Genet* 22, 2735–2747.

Djordjevic J, Lawlor DA, Zhurov AI, *et al.*, 2013. A population-based cross-sectional study of the association between facial morphology and cardiometabolic risk factors in adolescence. *BMJ Open* 3, e002910.

Djordjevic J, Zhurov AI, Richmond S; Visigen Consortium, 2016. Genetic and environmental contributions to facial morphological variation: a 3D population-based twin study. *PLoS One* 11, e0162250.

Farnell DJJ, Galloway J, Zhurov A, *et al.*, 2017. Initial results of multilevel principal components analysis of facial shape. In: Valdes Hernandez M, González-Castro V (eds). *Medical Image Understanding and Analysis*. Proceedings 21st Annual Conference, Medical Image Understanding and Analysis 2017, Edinburgh, UK, July 11–13, 2017. Springer, 674–685.

Fatemifar G, Hoggart CJ, Paternoster L, *et al.*, 2013. Genome-wide association study of primary tooth eruption identifies pleiotropic loci associated with height and craniofacial distances. *Hum Mol Genet* 22, 3807–3817.

Fricke NB, Omnell ML, Dutcher KD, *et al.*, 1996. Skeletal and dental disturbances after facial burns and pressure garments. *J Burn Care Rehabil* 17, 338–345.

Golding J, Pembrey M, Jones R, Alspac Study Team, 2001. ALSPAC--the Avon Longitudinal Study of Parents and Children. I. Study methodology. *Paediatr Perinat Epidemiol* 15, 74–87.

Hart TC, Hart PS, 2009. Genetic studies of craniofacial anomalies: clinical implications and applications. *Orthod*

Craniofac Res 12, 212–220.

Hopman SM, Merks JH, Suttie M, *et al.*, 2014. Face shape differs in phylogenetically related populations. *Eur J Hum Genet* 22, 1268–1271.

Jansen EC, Herrán OF, Fleischer NL, *et al.*, 2017. Age at menarche in relation to prenatal rainy season exposure and altitude of residence: results from a nationally representative survey in a tropical country. *J Dev Orig Health Dis* 8, 188–195.

Liu F, van der Lijn F, Schurmann C, *et al.*, 2012. A genome-wide association study identifies five loci influencing facial morphology in Europeans. *PLoS Genet* 8, e1002932.

Malina RM, 1983. Menarche in athletes: a synthesis and hypothesis. *Ann Hum Biol* 10, 1–24.

Marigota UM, Rodriguez JA, Navarro A, 2016. GWAS: a milestone in the road from genotypes to phenotypes. In: Appasani K (ed). *Genome-Wide Association Studies: From Polymorphism to Personalized Medicine.* Cambridge University Press, 12–25.

Mhani NA, 2014. *The Heritability of Facial Features: Fathers and their Offspring.* MSc thesis, Cardiff University.

Motlagh ME, Rabbani A, Kelishadi R, *et al.*, 2011. Timing of puberty in Iranian girls according to their living area: a national study. *J Res Med Sci* 16, 276–281.

Muñoz-Calvo MT, Argente J, 2016. Nutritional and pubertal disorders. *Endocr Dev* 29, 153–173.

Nybo Andersen A-M, 2017. Birthcohorts.net. Available at: http://www.birthcohorts.net/about-birthcohorts-net/ (accessed November 2017).

Paternoster L, Zhurov AI, Toma AM, *et al.*, 2012. Genome-wide association study of three-dimensional facial morphology identifies a variant in PAX3 associated with nasion position. *Am J Hum Genet* 90, 478–485.

Perinetti G, Contardo L, 2017. Reliability of growth indicators and efficiency of functional treatment for skeletal class II malocclusion: current evidence and controversies. *Biomed Res Int* 2017, 1367691.

Perry JR, Day F, Elks CE, *et al.*, 2014. Parent-of-origin-specific allelic associations among 106 genomic loci for age at menarche. *Nature* 514, 92–97.

Pirilä-Parkkinen K, Pirttiniemi P, Nieminen P, *et al.*, 2009. Dental arch morphology in children with sleep-disordered breathing. *Eur J Orthod* 31, 160–167.

Pound N, Lawson DW, Toma AM, *et al.*, 2014. Facial fluctuating asymmetry is not associated with childhood ill-health in a large British cohort study. *Proc Biol Sci* 281, 20141639.

Ralph P, Coop G, 2013. The geography of recent genetic ancestry across Europe. *PLoS Biology* 11, e1001555.

Rentería ME, Hansell NK, Strike LT, *et al.*, 2014. Genetic architecture of subcortical brain regions: common and region-specific genetic contributions. *Genes Brain Behav* 13, 821–830.

Richmond S, 2015. *3D Imaging group.* https://itunes.apple.com/gb/book/3d-imaging/id974985609?mt=13 (accessed November 2017).

Roosenboom J, Hens G, Mattern BC, *et al.*, 2016. Exploring the underlying genetics of craniofacial morphology through various sources of knowledge. *Biomed Res Int* 2016, 3054578.

Sabageh AO, Sabageh D, Adeoye OA, *et al.*, 2015. Pubertal timing and demographic predictors of adolescents in southwest Nigeria. *J Clin Diagn Res* 9, LC11–3.

Shaffer JR, Orlova E, Lee MK, *et al.*, 2016. Genome-wide association study reveals multiple loci influencing normal human facial morphology. *PLoS Genet* 12, e1006149.

Sham PC, Purcell SM, 2014. Statistical power and significance testing in large-scale genetic studies. *Nat Rev Genet* 15, 335–346.

Suttie M, Foroud T, Wetherill L, *et al.*, 2013. Facial dysmorphism across the fetal alcohol spectrum. *Pediatrics* 131, e779–788.

Tanner JM, Whitehouse RH, Takaishi M, 1966. Standards from birth to maturity for height, weight, height velocity, and weight velocity: British children, 1965 Part II. *Arch Dis Child* 41, 613.

Toma AM, Zhurov AI, Playle R, *et al.*, 2012. The assessment of facial variation in 4747 British school children. *Eur J Orthod* 34, 655–664.

Tsagkrasoulis D, Hysi P, Spector T, *et al.*, 2017. Heritability maps of human face morphology through large-scale automated three-dimensional phenotyping. *Sci Rep* 7, 45885.

Visscher PM, Brown MA, McCarthy MI, *et al.*, 2012. Five years of GWAS discovery. *Am J Hum Genet* 90, 7–24.

Visscher PM, Hill WG, Wray NR, 2008. Heritability in the genomics era – concepts and misconceptions. Heritability in the genomics era--concepts and misconceptions. *Nat Rev Genet* 9, 255–266.

Wilson CE, Playle R, Toma A, *et al.*, 2013. The prevalence of lip vermillion morphological traits in a 15 year old population. *Am J Med Genet A* 161A, 4–12.

Wilson-Nagrani CE, 2017. *Matching Genotype to Phenotype in Detailed Assessment of Lip Morphology.* PhD thesis, Cardiff University.

Zhai L, Liu J, Zhao J, *et al.*, 2015. Association of obesity with onset of puberty and sex hormones in Chinese girls: A 4-year longitudinal study. *PLoS One* 10, e0134656.

Zhurov A, Richmond S, Kau CH, *et al.*, 2012. Averaging facial images. In: CH Kau, S Richmond (eds). *Three-Dimensional Imaging for Orthodontics and Maxillofacial Surgery*. Wiley-Blackwell, 126–144.

Zuccolo L, Lewis SJ, Smith GD, *et al.*, 2013. Prenatal alcohol exposure and offspring cognition and school performance. A 'Mendelian randomization' natural experiment. *Int J Epidemiol* 42, 1358–1370.

下篇
精选系统评价概要汇编

汇编前言

在本篇中,我们收集并汇编了各种正畸主题的关键系统评价和 Meta 分析。大部分概要分为两页,由相应系统评价/Meta 分析的一位或多位原作者亲自编写。这些作者已在标题中用星号标出。每一份概要遵循相同的格式,涵盖标题(与原文保持一致)、系统评价的背景、PICO研究问题(人群、干预措施、对照、结局指标)、检索参数和检索结果。气泡图提供了对纳入研究质量的快速总结,系统评价/Meta 分析的主要结果以 1~2 个森林图或表格的形式给出。此外,这些概要还重点介绍了主要结论,并附有点评,以便读者对这些信息进行正确解读。在一些概要的末尾可能会有一些额外的参考资料,一般是自该篇系统评价/Meta 分析发表以来新发表的文献。

当然,我们在本部分选录的 56 篇概要只是大约 300 篇已发表口腔正畸系统评价/Meta 分析中的一部分。因此,在本篇的最后,我们按主题编制了系统评价和 Meta 分析文献清单。如果读者想要了解针对某一特定主题已经或尚未解决的问题,可以参考这份文献清单(截至2017 年 6 月)。如果感兴趣想要阅读更多详细信息,清单中很多文章的全文可以从网络获取。

希望书中的概要及附加参考文献清单能帮助您快速高效地获取相关证据信息,并且对您每天在与患者商谈治疗方案时有所裨益。

概要 1
用于正畸粘接的光固化灯：一项系统评价和 Meta 分析

Fleming PS, * *Eliades T, Katsaros C, Pandis N. Am J Orthod Dento-facial Orthop 2013；143：S92-103.*

背景

近年来，卤素灯的替代品得到开发，包括发光二极管（light emitting diodes，LEDs）和等离子灯（plasma lights）。它们的使用寿命比卤素灯更长，等离子弧激光（plasma arc lasers）的固化时间比卤素灯更短。然而，有关固化灯光的选择对粘接失败率和椅旁时间相对影响的证据还很有限。

研究要素

研究人群——接受固定矫治的正畸患者
干预措施——LED 灯或等离子弧光灯
对照——LED 灯或等离子弧光灯与卤素灯进行比较
结局指标——粘接失败率、椅旁时间和脱矿反应

检索参数

纳入标准——随机对照临床试验，包括采取分口设计（split-mouth design）者
检索数据库——MEDLINE、Embase、Cochrane
检索日期——1966 年~2012 年 4 月
其他证据来源——灰色文献和参考文献列表
语言限制——无

检索结果

共检索到 496 篇参考文献，其中 8 篇适合做 Meta 分析。

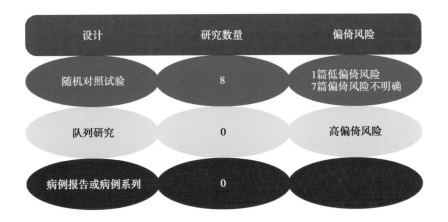

研究结果

使用（A）等离子固化灯和（B）LED 固化灯的粘接失败风险如表 S1.1 所示。

表 S1.1 比较卤素灯和（A）等离子固化以及（B）LED 固化灯的粘接失败风险

作者	卤素灯		等离子或LED固化灯		权重%	比值比(OR)95%置信区间	
	事件数	n	事件数	n		利于等离子或LED固化灯	利于卤素灯
A, 等离子固化灯							
Manzo et al. 2004	12	304	12	304	8.16	1.00 (0.44, 2.26)	
Pettemerides et al. 2004	13	176	12	176	8.24	0.92 (0.41, 2.08)	
Cacciafesta et al. 2004	12	300	21	300	10.27	1.75 (0.85, 3.62)	
Russell et al. 2008	31	354	22	354	16.96	0.71 (0.40, 1.25)	
Sfondrini et al. 2004	39	717	31	717	23.29	0.79 (0.49, 1.29)	
亚组合计 = 4.8%, P = 0.379	107	1851	98	1851	66.92	0.92 (0.68, 1.23)	
预测区间估计值						(0.54, 1.56)	
B, LED固化灯光			%				
Koupis et al. 2008	10	300	15	300	8.16	1.50 (0.66, 3.39)	
Mirabella et al. 2008	19	577	15	575	11.51	0.79 (0.40, 1.57)	
Krishnaswamy and Sunitha, 2007	22	273	19	271	13.41	0.87 (0.46, 1.64)	
亚组合计 = 0.0%, P = 0.463					33.08	0.96 (0.64, 1.44)	
预测区间估计值						(0.07, 13.32)	
总体I² = 0.0%, P = 0.565						0.93 (0.74, 1.17)	
预测区间估计值						(0.69, 1.24)	

来源：Fleming等，2013。经美国正畸医师协会许可转载。

主要发现

● 传统卤素灯和等离子弧光灯或 LED 光固化系统的粘接失败风险无显著差异。

点评

这篇系统评价纳入了合理数量的随机临床试验。虽然我们应当欢迎进一步的研究，但从临床的角度来看，选择何种光固化灯似乎没有什么差别。因此，光固化系统的选择应该基于临床偏好，对椅旁时间、购买成本和使用寿命等因素进行考量。

（孙巧、王蕴蕾 译，花放、贺红 审校）

概要 2
用于正畸粘接的自酸蚀预处理剂和传统酸蚀技术：一项系统评价和 Meta 分析

Fleming PS, * *Johal A, Pandis N. Am J Orthod Dentofacial Orthop 2012；142：83-94.*

背景

自酸蚀预处理剂将釉质酸蚀和粘接阶段合并，简化了粘接过程。这可能会节省时间并减少库存需求。但是，有关自酸蚀处理相对于传统粘接技术在粘接失败率和椅旁时间上影响的证据还很有限。

研究要素

研究人群——接受固定矫治的正畸患者
干预措施——自酸蚀预处理剂
对照——传统的酸蚀粘接技术
结局指标——粘接失败率、椅旁时间和脱矿反应

检索参数

纳入标准——随机对照临床试验，包括采取分口设计（split-mouth design）者
检索数据库——MEDLINE、Embase、Cochrane
检索日期——1966 年~2011 年 7 月
其他证据来源——灰色文献和参考文献列表
语言限制——无

检索结果

共检索到 48 篇参考文献，其中 5 篇适合做 Meta 分析。

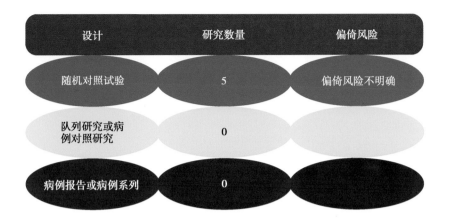

设计	研究数量	偏倚风险
随机对照试验	5	偏倚风险不明确
队列研究或病例对照研究	0	
病例报告或病例系列	0	

研究结果

自酸蚀处理和全酸蚀处理在托槽粘接失败率和椅旁时间方面的比较如表 S2.1 所示。

表 S2.1　比较自酸蚀处理和全酸蚀处理在(A)托槽粘接失败率和(B)椅旁时间方面的差异

A, 自酸蚀处理和全酸蚀处理的托槽粘接失败率评估

作者	全酸蚀处理 事件数		自酸蚀处理 事件数		权重 %	平均差，比值比(OR)，95%置信区间
Aljubouri *et al.* 2004	11	388	6	380	9.32	0.56 (0.20, 1.52)
Cal-neto *et al.* 2009	13	272	19	276	17.90	1.44 (0.70, 2.97)
Manning *et al.* 2006	13	298	21	299	18.66	1.61 (0.79, 3.27)
Banks and Thirvenkatachari 2007	15	433	21	438	20.60	1.38 (0.70, 2.72)
Murfitt *et al.* 2006	25	331	37	330	33.52	1.48 (0.87, 2.52)
合计	77	1722	85	1723	100	1.35 (0.99, 1.83)
Estimated predicted interval						(0.82, 2.22)

总体 $I^2 = 0\%$, $P = 0.497$

B, 自酸蚀处理与全酸蚀处理粘接所需时间(单位：秒/牙)的差异

	平均差	标准误	权重 %	平均差，效应量95%置信区间
Aljubouri *et al.* 2004	24.9	1.424	38.11	24.90 (22.11, 27.69)
Banks and Thirvenkatachari 2007	22.2	0.542	61.89	22.20 (21.14, 23.26)
合计			100	23.32 (20.66, 25.80)

总体 $I^2 = 0\%$, $P = 0.497$

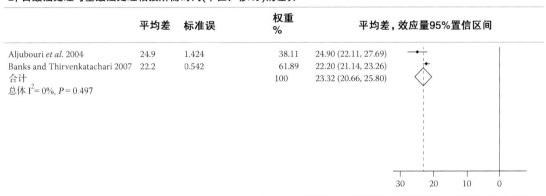

来源：Fleming等，2012。经美国正畸医师协会许可转载。

主要发现

- 有微弱但统计学显著性的证据表明,用自酸蚀处理剂粘接托槽失败的可能性更高。
- 与两步粘接技术相比,使用一步粘接技术只能节省少量的时间。如果要节省 1 小时时间,需要在 1 天内使用自酸蚀处理剂进行 8 次粘接(每次 20 颗牙齿)。

点评

只有一项临床试验评估了治疗的整个过程。由于缺乏明确的证据支持上述系统中的任意一种,粘接方式的选择应当由每个医师自行决定。不过,我们也欢迎涵盖整个治疗过程并将脱矿发生率纳入考量的后续研究。

(孙巧、王蕴蕾 译,花放、贺红 审校)

概要 3
固定矫治过程中用于粘接磨牙颊管的粘接剂

Millett DT, * *Mandall NA*, *Mattick RC*, *Hickman J*, *Glenny AM. Cochrane Database Syst Rev 2011*;(6):*CD008236.*

背景

对于磨牙,固定矫治器可以粘接带环,也可以粘接颊管。不论使用带环还是颊管,其粘接失败都会阻碍治疗进展,并对临床时间和材料消耗造成影响,同时也给患者带来不便。脱矿是固定矫治的常见风险,不论使用带环还是颊管都可能出现。本系统评价评估了固定矫治过程中用于粘接磨牙颊管的各类粘接剂的首次粘接失败率和脱矿情况。

研究要素

研究人群——全牙弓使用固定矫治器的正畸患者

干预措施——使用任何粘接剂粘接的磨牙金属颊管

对照——用于粘接的不同类型粘接剂,或用任何粘接剂粘接的带环上的磨牙金属颊管

结局指标——首要结局指标:首次粘接失败率,是否存在与颊管或带环相关的脱矿。次要结局指标:不良事件(例如疾病、过敏、异味、黏膜创伤),去除矫治器时对牙齿的损害,治疗时长,治疗费用和用粘接剂更换颊管的时间

检索参数

纳入标准——比较磨牙粘接时所用的不同粘接剂以及比较磨牙颊管和磨牙带环的随机对照试验

检索数据库——Cochrane 口腔健康组临床试验注册库,CENTRAL(The Cochrane Library,2010,Issue 3),MEDLINE via OVID,Embase

检索日期——不同的开始日期到 2010 年 12 月 16 日

其他证据来源——英国正畸学术会议、欧洲正畸学术会议和 IADR 学术会议的会议日程及摘要。未进行其他期刊的手工检索

语言限制——无

检索结果

纳入了 2 篇平行分组设计随机对照试验。

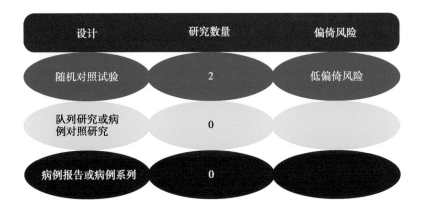

设计	研究数量	偏倚风险
随机对照试验	2	低偏倚风险
队列研究或病例对照研究	0	
病例报告或病例系列	0	

研究结果

（A）牙齿级别的粘接失败率,（B）受试者级别的粘接失败率,（C）脱矿情况的结果见表 S3.1。

表 S3.1 比较磨牙颊面管与带环的（A）牙齿级别粘接失败率,（B）受试者级别粘接失败率,以及（C）脱矿情况

A,牙齿级别的粘接失败率

研究	Log (风险率)(标准误)	权重%	危险比,固定效应模型,95%置信区间		
			均差	利于磨牙颊管	利于磨牙带环
Banks and Macfarlane 2007	0.88 (0.275)	79.8	2.41 (1.41, 4.13)		
Nazir *et al.* 2011	1.82 (0.546)	20.2	6.17 (2.12, 18.00)		
合计		100	2.92 (1.80, 4.72)		

异质性: $Chi^2 = 2.36$, df = 1, P = 0.12, $I^2 = 58\%$
总体效应检验: Z = 4.36, P = 0.000013

B,受试者级别的粘接失败率

研究	磨牙颊管n/N	磨牙带环	权重%	危险比 M-H,固定效应模型,95%置信区间		
					利于磨牙颊管	利于磨牙带环
Banks *et al.* 2007	34/55	19/55	82.6	1.79 (1.18, 2.72)		
Nazir *et al.* 2011	19/38	4/38	17.4	4.75 (1.78, 12.66)		
合计	93	93	100	2.30 (1.56, 3.41)		

异质性: $Chi^2 = 2.70$, df = 1, P = 0.10, $I^2 = 63\%$
总体效应检验: Z = 6.10, P = 0.00001

C,脱矿情况

研究						
Nazir *et al.* 2011	28/36	16/38	100	1.85 (1.22, 2.79)		
合计	36	38	100	1.85 (1.22, 2.79)		

异质性: 不适用
总体效应检验: Z = 2.92, P = 0.0035

缩写: M-H= Mantel-Haenszel；标准误；受影响的数目除以总数。

> **主要发现**
>
> 设计良好、具有低偏倚风险的临床试验表明：
> - 与用玻璃离子水门汀（glass ionomer cement，GIC）粘接的磨牙带环相比，用化学固化或光固化粘接剂粘接的磨牙颊管首次粘接失败率更高。
> - 用 GIC 粘接带环的磨牙比用光固化粘接剂粘接颊管的磨牙更少发生脱矿。
> - 我们需要更多比较不同粘接剂或磨牙颊管的高质量研究。

点评

　　本篇系统评价所纳入的两项研究（Banks 和 Macfarlane 2007；Nazir 等 . 2011）都仅对在第一恒磨牙上粘接的颊管或带环进行了比较。关于第一恒磨牙粘接颊管或带环相关脱矿情况的比较数据很有限（仅有一项临床试验）（Nazir 等 . 2011）。

致谢

　　这篇 Cochrane 系统评价发表在 2011 年第 6 期的《Cochrane 系统评价数据库（Cochrane Database of Systematic Reviews）》上。随着新证据的出现和对反馈的回应，Cochrane 系统评价会定期更新。请关注《Cochrane 系统评价数据库》来获取本篇 Cochrane 系统评价的最新版本。

参考文献

Banks P, Macfarlane TV, 2007. Bonded versus banded first molar attachments: a randomized controlled clinical trial. *J Orthod* 34, 128–136.

Nazir M, Walsh T, Mandall NA, *et al*. 2011. Banding versus bonding of first permanent molars: a multi-centre randomized controlled trial. *J Orthod* 38, 81–89.

（孙巧、王蕴蕾　译，花放、贺红　审校）

概要 4
用于固定正畸托槽的粘接剂

Mandall NA, *Hickman J*, *Macfarlane TV*, *Mattick RCR*, *Millett DT*, *
Worthington HV. Cochrane Database Syst Rev 2003；（ *2* ）：*CD002282.*

背景

正畸粘接剂的可靠性非常重要,因为在治疗过程中重粘托槽会延误治疗进度、占用临床时间、消耗额外材料,并且给患者带来不便。此外,粘接托槽周围的脱矿是正畸治疗中的常见风险,文献报告患病率在 2%～95% 之间。本篇系统评价评估了正畸粘接剂的可靠性,以及是否有粘接剂能更好地预防治疗过程中的脱矿。

研究要素

研究人群——接受固定矫治的正畸患者。排除患有唇腭裂或其他综合征的患者以及有手术治疗史(正颌或埋伏牙暴露手术)的患者

干预措施——粘接到所有牙齿(磨牙除外)的不锈钢托槽

对照——粘接剂组,并且根据聚合原理(化学固化或光固化)进行组内分组

结局指标——首要结局指标:正畸粘接剂的失败率;次要结局指标:正畸托槽周围脱矿

检索参数

纳入标准——比较两种或多种不同粘接剂的随机对照试验和临床对照试验

检索数据库——MEDLINE、Embase Electronic Registers、Cochrane Clinical Trials Register (CCTR)以及 Cochrane 口腔健康组临床试验注册库

检索日期——1970—2000 年

其他证据来源——手工检索口腔健康组临床试验注册库建库前的 *European Journal of Orthodontics*、*American Journal of Orthodontics*、*Journal of Orthodontics* 以及 *Angle Orthodontist* 杂志。联系临床试验的第一作者以发现任何未发表的研究,并寻求关于已发表临床试验的说明。筛选已纳入研究的参考文献列表,以及英国正畸学术会议和欧洲正畸学术会议的会议日程和摘要

语言限制——无

检索结果

有 3 项临床试验符合标准(2 项随机对照试验和 1 项临床对照试验)。

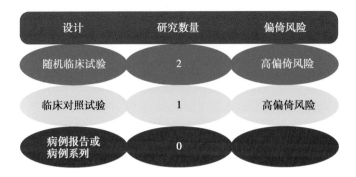

设计	研究数量	偏倚风险
随机临床试验	2	高偏倚风险
临床对照试验	1	高偏倚风险
病例报告或病例系列	0	

研究结果

正畸粘接失败率：在所有临床试验中报告为托槽脱落的牙齿数目和百分比。有两个临床试验比较了同一种粘接剂不同底板托槽（网箔与 Dynalok 切割底板或 GAC Microloc 相比）的脱落托槽数量。

正畸托槽周围脱矿：一项临床试验将其作为次要结局指标进行了报告，另外两项临床试验分别存在结局指标设置不恰当和未作报告的问题。

> **主要发现**
>
> 由于所纳入的临床试验的异质性，很难从本系统评价中得出任何结论。我们对未来的研究给出以下建议：
> - 开展对所有通用的粘接剂分组进行比较并对患者随访至固定矫治结束的随机对照试验。
> - 设置明确的纳入和排除标准，与统计专家共同完成样本量计算和研究设计。
> - 对退出和失访情况给予清晰报告，并对统计分析方法作出适当的调整。
> - 评估可能影响粘接失败的咬合干扰因素。
> - 如有可能，开展单盲（患者）或双盲（患者和实施者）研究。
> - 除干预措施以外，所有患者的其他处理均应相似。
> - 采用适当的统计分析，报告粘接失败的均数和标准差。
> - 在适当情况下，将脱矿作为次要结局指标进行测量。

点评

对于哪种正畸粘接剂粘接最可靠以及哪种正畸粘接剂预防脱矿最有效的问题，我们仍需要更强有力的证据。

参考文献

Mandall NA, Millett DT, Mattick CR, Hickman J, Worthington HV, Macfarlane TV, 2002. Orthodontic adhesives: a systematic review. *J Orthod* 29, 205–210.

致谢

这篇 Cochrane 系统评价发表在 2003 年第 2 期的《Cochrane 系统评价数据库（Cochrane Database of Systematic Reviews）》上。随着新证据的出现和对反馈的回应，Cochrane 系统评价会定期更新。请关注《Cochrane 系统评价数据库》来获取本篇 Cochrane 系统评价的最新版本。

（孙巧、王蕴蕾 译，花放、贺红 审校）

概要 5
正畸中临时支抗装置成功率的影响因素：Meta 分析（样本量>50）

Dalessandri D, * *Salgarello S, Dalessandri M, Lazzaroni E, Piancino M, Paganelli C, Maiorana C, Santoro F. Eur J Orthod 2014；36：303-313.*

背景

临时支抗装置（temporary anchorage devices，TADs）是为更好进行支抗控制而新近引入正畸的。本文试图分析各种因素对 TAD 成功率的影响。

研究要素

研究人群——接受固定矫治的正畸患者
干预措施——临时支抗装置
对照——与患者、种植体、管理有关的因素
结局指标——TADs 的成功率

检索参数

纳入标准——分析 TAD 稳定性影响因素的临床研究
检索数据库——PubMed、Scopus、Web of Knowledge
检索日期——截至 2012 年 12 月
其他证据来源——手工检索参考文献列表
语言限制——用英语、德语、法语、西班牙语、意大利语发表的研究

检索结果

共检索到 224 篇参考文献，其中 24 篇符合纳入标准。

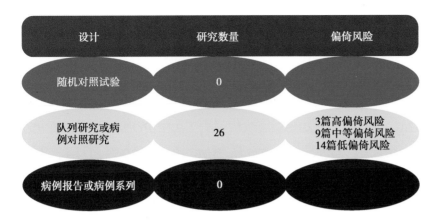

研究结果

（A）比较植入健康和发炎牙龈中的 TADs 以及（B）比较植入上颌和下颌骨中的 TADs 的结果见表 S5.1。

表 S5.1 临时支抗装置(TADs)在(A)健康和炎症组织及(B)上颌及下颌中植入的失败率

A, 临时支抗装置(TADs)在健康组织和炎症组织中植入的失败率比较

作者	炎症组织 失败事件数	炎症组织 总样本数	健康组织 失败事件数	健康组织 总样本数	权重%	比值比M-H法,随机效应模型,95%置信区间
Chen et al. 2008	33	272	14	220	24.3	2.03 (1.06, 3.90)
Cheng et al. 2004	5	7	10	133	16.2	30.75 (5.28, 179.08)
Miyawaki et al. 2003	5	11	15	113	19.6	5.44 (1.48, 20.08)
Sharma et al. 2011	9	18	8	121	20.7	14.13 (4.39, 45.49)
Viwattanatipa et al. 2009	16	19	16	78	19.3	20.67 (5.36, 70.72)
合计	68	327	63	665	100	8.92 (2.86, 27.82)

异质性:Tau^2 = 1.27, Chi^2 = 18.87 df = 4 (P = 0.0008), I^2 = 79%
总体效应检验:Z = 3.77 (P = 0.0002)

利于炎症组织 — 利于健康组织
0.01 0.1 1 10 100

B, 临时支抗装置(TADs)在上颌骨和下颌骨中植入的失败率比较

作者	上颌骨 失败事件数	上颌骨 总样本数	下颌骨 失败事件数	下颌骨 总样本数	权重%	比值比M-H法,随机效应模型,95%置信区间
Chen et al. 2007	31	263	22	96	8.8	0.45 (0.25, 0.82)
Chen et al. 2008	26	399	11	90	7.5	0.71 (0.35, 1.46)
Cheng et al. 2004	7	105	8	35	4.4	0.24 (0.08, 0.72)
Lim et al. 2009	40	286	22	92	9.1	0.52 (0.29, 0.93)
Luzi et al. 2007	5	41	8	99	3.9	1.58 (0.48, 5.15)
Manni et al. 2011	18	137	39	163	8.7	0.48 (0.26, 0.89)
Miyawaki et al. 2003	10	63	10	61	5.3	0.96 (0.37, 2.51)
Moon et al. 2008	46	279	32	201	10.4	1.04 (0.64, 1.71)
Moon et al. 2010	67	345	60	270	11.9	0.84 (0.57, 1.25)
Motoyoshi et al. 2009	13	115	11	94	6.1	0.96 (0.41, 2.26)
Park et al. 2006	5	124	14	103	4.6	0.27 (0.09, 0.77)
Sharma 2011	12	97	7	42	4.9	0.71 (0.26, 1.94)
Viwattanatipa et al. 2009	32	97	0	0		
Wiechmann et al. 2007	12	90	19	43	6.1	0.19 (0.08, 0.46)
Wu 2009	25	268	17	135	8.2	0.71 (0.37, 1.37)
合计	359	2709	280	1524	100	0.61 (0.47, 0.80)

异质性:Tau^2 = 0.12, Chi^2 = 25.46 df = 13 (P = 0.02), I^2 = 49%
总体效应检验:Z = 3.56 (P = 0.0004)

利于上颌骨 — 利于下颌骨
0.01 0.1 1 10 100

来源:Dalessandri等,2014。经牛津大学出版社许可转载。

主要发现

- 种植体周围保持良好的口腔卫生十分重要，因其可以避免使 TAD 失败风险增加的软组织炎症。
- TADs 植入上颌牙槽骨时的成功率高于下颌牙槽骨；用于 20 岁以上患者的成功率高于 20 岁以下患者。

点评

　　这篇系统评价的结论需审慎解读，因为选用的文献及数据有较大的异质性。尽管如此，所有纳入研究均提示 TAD 成功率高于 80%。

（潘嘉雯、王蕴蕾 译，花放、贺红 审校）

概要 6
尖牙向后结扎在正畸初始排齐阶段的有效性：一项系统评价和 Meta 分析

Fleming PS,[*] *Johal A*,*Pandis N. Eur J Orthod 2013*；*35*：*539-546.*

背景

在正畸初始排齐阶段，从第一磨牙到尖牙的不锈钢丝结扎（laceback）一直被用来通过控制尖牙的角度来控制切牙的位置。它们被认为在尖牙初始位置呈直立或远中倾斜的时候特别有用，因为在这些情况下，显著的牙冠近中移位可能会伴随着切牙的前移。虽然许多临床医生常规使用尖牙向后结扎技术，但其有效性一直存在争议。此外，该技术还可能导致后牙支抗丧失、菌斑堆积、增加椅旁时间和操作的复杂性。

研究要素

研究人群——使用固定矫治器的正畸患者
干预措施——尖牙向后结扎
对照——不采用尖牙向后结扎
结局指标——磨牙和切牙的位置，牙周效应和矫治器损坏

检索参数

纳入标准——随机对照试验
检索数据库——MEDLINE、Embase、Cochrane
检索日期——1966 年~2012 年 1 月
其他证据来源——灰色文献和参考文献列表
语言限制——无

检索结果

共检索到 194 篇参考文献，其中 2 篇适合做 Meta 分析。

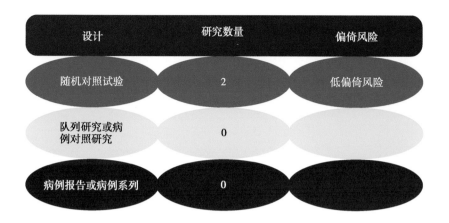

设计	研究数量	偏倚风险
随机对照试验	2	低偏倚风险
队列研究或病例对照研究	0	
病例报告或病例系列	0	

研究结果

尖牙向后结扎对（A）切牙位置和（B）磨牙位置的影响见表 S6.1.

表 S6.1　尖牙向后结扎的使用及其对（A）切牙和（B）磨牙位置的影响

A，有无尖牙向后结扎时切牙位置的改变

作者	尖牙向后结扎			无尖牙向后结扎			权重	加权均差，95%置信区间
	n	均数	标准差	*n*	均数	标准差		
Usmani *et al.* 2002	16	−0.5	1.06	19	0.36	1.09	53.34	−0.86 (−1.57, −0.15)
Irvine *et al.* 2004	30	−0.53	1.9	32	−0.44	1.29	46.66	−0.09 (−0.90, 0.72)
合计	46			51			100	−0.50 (−1.25, 0.25)

$I^2 = 48.5\%$, $P = 0.163$

B，有无尖牙向后结扎时磨牙前后向位置的改变

作者	尖牙向后结扎			无尖牙向后结扎			权重	加权均差，95%置信区间
	n	均数	标准差	*n*	均数	标准差		
Usmani *et al.* 2002	16	0.49	1.34	19	0.5	1.37	42.60	−0.01 (−0.91, 0.89)
Irvine *et al.* 2004	30	0.75	1.08	32	−0.05	1.55	57.40	0.80 (0.14, 1.46)
合计	46			51			100	0.45 (−0.33, 1.24)

$I^2 = 50.5\%$, $P = 0.155$

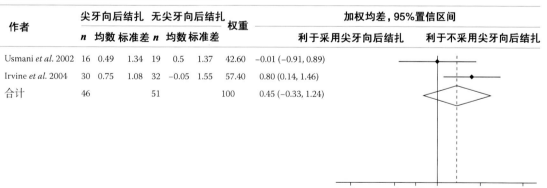

来源：Fleming等，2013。经牛津大学出版社许可转载。

主要发现

- 使用尖牙向后结扎对磨牙前后向位置或切牙位置的影响既没有临床显著性,也没有统计学显著性。
- 目前缺乏与使用尖牙向后结扎对椅旁时间或牙周健康影响相关的证据。

点评

我们欢迎更多关于尖牙向后结扎在正畸排齐阶段影响的高质量随机对照试验。但是,基于目前有限的证据,在许多情况下,这种技术可能代表着一种不必要的操作复杂化。

(孙巧、王蕴蕾 译,花放、贺红 审校)

概要 7
正畸中的微型种植体：一项相关文献的系统评价

Meursinge Reynders R, *Ronchi L*, *Bipat S. Am J Orthod Dentofacial Orthop* 2009；135：564. e1-19.

背景

当正畸医生考虑使用正畸微型种植体（orthodontic mini-implants，OMI）时，他们需要了解这些装置的成功率。本系统评价将这些成功率进行了量化。其中纳入的研究也被用来确定和量化影响这些成功率的变量，以及使用 OMI 时的不良事件。

研究要素

研究人群——使用了 OMI 的正畸患者，不限年龄、性别
干预措施——采用直径<2.5mm 的 OMI 且正畸加力超过 120 天。排除颌骨固定板
对照——多种种植体和患者参数
结局指标——根据预先设定的成功定义所得出的 OMI 成功率

检索参数

纳入标准——①测量了 OMIs 成功率；②定义了成功；③并且确定了对 OMIs 施加正畸力时长的随机和非随机临床研究
检索数据库——PubMed（MEDLINE）、Google Scholar Beta、Embase、Science Direct、all 7 Evidence Based Medicine Reviews（EBMR）、Web of Science、Ovid 以及 Bandolier
检索日期——至 2008 年 3 月 31 日
其他证据来源——手工检索期刊和参考文献列表
语言限制——英语、法语、德语和意大利语

检索结果

共检索到 3 364 篇摘要，在 52 篇获取的全文中只有 19 篇符合纳入标准。

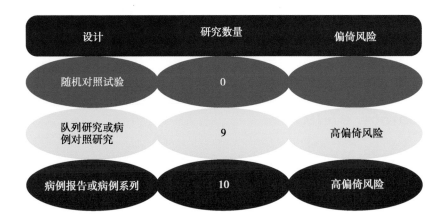

设计	研究数量	偏倚风险
随机对照试验	0	
队列研究或病例对照研究	9	高偏倚风险
病例报告或病例系列	10	高偏倚风险

研究结果

微型种植体的成功率见表 S7.1。

表 S7.1 正畸微型种植体的成功率

作者	对成功与否进行测量的时间	成功率
Freudenthaler *et al*. 2001	ARTT:平均 11 个月 (范围:7~20 个月)	75%(NSS)
Miyawaki *et al*. 2003	1 年或 ARTT	76.1%(NSS)(范围:0~85%)
Liou *et al*. 2004	9 个月	56.25%(得分 0) 43.75%(得分 2)
Motoyoshi *et al*. 2006	6 个月	85.5%(NSS)
Thiruvenkatachari *et al*. 2006	ARTT:3.5~5.5 个月	100%(得分 0)
Park *et al*. 2006	ARTT:平均时间 15 个月(标准差:6.16 个月)	91.6%(得分 0 and 1)(范围:80%~93.6%)
Tseng *et al*. 2006	ARTT:平均时间 16 个月	91.1%(得分 0 and 1)(范围:80%~100%)
Chen *et al*. 2006	ARTT:平均时间 19.5 个月	84.7%(得分 0)(范围:72.2%~90.2%)
Berens *et al*. 2005	ARTT:平均时间 235 天,最长 733 天	操作方案 1:68.4%(得分 0) 8.3%(得分 1) 23.3%(失败) 操作方案 2:4.7%(失败)
Luzi *et al*. 2007	ARTT:最短 120 天,最长 37 个月	84.3%(得分 0) 6.4%(得分 1)
Wiechmann *et al*. 2007	180 天	76.7%(得分 0)(范围:69.6%~87%)
Kuroda *et al*. 2007	1 年或 ARTT	86.4%(NSS)(范围:35.3%~100%)
Motoyoshi *et al*. 2007	6 个月	85.2%(得分 0)(范围:63.8%~97.3%)
Kurod *et al*. 2007	1 年或 ARTT	86.2%(NSS)(范围:81.1%~88.6%)
Motoyoshi *et al*. 2007	ARTT:6 个月及以上	87.4(得分 0)
Hedayati *et al*. 2007	ARTT:平均 5.4 个月(范围:4~6.5 个月)	81.5%(得分 0, 1, and 2)
Chaddad *et al*. 2008	150 天	87.5%(得分 0)(范围:82.5%~93.5%)
Moon *et al*. 2008	8 个月	83.8(得分 0)
Kinzinger *et al*. 1991	ARTT:6.5 个月	100%(得分 2)

缩写:ARTT,治疗期间所需要的支抗。成功得分 0,种植体成功无动度;得分 1,种植成功但有动度;得分 2,种植体成功但有移位;NSS,总体成功(包括 0~2 分)。

来源:Reynders 等,2009。经美国正畸医师协会许可转载。

> **主要发现**
>
> - 大多数研究发现，如果能用的、有动度的和移位的种植体都被认为是成功的话，种植体的成功率高于 80%（0~100% 范围）（表 S7）。
> - 患者、种植体、植入位置、手术、正畸和种植体维护相关的因素等 70 个特定变量之间的相关性已被确定，但由于混杂因素而被舍弃。
> - 几乎没有文章报告 OMI 的不良事件。

点评

- 本研究结果的真实性受到以下因素的制约：①研究之间广泛的差异和不恰当的 OMI 成功定义；②评估成功的时间点不同；③研究方法学质量不佳；④报告不规范。
- OMI 的另一项系统评价（Meursinge Reynders 2016）表明，OMI 原始研究的质量普遍较差。
- 本系统评价需要更新，且应当使用一种新的（2016）适用于非随机临床研究的偏倚风险评估工具（ROBINS-Ⅰ）（Sterne JA 等，2016）。
- 在使用 OMI 时，临床医生应考虑：①本篇系统评价所呈现的低质量证据；②他们的患者和本篇系统评价里纳入的那些患者是否相似；③患者的价值观和偏好；④其他可替代的干预措施；⑤使用 OMI 是否利大于弊；⑥OMI 的费用；⑦本篇系统评价的质量。最后一个问题尤其重要，因为许多系统评价都做得不够好（Ioannidis 2016）。

参考文献

Ioannidis JP, 2016. The mass production of redundant, misleading, and conflicted systematic reviews and meta-analyses. *Milbank Q* 94, 485–514.

Meursinge Reynders RA, 2016. *Evidence-based knowledge creation on orthodontic mini-implants: 'Why we know so little'*. PhD thesis October 26 2016. Department of Oral and Maxillofacial Surgery, Academic Medical Center, University of Amsterdam. Available at: http://dare.uva.nl/document/2/177074 (accessed November 2016).

Sterne JA, Hernán MA, Reeves BC, *et al.*, 2016. ROBINS-I: a tool for assessing risk of bias in non-randomised studies of interventions. *BMJ* 355, i4919.

（孙巧、王蕴蕾　译，花放、贺红　审校）

概要 8
固定矫治用于排齐牙列的初始弓丝

Jian F, *Lai W*, *Furness S*, *McIntyre GT*, *Millett DT*, * *Hickman J*, *Wang Y.* * *Cochrane Database Syst Rev 2013*；（4）：*CD007859.*

背景

初始弓丝是在矫治过程中最先放入固定矫治器的弓丝，目的主要是排齐牙列。有不同类型可供选择。了解哪种弓丝最有效、哪种弓丝能在初始排齐阶段造成最轻的牙根吸收和疼痛在临床上具有重要意义。

研究要素

人群——戴用了上和/或下全牙弓固定矫治器的患者，排除同时使用腭部扩弓器、口外弓、既往正畸治疗史或其他相关病史的患者

干预措施——治疗开始时首次放入的弓丝

对照——其他种类的初始弓丝

结局指标——首要结局指标：每月排齐速率；牙根吸收的发病率或患病率以及程度；次要结局指标：换到下一根弓丝或者工作弓丝所需时间；排齐所需时间；疼痛的强度和持续时间

检索参数

纳入标准——比较初始弓丝的随机对照试验

检索数据库——MEDLINE via OVID、Cochrane 口腔健康组临床试验注册库、Cochrane Central Register of Controlled Trials（CENTRAL）（The Cochrane Library 2012，Issue 7）、EMBASE via OVID

检索日期——不同开始日期到 2012 年 8 月

其他证据来源——会议日程和摘要：英国及欧洲正畸学术会议（至 2012 年）以及国际牙科研究协会（IADR）。手工检索：*American Journal of Orthodontics and Dentofacial Orthopedics* [至 2012 年，第 153（1）期]；*the Angle Orthodontist* [至 2011 年，第 81（6）期]；*European Journal of Orthodontics* [至 2011 年，第 33（6）期]；*Journal of Orthodontics* [前身 *British Journal of Orthodontics*；至 2011 年，第 38（4）期]；*Seminars in Orthodontics* [1995—2011 年，第 17（4）期]；*Clinical Orthodontics and Research* [1998—2011 年，第 14（4）期]；*Australian Orthodontic Journal* [1956—2011 年，第 27（2）期]。通过检查拟纳入临床试验的参考文献列表来确定需要补充纳入的研究。联系已纳入临床试验的通讯作者以确定未发表或正在进行中的研究，并在必要时询问试

验细节。联系材料厂商确认弓丝的类型以及是否知晓其他未发表或正在进行中的临床试验。

　　语言限制——无

检索结果

　　9 篇随机对照试验符合纳入标准。

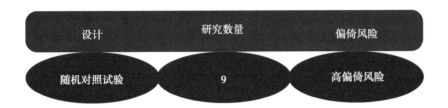

设计	研究数量	偏倚风险
随机对照试验	9	高偏倚风险

研究结果

- 多股不锈钢初始弓丝与超弹镍钛（NiTi）初始弓丝相比：排齐速率和疼痛的证据均不足。
- 传统（稳定型）镍钛丝与超弹镍钛初始弓丝相比：有关排齐速率和疼痛的证据均不足。
- 单股超弹镍钛丝与其他镍钛丝[多股麻花丝、含铜镍钛（CuNiTi）或热激活]相比：有较弱且不可靠的证据表明多股超弹麻花镍钛丝能在 12 周时间内使牙齿移动更多，但没有与疼痛相关的信息。此外，没有足够的证据来确定热激活镍钛丝或含铜镍钛丝与超弹镍钛初始弓丝之间是否存在差异。

　　所有纳入的临床试验都未报告根吸收的情况。

> **主要发现**
>
> - 没有可靠的证据表明，某种特定初始弓丝材料比另一种材料在排齐速度或减轻疼痛方面更好或更差。
> - 没有关于初始弓丝材料对牙根吸收影响的证据。

点评

　　我们仍需要设计和实施良好、有足够统计学效能的随机对照试验来评估：初始弓丝材料的实验室性能能否带来初期牙齿排齐阶段具有显著临床意义的差异。

致谢

　　这篇 Cochrane 系统评价发表在 2013 年第 4 期的《Cochrane 系统评价数据库（Cochrane Database of Systematic Reviews)》上。随着新证据的出现和对反馈的回应，Cochrane 系统评价会定期更新。请关注《Cochrane 系统评价数据库》来获取本篇 Cochrane 系统评价的最新版本。

（孙巧、王蕴蕾 译，花放、贺红 审校）

概要 9
自锁和传统矫治器的初始正畸排齐效果：一项网状 Meta 分析

Pandis N, * *Fleming PS,Spineli LM,Salanti G. Am J Orthod Dento-facial Orthop* 2014;145(4 Suppl.):S152-163.

背景

传统 Meta 分析的一个延伸是网状 Meta 分析(network Meta-analysis,NMA)，它允许在满足一定的假设条件时,在一个统一的框架下对所有证据进行定量合并,并贯穿一个包含所有符合纳入标准临床试验的网络。本系统评价旨在提高人们对这种合并方法的认识,并从初始排齐效率的角度对传统和自锁矫治器的效果进行比较和排序。

研究要素

研究人群——全部使用全口固定矫治器的正畸患者
干预措施——自锁矫治器
对照——传统矫治器
结局指标——初始排齐阶段的拥挤解除量(单位:毫米)

检索参数

纳入标准——比较任何自锁和传统矫治器的随机对照试验和临床对照试验,包括分口试验
检索数据库——PubMed、Embase、Cochrane、临床试验与毕业论文注册库、学术会议的会议日程
检索日期——1966 年~2012 年 12 月
其他证据来源——手工检索参考文献列表、联系作者
语言限制——无

检索结果

共检索到 132 篇参考文献,其中 11 篇符合纳入标准。

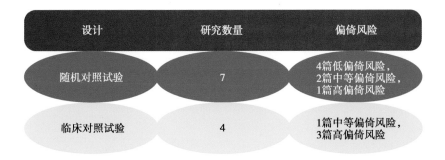

设计	研究数量	偏倚风险
随机对照试验	7	4篇低偏倚风险, 2篇中等偏倚风险, 1篇高偏倚风险
临床对照试验	4	1篇中等偏倚风险, 3篇高偏倚风险

图表

总体效率 SUCRA(累计排序曲线下面积)柱状图显示托槽系统在效率方面的排序(图 S9.1)。数值越大表示效率越高。

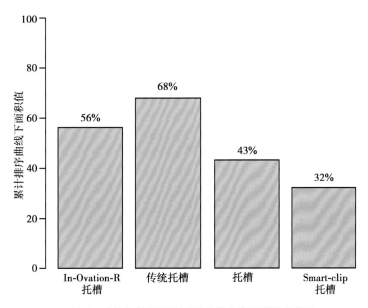

图 S9.1　总体效率 SUCRA(累计排序曲线下面积)柱状图

来源:Pandis 等,2014。经爱思唯尔许可转载。

> 主要发现
>
> - 没有证据表明,在初始排齐阶段,自锁矫治器比传统矫治器更高效。

点评

NMA 是一项较新的研究方法,在正畸领域具有重要的应用前景。NMA 通过共同对照将源自直接和间接信息的证据合并起来;因此,可以根据分析结果对干预措施进行排序。NMA 的关键价值包括:

1. 通过使用共同对照在未经原始研究检验的治疗方法之间进行比较。
2. 在适用的情况下,合并直接和间接效果来加强证据基础。
3. 根据研究结果对所比较的干预措施进行排序。

（孙巧、王蕴蕾　译,花放、贺红　审校）

概要 10
自锁托槽的系统评价

Chen S, * *Greenlee G, Kim K, Smith C, Huang GJ.* * *Am J Orthod Dentofacial Orthop 2010；137：726. e1-726. e18.*

背景

很多人声称自锁托槽在治疗效率、有效性和稳定性这三个方面具有优越性。然而,支持这些说法的证据十分有限。本系统评价旨在查找、总结现有相关证据。

研究要素

研究人群——用固定矫治器进行治疗的正畸患者
干预措施——自锁托槽
对照——传统托槽
结局指标——治疗效率、有效性和稳定性

检索参数

纳入标准——比较自锁托槽和传统固定矫治器的临床研究
检索数据库——PubMed、Web of Science、Embase、Cochrane
检索日期——1966 年~2009 年 5 月
其他证据来源——手工检索参考文献列表
语言限制——无

检索结果

共检索到 114 篇文献,其中 16 篇符合纳入标准。

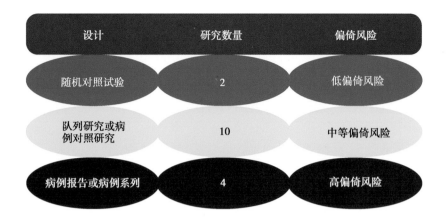

设计	研究数量	偏倚风险
随机对照试验	2	低偏倚风险
队列研究或病例对照研究	10	中等偏倚风险
病例报告或病例系列	4	高偏倚风险

研究结果

自锁托槽对(A)总治疗时间和(B)牙齿移动速率的影响见表 S10.1

表 S10.1　自锁托槽对(A)总治疗时间和(B)切牙排齐速率的影响

作者	自锁托槽			传统托槽			权重(%)	标化均数差(A)随机效应模型,(B)固定效应模型 95%CI	
	均数	标准差	总样本数	均数	标准差	总样本数		利于自锁托槽	利于传统托槽
A,总治疗时间(单位:月)									
Eberting *et al.* 2001	24.5	6.5	108	30.9	7.9	107	34.4	−0.88 (−1.16, −0.60)	
Hamilton *et al.* 2008	15.6	5.2	379	15.9	6.1	383	36.2	−0.05 (−0.19, 0.09)	
Harradine 2001	19.4	5.9	30	23.5	5.2	30	29.4	−0.73 (−1.25, −0.20)	
合计			517			520	100	−0.54 (−1.17, −0.09)	

异质性:$Tau^2 = 0.28$, $Chi^2 = 30.13$, $df = 2$ ($P < 0.00001$), $I^2 = 93\%$
总体效应检验:$Z = 1.67$ ($P = 0.10$)

B,切牙排齐速率(治疗20周时牙列不齐指数的变化)									
Miles 2005	−4.3	2.7	29	−4.4	2.9	29	33.3	0.04 (−0.48, 0.55)	
Miles *et al.* 2006	−1.4	1.5	58	−1.5	1.8	58	66.7	0.06 (−0.30, 0.42)	
合计			87			87	100	0.05 (−0.25, 0.35)	

异质性:$Chi^2 = 0.01$, $df = 1$ ($P = 0.94$), $I^2 = 0\%$
总体效应检验:$Z = 0.34$ ($P = 0.73$)

来源:Chen等, 2010。经爱思唯尔许可转载。

主要发现

- 在椅旁时间方面,自锁托槽的确拥有高效的优势。然而,在加快牙齿排齐速度和缩短总治疗时间方面,自锁托槽并没有显著优势。
- 使用自锁托槽矫治的切牙唇倾度更小,但只有 1.5° 的差异。
- 尚未发现与治疗后稳定性相关的研究。

点评

　　总体来说,目前缺乏证据表明传统托槽和自锁托槽在有效性和整体效率方面存在差异。在本篇系统评价发表后,又有一些随机对照试验得到发表,它们同样显示在治疗效率或有效性方面两者没有显著差异(Celikoglu 等 . 2015;da Costa Monini 等 . 2014;Johansson 和 Lundström 2012;O'Dywer 等 . 2016)。

参考文献

Celikoglu M, Bayram M, Nur M, *et al.*, 2015. Mandibular changes during initial alignment with SmartClip self-ligating and conventional brackets: A single-center prospective randomized controlled clinical trial. *Korean J Orthod* 45, 89–94.

da Costa Monini A, Júnior LG, Martins RP, *et al.*, 2014. Canine retraction and anchorage loss: self-ligating versus conventional brackets in a randomized split-mouth study. *Angle Orthod* 84, 846–852.

Johansson K, Lundström F, 2012. Orthodontic treatment efficiency with self-ligating and conventional edgewise twin brackets: a prospective randomized clinical trial. *Angle Orthod* 82, 929–934.

O'Dywer L, Littlewood SJ, Rahman S, *et al.*, 2016. A multi-center randomized controlled trial to compare a self-ligating bracket with a conventional bracket in a UK population: Part 1: Treatment efficiency. *Angle Orthod* 86, 142–148.

(尹黎蕾、王蕴蕾 译,花放、贺红 审校)

概要 11
下颌尖牙阻生和跨区异位的发病率、病因和治疗：一项系统评价

Dalessandri D, * *Parrini S*, *Rubiano R*, *Gallone D*, *Migliorati M. Eur J Orthod 2017*; *39*：*161-169.*

背景

下颌尖牙的阻生（impaction）和跨区异位（transmigration）较上颌少见，因此很难找到基于大样本可靠研究的临床指南。本篇系统评价对目前文献中与下颌尖牙阻生和跨区异位发病率、病因以及不同治疗策略成功率有关的数据进行总结。

研究要素

研究人群——下颌尖牙阻生和跨区异位患者
干预措施——正畸治疗或自体移植
对照——手术拔除或观察
结局指标——成功率和并发症发生率

检索参数

纳入标准——关于人类下颌尖牙阻生和跨区异位的前瞻或回顾性原始研究
检索数据库——PubMed、MEDLINE、Google Scholar、Cochrane Central Register of Controlled Trials（issue 1，2015）、ISI Web of Knowledge、Scopus
检索日期——从建库开始截至 2016 年
其他证据来源——作者的个人图书馆以及所有纳入文章的参考文献列表
语言限制——无

检索结果

共检索到 630 篇不重复的文献。根据纳入排除标准，纳入 13 篇相关文献进行定性分析。

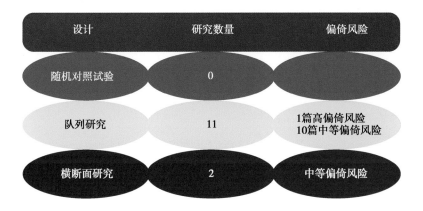

研究结果

下颌尖牙阻生和跨区异位的发病率和治疗结果见表 S11.1 和表 S11.2。

表 S11.1　下颌尖牙阻生和跨区异位的发病率

作者	研究设计类型	人群	筛选的	男性 阻生 单侧	男性 阻生 双侧	男性 跨区异位 单侧	男性 跨区异位 双侧	女性 阻生 单侧	女性 阻生 双侧	女性 跨区异位 单侧	女性 跨区异位 双侧	总体 阻生 单侧	总体 阻生 双侧	总体 跨区异位 单侧	总体 跨区异位 双侧
Sajnani 2014	观察性研究	中国南方人										62	1		
Sajnani 2014	观察性研究	中国南方人										74			
Kamiloglu 2014	观察性研究	塞浦路斯人										4	0		
Jain 2014	横断面研究	印度人		10	2			27	3			37	5		
Topkara 2012	横断面研究	土耳其人		7	5			7				14	5		
Aras 2011	队列研究	土耳其人	5100									19	4		
Kara 2011	观察性研究	土耳其人		37				51				88			
Aktan 2010	队列研究	土耳其人		3		5		6		12		9		17	
Celikoglu 2010	观察性研究	土耳其人		3		1		6		4		9		5	
Gündüz	队列研究	土耳其人				7				5				12	
González-Sánchez 2001	观察性研究	西班牙人				8				6	1			14	1
Yavuz 2007	队列研究	土耳其人		32	3			33	3			65	6		
Aydin 2004	队列研究	土耳其人		9		6		11		2		20		8	

来源：Dalessandri 等，2017。经牛津大学出版社许可转载

表 S11.2　下颌尖牙阻生和跨区异位的治疗成功率和治疗结果

作者	研究设计	%正畸牵引成功		%自体移植成功		%手术拔除并发症发生率		%观察的并发症发生率	
		阻生	跨区异位	阻生	跨区异位	阻生	跨区异位	阻生	跨区异位
Sajnani 2014	观察性研究					89.0			
Aras 2011	队列研究	6.6/17.4		4.3		9.0			
Kara 2011	观察性研究							2.2	
Aktan 2010	队列研究								
Celikoglu 2010	观察性研究	21.4/14.3	28.5			28.6			14.3
Gündüz	队列研究						25.0		75.0
González-Sánchez 2001	观察性研究					53.3		40.0	
Yavuz 2007	队列研究	32.0		1.4		58.0			
Aydin 2004	队列研究								

来源：Dalessandri 等．2017。经牛津大学出版社许可转载

主要发现

- 下颌尖牙阻生发病率为 0.92% ~ 5.1%，跨区异位发病率为 0.1% ~ 0.31%。
- 虽然确切的致病机制尚不清楚，牙瘤（4% ~ 20%）、囊肿、侧切牙畸形（5% ~ 17%）是致病原因的可能性较大。
- 下颌尖牙阻生最常用的治疗策略是手术拔除和正畸牵引，下颌尖牙跨区异位最常用的处理方法是手术拔除和影像学观察。

点评

　　对于存在牙齿形态异常、有牙齿阻生或跨区异位家族史、严重龋坏或乳牙修复不良并可能伴有炎性囊肿的混合牙列晚期病例，应当采用曲面断层片进行放射学检查。从治疗的角度来看，诊断时机对治疗的选择和预后至关重要。在混合牙列期，拔除乳尖牙和相邻的第一乳磨牙（如存在）可能可以诱导阻生尖牙自主萌出。

（尹黎蕾、王蕴蕾 译，花放、贺红 审校）

概要 12
口外弓早期矫形治疗的效果：一项系统评价和Meta 分析

Papageorgiou SN, * *Kutschera E, Memmert S, Gölz L, Jäger A, Bourauel C, Eliades T. Eur J Orthod 2017;39:176-187.*

背景

虽然口外弓(headgear)已被广泛用于纠正矢状向不调,但其疗效尚未以循证的方式被充分评估。本篇系统评价的目的是通过循证的方式评估早期口外弓治疗的疗效和不良反应。

研究要素

研究人群——安氏Ⅱ类错殆畸形患者,年龄、性别不限
干预措施——采用口外弓的早期矫治
对照——与干预组匹配的未治疗的安氏Ⅱ类错殆患者
结局指标——头影测量、治疗效果、不良事件(如牙外伤或颞下颌关节疼痛)

检索参数

纳入标准——随机对照试验和前瞻性非随机对照研究
检索数据库——MEDLINE、Cochrane Library、Scopus、Web of Knowledge、Virtual Health Library
检索日期——自建库起截至 2015 年 12 月
其他证据来源——手工检索参考文献或引用列表和与作者交流
语言限制——无

检索结果

共检索到830 篇文献,来自44 篇文献的15 项独立研究符合纳入标准。

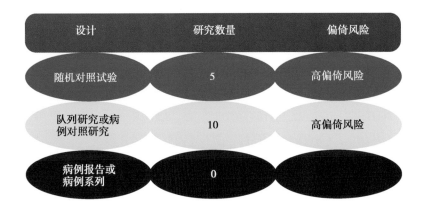

设计	研究数量	偏倚风险
随机对照试验	5	高偏倚风险
队列研究或病例对照研究	10	高偏倚风险
病例报告或病例系列	0	

研究结果

口外弓组和对照组在Ⅰ期(A)和Ⅱ期(B)矫治的测量结果对比见表 S12.1。

表 S12.1　口外弓组和对照组在Ⅰ期(A)和Ⅱ期(B)矫治的测量结果比较

A,使用口外弓早期治疗后(Ⅰ期)

结局指标	患者及(研究)数	总结	绝对效应(增大/减小，+/-) 对照组	口外弓组	相对效应95%置信区间	GRADE	
SNA角 (dg)	607 (12)	可能减小SNA角	+0.33°/yr	-1.30°/yr	MD -1.63 (-2.20 to -1.06)	●○○○	极低
SN-NL角 (dg)	667 (12)	可能增大SN-NL角	+0.16°/yr	+0.60°/yr	SMD 0.54 (0.09 to 1.00)	●○○○	极低
A点到N垂线的垂直距离(mm)	427 (8)	可能减小A点到N垂线的垂直距离	+2.11mm/yr	-0.71mm/yr	SMD -0.61 (-0.95 to -0.26)	●○○○	极低
鼻唇角 (dg)	287 (4)	鼻唇角变化很小或没有变化	+1.38°/yr	+1.95°/yr	MD 0.57 (-0.58 to 1.72)	●○○○	极低

B,Ⅰ期及其后的固定矫治后(Ⅱ期)

结局指标	患者及(研究)数	总结	对照组	口外弓组	相对效应95%置信区间	GRADE	
PAR减小(Ⅱ期)	240 (1)	PAR有轻微减小或者没有变化	19.6 points	20.2 points	MD -0.69 (-2.83 to 1.46)	●●●○	中等
牙外伤的发生率(总体)	140 (1)	可能降低牙外伤的发生率	33.3%	22.6% (13.0 to 39.0)	RR 0.68 (0.39 to 1.17)	●●○○	低
新出现TMJ疼痛的发生率(Ⅰ期)	83 (1)	可能降低TMJ疼痛的发生率	28.9%	15.6% (6.6 to 36.1)	RR 0.54 (0.23 to 1.25)	●●○○	低
TMJ疼痛在已有疼痛患者中的发生率	48 (1)	可能减轻现有的TMJ疼痛	54.5%	46.3% (26.2 to 81.2)	RR 0.85 (0.48 to 1.49)	●●○○	低

dg,度;GRADE,证据质量和推荐强度分级系统;MD,平均差;PAR,同行评估等级;RR,相对危险度;SMD,标准化平均差.
来源:改编自Papageorgiou等,2017。

> **主要发现**
>
> - 早期口外弓治疗与 SNA 角的短期减小有关，这种关联独立于上牙槽座点的混杂效应，且与 SNA 角的初始偏差程度成正比。
> - 因此，口外弓可能是早期处理上颌前突 Ⅱ 类错𬌗畸形的一种可行和有效的选择。
> - 早期采用口外弓治疗可能会降低随后几年发生牙外伤的风险，这对高危患者是有利的。

点评

基于有限的低质量证据，口外弓对上颌骨旋转、鼻唇角、PAR 分数减小和颞下颌关节紊乱症状的影响尚不能确切评估。

（尹黎蕾、王蕴蕾 译，花放、贺红 审校）

概要 13
Ⅱ类错殆畸形患者的早期矫治可以减少切牙外伤的发生：一项 Cochrane 系统评价的结果

*Thiruvenkatachari B, * Harrison J, Worthington H, O' Brien K. Am J Orthod Dentofacial Orthop 2015；148：47-59.*

背景

此类错殆畸形影响英国近 1/4 的 12 岁儿童和美国 15% 的 12~15 岁儿童。前牙突出会带来较高的切牙外伤发生率。

研究要素

研究人群——儿童时期或青少年(≤16 岁)时期或在以上两个时期都接受过正畸治疗的安氏Ⅱ类错殆畸形患者

干预措施——早期开始的双期矫治(7~11 岁)

对照——晚期或青春期开始的一期矫治(10~14 岁)

结局指标——覆盖、骨性关系、自尊心、患者满意度、上前牙外伤、颞下颌关节问题

检索参数

纳入标准——比较早期和晚期治疗安氏Ⅱ类错殆畸形的随机对照试验(RCT)

检索数据库——MEDLINE Ovid、Embase Ovid、Cochrane 口腔健康组临床试验注册库、Cochrane Central Register Of Controlled Trials、Clinical Trials. gov、WHO International Clinical Trials Registry

检索日期——自 1946 年至 2013 年 4 月 17 日

其他证据来源——手工检索所有正畸期刊,包括个人收集的文献列表

语言限制——无

检索结果

共检索到 1 572 篇文献,其中 3 篇符合纳入标准。

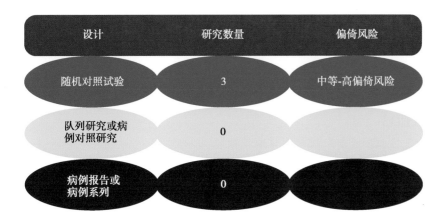

设计	研究数量	偏倚风险
随机对照试验	3	中等-高偏倚风险
队列研究或病例对照研究	0	
病例报告或病例系列	0	

研究结果

（A）早期矫治对比青春期矫治以及（B）口外弓对比功能矫治器治疗的患者切牙外伤发生率见表 S13.1。

表 S13.1　外伤发生率：（A）早期矫治对比仅青春期矫治（B）口外弓对比功能矫治器治疗

A, 切牙外伤发生率：早期接受功能矫治器治疗的患者对比仅青春期接受一期矫治的患者的比较

研究	功能矫治器 事件数	功能矫治器 总样本数	青春期治疗 事件数	青春期治疗 总样本数	权重	均数差比值比M-H, 固定效应模型, 95%置信区间
佛罗里达州, 1998	19	67	23	69	42.0	0.79 (0.38, 1.64)
北卡罗来纳州, 2004	11	42	24	51	41.4	0.40 (0.17, 0.96)
英国(混合), 2009	4	63	7	65	16.7	0.56 (0.16, 2.02)
合计	34	172	54	185	100	0.59 (0.35, 0.99)

利于功能矫治器　利于青春期治疗
0.001　0.1　1　10　100

异质性：Chi^2 = 1.38 df = 2 (P = 0.50), I^2 = 0% 总体效应检验：Z = 2.02 (P = 0.04)

B, 切牙外伤发生率：功能矫治器对比口外弓

研究	口外弓 事件数	口外弓 总样本数	功能矫治器 事件数	功能矫治器 总样本数	权重	均数差比值比M-H, 固定效应模型, 95%置信区间
佛罗里达州, 1998	16	71	19	67	63.4	0.73 (0.34, 1.59)
北卡罗来纳州, 2004	11	46	11	42	36.6	0.89 (0.34, 2.33)
合计	27	117	30	109	100	0.79 (0.43, 1.44)

利于口外弓　利于功能矫治器
0.1　0.2　0.5　1　2　5　10

异质性：Chi^2 = 0.09 df = 1 (P = 0.77), I^2 = 0% 总体效应检验：Z = 0.77 (P = 0.44)

缩写：M-H, Mantel-Haenszel，M-H法。

来源：Thiruvenkatachari 等，2015。经爱思唯尔许可转载。

> **主要发现**
>
> - 3 项研究中有 2 项存在较高的偏倚风险。与儿童处于青春早期时进行单期治疗相比,对年龄较小的儿童进行正畸治疗,随后在其青春早期进行下一阶段的治疗可以显著降低新出现的切牙外伤的发生率。
> - 然而,需要治疗的患者数(NNT)表明,我们需要在早期(双期)治疗 10 名患者,以防止一系列的外伤[置信区间(CI)5~175]。
> - 由于 NNT 的高度不确定性(CI 范围广),应审慎解读数据。

点评

自本篇系统评价发表之后,数篇关于Ⅱ类错𬌗畸形的随机对照试验得到发表,但没有一篇研究了早期治疗的益处或切牙外伤。

参考文献

Thiruvenkatachari B, Harrison JE, Worthington HV, *et al.*, 2013. Orthodontic treatment for prominent upper front teeth (Class II malocclusion) in children. *Cochrane Database Syst Rev* (11), CD003452.

（尹黎蕾、王蕴蕾　译,花放、贺红　审校）

概要 14
第二、第三磨牙不同萌出阶段期间磨牙远中移动的疗效

Flores Mir C, McGrath L, Heo G, Major PW. Angle Orthod 2013;
83:735-742

背景

在不同的安氏Ⅱ类错𬌗矫治方法中，上颌磨牙远中移动是常用的一种。本篇系统评价旨在评价第二、第三磨牙不同萌出阶段期间磨牙远中移动的疗效。

研究要素

研究人群——需要上颌磨牙远移的正畸患者
干预措施——第二磨牙完全萌出
对照——第二磨牙部分萌出或完全未萌出，或第三磨牙部分萌出或完全未萌出
结局指标——牙齿移动量和移动方向

检索参数

纳入标准——通过头影测量评估安氏Ⅱ类错𬌗畸形患者上颌磨牙远中移动的文章
检索数据库——MEDLINE、PubMed、Embase、EMB reviews 以及 Web of Science
检索日期——截至 2012 年 6 月
其他证据来源——纳入研究的参考文献列表
语言限制——无

检索结果

共检索到 558 篇独立的论文，其中 4 篇符合纳入标准。由于这些研究评估磨牙远中移动的方法不同，所以无法进行 Meta 分析。

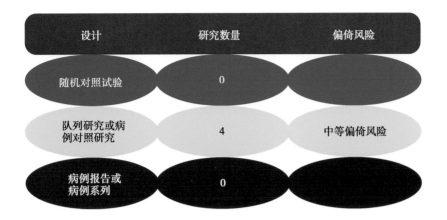

研究结果

4 项研究中磨牙远中移动和牙冠远中倾斜的情况见表 S14.1。

表 S14.1 第二和第三磨牙不同萌出阶段期间的磨牙移动(远中移动和远中冠倾斜)

研究	根据磨牙萌出情况分组	样本量	平均持续时间(周)	年龄	使用矫治器类型	移动参考线	平均线性远中移动量:毫米(标准差)	P值	平均牙冠倾斜角度(标准差)	P值
Kinzinger et al. 2004	组 1 = 第二磨牙部分萌出或完全未萌出	18 15	12.8 17.6	12	摆式矫治器	翼点的垂线	第一磨牙 = 3.16(0.77)	NS	第一磨牙 = 5.36(3.49)	P<0.01 P<0.05
	组 2 = 第二磨牙萌出至殆平面,第三磨牙处于蕾状期	13	24			翼点的垂线	第一磨牙 = 3.21(1.01)	NS	第二磨牙 = 4.06(2.15)	P<0.01
						翼点的垂线	第二磨牙 = 2.26(0.84)	NS	第一磨牙 = 0.8(3.40)	P<0.05
	组 3 = 第二磨牙已萌出,第三磨牙牙胚已拔除						第一磨牙 = 2.70(1.55)		第二磨牙 = 7.92(5.83)	NS
							第二磨牙 = 2.27(0.75)		第一磨牙 = 0.67(2.08)	NS
									第二磨牙 = 2.00(1.73)	
Karlsson and Bondemark 2006	组 1 = 第二磨牙尚未萌出(第二和第三磨牙存在于牙槽骨中)	20 20	22 26	11.4	镍钛推簧和 Nance 弓	蝶鞍点到咬合平面	第一磨牙 = 3 (0.64)	P≤0.01	第一磨牙 = 3	NS
	组 2 = 第二磨牙已萌出并随着第一磨牙远中移动(第三磨牙存在,但在所有患者的左右两边均尚未萌出)					蝶鞍点到咬合平面	第一磨牙和第二磨牙 = 2.2(0.84)	P≤0.01	第一磨牙和第二磨牙 = 3	NS

续表

研究	根据磨牙萌出情况分组	样本量	平均持续时间（周）	年龄	使用矫治器类型	移动参考线	平均线性远中移动量：毫米（标准差）	P值	平均牙冠倾斜角度（标准差）	P值
Bussick and McNamara 2000	组 1 = 第二磨牙尚未萌出 组 2 = 第二磨牙已萌出	57 44	28 28	12.1	摆式矫治器	重复点的配准（前颅底和后	第一磨牙和第二磨牙 = 5.7(1.6) 第一磨牙和第二磨牙 = 5.6(2.0)	NS NS	第一磨牙 = 11.7(5.6)	NS NS
Gosh and Nanda 1996	组 1 = 第二磨牙已萌出 组 2 = 第二磨牙尚未萌出	18 23	24.8	12	摆式矫治器	颅底、上颌骨、下颌骨）翼点的垂线	第一磨牙 = 3.37(2.1) 第二磨牙 = 2.27 第三磨牙 = 未报告	NS	第一磨牙 = 9.8(5.6) 第一磨牙 = 8.36(8.37) 第二磨牙 = 11.99 第三磨牙 = 2.49	NS

来源：改编自 Flores-Mir 等,2013。

主要发现

- 第二、第三磨牙所处的萌出阶段对磨牙远中移动和磨牙扭转的影响较小。
- 由于测量方法缺乏可比性,无法进行 Meta 分析。

点评

1. 由于结果评价方法不一致,所以将本结果应用于临床实践时应谨慎。

2. 未研究将更多牙齿纳入前牙支抗单位中对远中移动效果的影响。

3. 其中三项研究在相似的年龄组中使用了摆式矫治器和镍钛（NiTi）推簧,但未对其他形式的远中移动方法进行评估。

4. 在纳入的研究中,未明确说明有关初始磨牙远中关系严重程度的细节。

（尹黎蕾、王蕴蕾 译,花放、贺红 审校）

概要 15
儿童上前牙前突（安氏Ⅱ类错殆畸形）的正畸治疗

Thiruvenkatachari B, * *Harrison JE, Worthington HV, O' Brien KD. Cochrane Database Syst Rev 2013*;（11）:*CD003452.*

背景

对于存在上前牙前突（安氏Ⅱ类）的儿童患者,正畸医生面临一个抉择:是及早治疗,还是等到青春期早期再进行治疗?

研究要素

研究人群——儿童时期或青少年（≤16 岁）时期或在以上两个时期都接受过正畸治疗的安氏Ⅱ类错殆畸形患者

干预措施——①早期（7~11 岁）开始的双期矫治,或②后期使用某种矫治器进行治疗

对照——①后期/青春期（10~14 岁）开始的单期矫治,或②后期使用另一种矫治器治疗,或是不作治疗的对照组

结局指标——覆盖（首要结局指标）、骨性关系、自尊心、患者满意度、上前牙损伤、颞下颌关节问题。

检索参数

纳入标准——安氏Ⅱ类错殆畸形治疗的随机对照试验（RCTs）

检索数据库——MEDLINE Ovid、Embase Ovid、Cochrane 口腔健康组临床试验注册库,Cochrane Central Register of Controlled Trials

检索日期——1946 年~2013 年 4 月 17 日

其他证据来源——手工检索所有正畸期刊包括个人参考文献列表

语言限制——无

检索结果

共检索到 1 572 篇研究,其中纳入 17 篇 RCTs。3 篇 RCTs 将早期和后期治疗进行比较,14 篇 RCTs 将在青春期应用某种类型矫治器的治疗组与未治疗组或是使用另一种矫治器的治疗组进行比较。

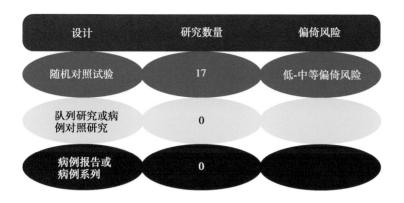

设计	研究数量	偏倚风险
随机对照试验	17	低-中等偏倚风险
队列研究或病例对照研究	0	
病例报告或病例系列	0	

研究结果

覆盖、ANB、PAR 评分以及自我评估的结果见表 S15.1。

表 S15.1 牙齿前突经（A）双期矫治（早期开始）和（B）单期矫治（青春期开始）的覆盖、ANB、PAR 评分及自我评估结果

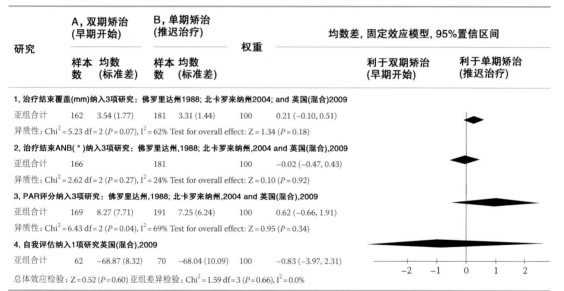

研究	A，双期矫治（早期开始）样本数	均数（标准差）	B，单期矫治（推迟治疗）样本数	均数（标准差）	权重	均数差，固定效应模型，95%置信区间
1, 治疗结束覆盖(mm)纳入3项研究：佛罗里达州1988; 北卡罗来纳州2004; and 英国(混合)2009						
亚组合计	162	3.54 (1.77)	181	3.31 (1.44)	100	0.21 (−0.10, 0.51)
异质性：Chi² = 5.23 df = 2 (P = 0.07), I² = 62% Test for overall effect: Z = 1.34 (P = 0.18)						
2, 治疗结束ANB(°)纳入3项研究：佛罗里达州,1988; 北卡罗来纳,2004 and 英国(混合),2009						
亚组合计	166		181		100	−0.02 (−0.47, 0.43)
异质性：Chi² = 2.62 df = 2 (P = 0.27), I² = 24% Test for overall effect: Z = 0.10 (P = 0.92)						
3, PAR评分纳入3项研究：佛罗里达州,1988; 北卡罗来纳州,2004 and 英国(混合),2009						
亚组合计	169	8.27 (7.71)	191	7.25 (6.24)	100	0.62 (−0.66, 1.91)
异质性：Chi² = 6.43 df = 2 (P = 0.04), I² = 69% Test for overall effect: Z = 0.95 (P = 0.34)						
4, 自我评估纳入1项研究英国(混合),2009						
亚组合计	62	−68.87 (8.32)	70	−68.04 (10.09)	100	−0.83 (−3.97, 2.31)
总体效应检验：Z=0.52 (P=0.60) 亚组差异检验：Chi² = 1.59 df = 3 (P=0.66), I² = 0.0%						

来源：Thiruvenkatachari 等，2013。经John Wiley & Sons许可转载。

主要发现

- 除新出现的切牙外伤发生率外，接受早期矫治的儿童与接受常规治疗者相比，治疗结果无差异。
- 当在青春期早期进行功能矫治时，患者的骨型可能会有轻微的有益变化。不过，这些变化可能没有显著临床意义。

点评

需要考虑对正畸临床试验所使用的结局指标类型进行统一。这对基于头颅侧位片的测量和分析尤为重要。

参考文献

Thiruvenkatachari B, Harrison J, Worthington H, *et al.*, 2015. Early orthodontic treatment for class II malocclusion reduces the chance of incisal trauma: results of a Cochrane systematic review. *Am J Orthod Dentofacial Orthop* 148, 47–59.

致谢

这篇 Cochrane 系统评价发表在 2013 年第 11 期的《Cochrane 系统评价数据库（Cochrane Database of Systematic Reviews）》上。随着新证据的出现和对反馈的回应，Cochrane 系统评价会定期更新。请关注《Cochrane 系统评价数据库》来获取 Cochrane 系统评价的最新版本。

（尹黎蕾、王蕴蕾 译，花放、贺红 审校）

概要 16
使用前牵面具对骨性Ⅲ类错𫏐畸形患者进行矫形治疗的疗效：一项系统评价和 Meta 分析

Cordasco G, Matarese G, Rustico L, Fastuca S, Caprioglio A, Lindauer SJ, Nucera R. * *Orthod Craniofac Res 2014; 17: 133-143.*

背景

　　本篇 Meta 分析旨在通过梳理最佳文献证据，评估前牵面具对生长发育期Ⅲ类错𫏐畸形患者的短期骨性效应。本研究结果可以帮助临床医师判断哪些Ⅲ类错𫏐畸形患者能够通过前牵面具进行有效治疗。

研究要素

　　研究人群——骨性Ⅲ类错𫏐畸形患者
　　干预措施——前牵面具矫形治疗
　　对照——未经治疗的骨性Ⅲ类错𫏐畸形患者
　　结局指标——基于下列头影测量角度进行评估：ANB、SNA、SNB、SN 与下颌平面夹角和 SN 与腭平面夹角（表 16.1 中仅展示 ANB 角数据）

检索参数

　　纳入标准——随机对照试验、生长发育期患者、无其他治疗性干预措施
　　检索数据库——PubMed、Ovid、Embase、Cochrane Central Register of Controlled Trials、Web of Science、LILACS、Google Scholar
　　检索日期——所有电子检索均于 2012 年 11 月 22 日进行
　　其他证据来源——手工检索已发表相同主题系统评价的参考文献
　　语言限制——无

检索结果

　　共检索到 807 篇不重复的文献；在初步评估标题及摘要后，有 7 项临床试验可能符合标准。进行全文评估后，最终纳入 3 项。采用这 3 项随机对照试验进行定性临床试验评价和定量结果合并（Kilicoglu 和 Kirlic 1998；Mandall 等 . 2010；Vaughn 等 . 2005）。

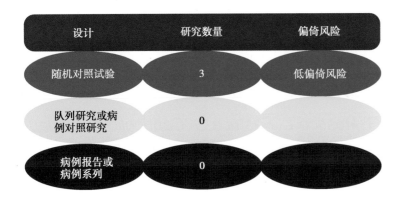

设计	研究数量	偏倚风险
随机对照试验	3	低偏倚风险
队列研究或病例对照研究	0	
病例报告或病例系列	0	

研究结果

比较(A)仅用前牵面具和(B)前牵面具联合上颌快速扩弓(rapid maxillary expansion,RME)的 ANB 角变化。见表 S16.1。

表 S16.1 （A）仅用前牵面具和（B）前牵面具联合上颌快速扩弓（RME）的 ANB 角变化

作者	干预组 均数	干预组 标准差	干预组 总样本数	对照组 均数	对照组 标准差	对照组 总样本数	权重%	平均差，随机效应模型，95%置信区间
A，仅用前牵面具								
Kiliçoglu and Kirliç 1998	4.34	1.81	16	-0.28	1.58	10	27.3	4.62 (3.30, 5.94)
Vaughn *et al.* 2005	3.95	2.93	21	-0.05	2.09	8	18.8	4.00 (2.08, 5.92)
亚组合计			37			18	46.1	4.42 (3.33, 5.51)
异质性：Tau² = 0.00, Chi² = 0.27, df = 1 (*P* < 0.60), I² = 0%								
总体效应检验：Z = 7.97 (*P* < 0.00001)								
B，前牵面具联合上颌快速扩弓								
Mandall *et al.*	2.1	2.3	33	-0.5	1.5	36	34.5	2.60 (1.67, 3.53)
Vaughn *et al.* 2005	3.82	2.81	22	-0.05	2.22	9	19.4	3.87 (2.00, 5.74)
亚组合计			55			45	53.9	2.97 (1.84, 4.09)
异质性：Tau² = 0.24, Chi² = 1.43, df = 1 (*P* < 0.23), I² = 30%								
亚组差异检验: Z = 5.16 (*P* < 0.00001)								
合计			92			63	100	3.66 (2.58, 4.74)
异质性：Tau² = 0.65, Chi² = 6.75, df = 1 (*P* < 0.08), I² = 56%								
亚组差异检验: Z = 6.66 (*P* < 0.00001)								
亚组差异检验: Chi² = 3.31, df = 1 (*P* < 0.07), I² = 69.8%								

$$-4 \quad -2 \quad 0 \quad 2 \quad 4$$

来源：Cordasco 等，2014。经John Wiley & Sons许可转载。

主要发现

证据表明,在生长发育期安氏Ⅲ类错𬌗畸形患者中,前牵面弓治疗在短期内会产生以下显著变化(以年计算):

- 纠正骨性不调(ANB,+3.66°)
- A 点前移(SNA,+2.1°)
- B 点后移(SNB,-1.54°)
- 下颌平面顺时针旋转(SN 与下颌平面夹角,+1.51°)
- 上颌平面轻微前旋(SN 与上颌平面夹角,-0.82°)

点评

1. 前牵面具似乎可以通过刺激上颌生长和促进下颌平面顺时针旋转来纠正安氏Ⅲ类错殆畸形。
2. 这些改变有打开咬合的趋势。
3. 最理想的前牵面具治疗对象是低下颌平面角伴深覆殆的生长发育期轻度安氏Ⅲ类错殆畸形患者。
4. 亚组分析似乎表明，前期上颌快速扩弓并不能提高前牵面具的效果。
5. 没有来自随机对照试验的近期证据来对这些发现进行补充。

参考文献

Kilicoglu H, Kirlic Y, 1998. Profile changes in patients with Class III malocclusions after Delaire mask therapy. *Am J Orthod Dentofacial Orthop* 113, 453–462.

Mandall N, DiBiase A, Littlewood S, *et al.* 2010. Is early Class III protraction facemask treatment effective? A multicentre, randomized, controlled trial: 15-month follow-up. *J Orthod* 37, 149–161.

Vaughn GA, Mason B, Moon HB, *et al.* 2005. The effects of maxillary protraction therapy with or without rapid palatal expansion: a prospec- tive, randomized clinical trial. *Am J Orthod Dentofacial Orthop* 128, 299–309.

（尹黎蕾、王蕴蕾　译，花放、贺红　审校）

概要 17
儿童下前牙前突（Ⅲ类错殆畸形）的正畸治疗

Watkinson S, Harrison JE, * *Furness S, Worthington HV. Cochrane Database Syst Rev 2013*；（9）：*CD003451.*

背景

Ⅲ类错殆畸形可能是由骨性或牙性错位，或两者兼有而导致的问题。过去文献中已报道过许多纠正儿童和青少年Ⅲ类错殆畸形的治疗方法。然而，对于这些方法中哪种最好，目前还缺乏共识。此外，对于这些方法的长期效果及其对患者长大后手术治疗必要性的影响，我们还知之甚少。

研究要素

研究人群——Ⅲ类错殆畸形的儿童和青少年

干预措施——用于纠正Ⅲ类错殆畸形的任何正畸矫治器（可摘式、固定式、功能性、口内或口外）

对照——不作治疗、延期治疗或任何其他主动干预措施

结局指标——覆盖、ANB角、社会心理、患者满意度、颞下颌关节紊乱（TMD）

检索参数

纳入标准——有关儿童和青少年Ⅲ类错殆畸形正畸治疗的随机对照试验

检索数据库——CENTRAL、MEDLINE 及 Embase

检索日期——1966 年~2013 年 1 月

其他证据来源——手工检索参考文献列表

语言限制——无

检索结果

共检索到 440 篇文献，其中 8 篇（包括 7 项随机对照试验）符合纳入标准。

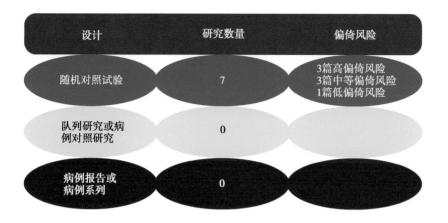

设计	研究数量	偏倚风险
随机对照试验	7	3篇高偏倚风险 3篇中等偏倚风险 1篇低偏倚风险
队列研究或病例对照研究	0	
病例报告或病例系列	0	

研究结果

(A)随访 1 年和(B)随访 2~3 年时前牵面具组与未治疗对照组之间的比较见表 S17.1。

表 S17.1　(A)随访 1 年和(B)随访 2~3 年时前牵面具组和未治疗对照组的 ANB 角比较

A,随访1年

研究	对照组		前牵面具组		权重	均数差固定效应模型, 95%置信区间	
	人数	均数 (标准差)	人数	均数 (标准差)			利于对照组　利于前牵面具组
Vaughn 2005	17	−0.05 (1.98)	29	3.88 (1.83)	16.4	3.93 (2.78, 5.08)	
Mandall 2010	36	−0.5 (1.5)	33	2.1 (2.3)	25.3	2.60 (1.67, 3.53)	
Xu 2001	20	−1.5 (0.89)	20	3 (1.07)	58.3	4.50 (3.89, 5.11)	
亚组合计	73		82		100	3.93 (3.46, 4.39)	

异质性: Chi^2 = 11.29 df = 2 (P = 0.004), I^2 = 82%
总体效应检验: Z = 16.52 (P < 0.00001)

B,随访2~3年

研究	人数	均数	人数	均数	权重	均数差	
Mandall 2010	33	0.1 (1.9)	30	1.5 (2)	100	1.40 (0.43, 2.37)	
亚组合计	33		30		100	1.40 (0.43, 2.37)	

总体效应检验: Z = 2.84 (P = 0.0045)
亚组差异检验: Chi^2 = 21.31 df = 1 (P = 0.00), I^2 = 95%

−10　　−5　　0　　5　　10

来源: 改编自Watkinson 2013。

主要发现

- 有证据表明,在短期内,与不治疗相比,使用前牵面具可有效纠正儿童Ⅲ类错殆畸形。
- 然而,鉴于所纳入研究的总体质量较差,这些结果应当谨慎看待。我们仍然需要更多长期随访的随机对照试验。

点评

虽然这篇系统评价发现了一些证据,表明使用前牵面具矫治器可以在短期内帮助纠正儿童Ⅲ类错殆畸形,但是没有证据显示这些变化能否维持到儿童生长发育结束。

其他参考文献

自 2013 年以来,4 项新的随机对照试验和一篇随访 6 年的研究得到发表(Mandall 等.2016)。新的随机对照试验不太可能改变原有的结论,不过这项随访 6 年的研究将为前牵面具治疗的长期影响提供宝贵数据。

Mandall N,Cousley R,DiBiase A,*et al*.,2016. Early class Ⅲ protraction facemask treatment reduces the need for orthognathic surgery:a multi-centre,two-arm parallel randomized,controlled trial.*J Orthod* 43,164-175.

致谢

这篇 Cochrane 系统评价发表在 2013 年第 9 期的《Cochrane 系统评价数据库(Cochrane Database of Systematic Reviews)》上。随着新证据的出现和对反馈的回应,Cochrane 系统评价会定期更新。请关注《Cochrane 系统评价数据库》来获取本篇 Cochrane 系统评价的最新版本。

(尹黎蕾、王蕴蕾 译,花放、贺红 审校)

概要 18
唇腭裂患者婴儿期术前矫形治疗的有效性：一项系统评价和 Meta 分析

Papadopoulos M,* Koumpridou E,* Vakalis M, Papageorgiou SN. Orthod Craniofac Res 2012；15：207-236.

背景

  婴儿期术前矫形治疗（presurgical infant orthopedics，PSIO）对唇腭裂患者的有效性仍然存在争议。本篇 Meta 分析旨在评估现有文献，为 PSIO 的长期和短期治疗效果提供目前可得的最佳证据。

研究要素

  研究人群——在 1 岁之前开始治疗的完全性唇腭裂患者
  干预措施——PSIO 矫治器
  对照——没有进行 PSIO 治疗的完全性唇腭裂患儿
  结局指标——整体发育、颅面部和牙槽骨方面的治疗效果

检索参数

  纳入标准——随机对照试验（RCTs）或前瞻性临床对照试验（pCCTs）
  检索数据库——PubMed、Embase、Cochrane、Web of Science、Scopus、Lilacs、Ovid 以及另外 10 个数据库
  检索日期——从建库直到 2010 年 9 月
  其他证据来源——手工检索参考文献列表
  语言限制——无

检索结果

  共检索到 885 篇原始研究，其中 24 篇符合纳入标准，10 篇纳入 Meta 分析。

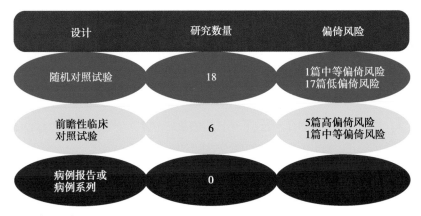

设计	研究数量	偏倚风险
随机对照试验	18	1篇中等偏倚风险 17篇低偏倚风险
前瞻性临床对照试验	6	5篇高偏倚风险 1篇中等偏倚风险
病例报告或病例系列	0	

研究结果

纳入研究的详细信息见表 S18.1,结果见表 S18.2。

表 S18.1 研究结果所基于的研究细节

研究/作者	研究设计	样本量	诊断(完全性)	PSIO矫治器	治疗开始时间(周)	随访周期(周)	偏倚风险
Dutchcleft[a] project	RCT	54	单侧	被动(Zurich型)	2周内	288	低
Lohmander 等.2004	pCCT	20	单侧	被动(口内腭护板)	大约2周	72	中等-高
Masarei 等.2007	RCT	34	单侧	主动	第2周结束前	48	中等
Mishima 等.1996汇总后	pCCT	20	单侧	被动(Hotz板)	2~3周	192	高
Peat 1982	pCCT	40	双侧	被动(分裂扩大式矫治器)	2周	440	高

注:[a] Dutchcleft 项目:Bongaarts 等.2004,2006,2008,2009;Konst 等.1999,2000,2003,2004;Prahl 等.2001,2003,2005,2006,2008;Severens 等.1998。
来源:Papadopoulos 等 2012。经 John Wiley & Sons 许可转载。

表 S18.2 M-T-C(5)角即双侧上颌结节中点、上颌结节和尖牙牙尖殆方最突点之间的夹角(单位:度)

作者	研究设计	平均差(95%置信区间)	M-T-C(5)角
T1			
Konst 1999汇总后	RCT	3.50 (1.25, 5.75)	
Mishima 1996汇总后	pCCT	0.00 (−4.53, 4.53)	
Total (I^2 = 46%)		2.32 (−0.92, 5.56)	
T2			
Konst 1999汇总后	RCT	3.20 (0.20, 6.20)	
Mishima 1996汇总后	pCCT	0.00 (−5.78, 5.78)	
Total (I^2 = 0%)		2.52 (−0.14, 5.18)	
T3			
Konst 1999汇总后	RCT	2.70 (−1.04, 6.44)	
Mishima 1996汇总后	pCCT	−0.02 (−5.49, 5.45)	
Total (I^2 = 0%)		1.83 (−1.26, 4.92)	
T4			
Konst 1999汇总后	RCT	2.82 (0.64, 5.00)	
Total (I^2 = 无法估计)		2.82 (0.64, 5.00)	

利于对照组　　利于PSIO组

−8　−4　0　4　8

来源:Papadopoulos等,2012。经John Wiley & Sons授权转载。

> **主要发现**
>
> - 总的来说，PSIO 治疗似乎没有显著的临床效果。
> - PSIO 唯一显著的效果体现在通过 M-T-C（5）测得的上颌弓形，表现为较小但具有显著性的改善。

点评

- 该研究结果主要适用于治疗单侧唇腭裂患者的被动 PSIO 矫治器。
- 所有比较最多包括两项可纳入的研究。
- 我们需要更多长期随访的随机对照试验，以及关于主动矫治器和双侧唇腭裂患者的研究。

参考文献

Noverraz RL, Disse MA, Ongkosuwito EM, *et al.*, 2015. Transverse dental arch relationship at 9 and 12 years in children with unilateral cleft lip and palate treated with infant orthopedics: a randomized clinical trial (DUTCHCLEFT). *Clin Oral Investig* 19, 2255–2265.

（刘彦晓雪、王蕴蕾　译，花放、贺红　审校）

概要 19
牙齿畸形在非综合征型唇腭裂患者中的患病率：一项系统评价和 Meta 分析

Tannure PN，*Oliveira CA*，*Maia LC*，*Vieira AR*，* *Granjeiro JM*，*Costa MC. Cleft Palate Craniofac J 2012；49；194-200.*

背景

唇腭裂患者似乎更容易出现牙齿畸形，尤其是先天缺牙。对唇腭裂患者的牙列受影响程度进行更精确的估计是有意义的。

研究要素

研究人群——唇腭裂患者
干预措施——对牙齿畸形存在情况的评估
对照——不患有唇腭裂的健康人群
结局指标——牙齿畸形的存在情况

检索参数

纳入标准——对唇腭裂患者和未患唇腭裂个体的牙齿畸形发生率进行比较的临床研究
检索数据库——PubMed、Web of Science、Embase、Cochrane
检索日期——1966 年~2009 年 5 月
其他证据来源——手工检索参考文献列表
语言限制——无

检索结果

共检索到 505 篇文献，其中 6 篇符合纳入标准。

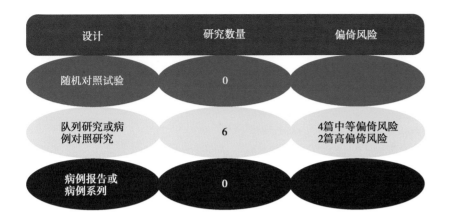

研究结果

（A）牙齿发育不全、（B）多生牙、（C）牙冠形态异常的患病率见表 S19.1

表 S19.1　先天缺牙（A）、多生牙（B）、牙冠形态异常（C）的患病率

A，唇腭裂组与对照组比较：先天缺牙患病率

研究	对照组 事件数	对照组 总数	唇腭裂组 事件数	唇腭裂组 总数	权重%	均数，比值比，M-H法，随机效应模型，95%置信区间
Jordan *et al.* 1996	2	87	35	105	19.9	21.25 (4.94, 91.47)
Schroeder and Green 1975	1	94	23	56	15.5	64.82 (8.42, 499.05)
Quezada *et al.* 1988	0	38	79	100	10.9	284.72 (16.80, 4825.40)
Eerens *et al.* 2007	39	250	15	50	26.0	2.32 (1.16, 4.64)
Letra *et al.* 2007	36	500	131	500	27.7	4.58 (3.09, 6.78)
合计	78	969	283	811	100	12.31 (3.75, 40.36)

异质性：$Tau^2 = 1.29$, $Chi^2 = 25.84$ df = 4 ($P < 0.0001$), $I^2 = 85\%$
总体效应检验：$Z = 4.14$ ($P < 0.0001$)

B，唇腭裂组与对照组比较：多生牙患病率

研究	对照组 事件数	对照组 总数	唇腭裂组 事件数	唇腭裂组 总数	权重%	均数，Peto法，比值比，M-H法，固定效应模型，95%置信区间
Jordan *et al.* 1996	0	87	6	105	16.4	6.54 (1.28, 33.33)
Schroeder and Green 1975	4	94	4	56	20.1	1.76 (0.41, 7.66)
Letra *et al.* 2007	1	500	22	500	63.5	6.47 (2.83, 14.79)
合计	5	681	32	661	100	4.99 (2.58, 9.64)

异质性：$Chi^2 = 2.41$, df = 2 ($P < 0.30$), $I^2 = 17\%$
总体效应检验：$Z = 4.78$ ($P < 0.00001$)

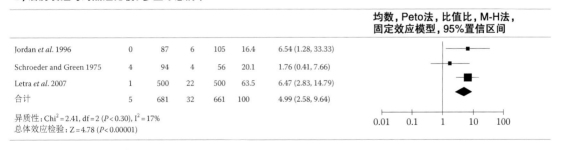

续表

C，唇腭裂组与对照组比较：牙冠形态异常患病率

						均数，Peto法，比值比，M-H法，固定效应模型，95%置信区间
Jordan *et al.* 1996	13	87	57	105	38.2	5.42 (3.01, 9.76)
Schroeder and Green 1975	11	94	30	56	24.2	8.12 (3.87, 17.01)
Letra 2007	1	500	11	500	10.2	5.39 (1.73, 16.83)
Rawashdeh 2009	6	60	42	100	27.3	4.55 (2.27, 9.12)
合计	31	741	140	761	100	5.69 (3.96, 8.19)

异质性：$Chi^2 = 1.32$, $df = 3$ $(P < 0.72)$, $I^2 = 0\%$
总体效应检验：$Z = 9.36$ $(P < 0.00001)$

来源：Tannure 等，2012。经The Cleft Palate-Craniofacial Journal，Allen Press Publishing Services许可转载。

主要发现

- 作者针对牙齿畸形进行了三项不同的亚组分析，在先天缺牙的 Meta 分析中，由于异质性较大选择使用随机效应模型，结果显示先天缺牙和唇腭裂之间存在显著相关性：比值比（OR）= 12.31；95% 置信区间（CI）= 3.75～40.36
- 在其余分析中，固定效应模型显示多生牙（OR=4.99；95% 置信区间：2.58～9.64）和牙冠形态异常（OR=5.69；95% 置信区间：3.96～8.19）均与唇腭裂呈正相关。

点评

　　唇腭裂患者确实存在更多牙齿畸形。他们患先天缺牙的可能性是不患有唇腭裂的健康人群的 12 倍，患多生牙的可能性是不患有唇腭裂的健康人群的 5 倍，患牙冠形态异常的可能性差不多是不患有唇腭裂的健康人群的 6 倍。

参考文献

Letra A, Menezes R, Granjeiro JM, *et al.*, 2007. Defining cleft subphenotypes based on dental development. *J Dent Res* 86, 986–991.

Menezes R, Vieira AR, 2008. Dental anomalies as part of the cleft spectrum. *Cleft Palate Craniofac J* 45, 414–419.

Vieira AR, 2008. Unraveling human cleft lip and palate research. *J Dent Res* 87, 119–125.

Vieira AR, 2012. Genetic and environmental factors in human cleft lip and palate. In: Cobourne MT (ed). *Cleft Lip and Palate. Epidemiology, Aetiology and Treatment. Frontiers of Oral Biology*, Vol. 16. Basel, Karger, 19–31.

（刘彦晓雪、王蕴蕾 译，花放、贺红 审校）

概要 20
唇腭裂患者婴儿期术前矫形治疗的长期疗效：系统评价

Uzel A, * *Alparslan ZN. Cleft Palate Craniofac J* 2011；48：587-595.

背景

关于在唇腭裂患者中进行婴儿期术前矫形治疗(presurgical infant orthopedics, PSIO)是否有效这个问题，目前尚无定论。本篇系统评价旨在评估与 PSIO 矫治器对唇腭裂患者疗效有关的科学证据，以便对这些矫治器在治疗效果方面是否具有长期优势这一话题作出具体而有时效性的讨论。

研究要素

研究人群——唇腭裂患者
干预措施——婴儿期术前矫形治疗
对照——不进行婴儿期术前矫形治疗
结局指标——母亲满意度、喂养、语音、面部生长、上牙弓、咬合、鼻对称性、鼻唇外形

检索参数

纳入标准——随访时间 6 年以上、报告了 PSIO 疗效数据且对照组为不进行 PSIO 的随机对照试验和非随机临床对照试验
检索数据库——MEDLINE/PubMed、National Library of Medicine Gateway、Web of Science、Cumulative Index to Nursing and Allied Health Literature、Cochrane
检索日期——不同初始日期至 2010 年
其他证据来源——手工检索已获取文献的参考文献列表，以发现电子检索遗漏的文献
语言限制——英语、法语

检索结果

共检索到 319 篇文献，其中 12 篇纳入最终研究(8 篇随机对照试验，4 篇非随机临床对照试验)，方法学及结果报告方面的差异导致无法进行统计学比较。

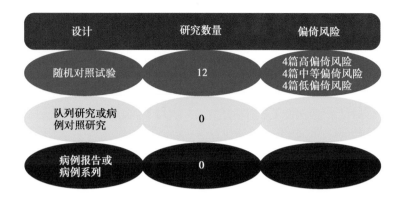

研究结果

PSIO 在年龄、矫治器以及方法/测量方面的结果见表 S20.1。

表 S20.1 唇腭裂患者行 PSIO 的结果

作者	研究类型	PSIO 干预组（单、双侧唇腭裂患者）	对照组	年龄	矫治器	方法/测量	结论
Prahl et al. 2008	RCT	27	27	58 周	被动塑形腭板	母亲满意度调查问卷	PSIO 对母亲满意度没有影响
Masarei et al. 2007	RCT	17 8	16 8	3 个月 1 岁	UCLP：主动塑形腭板；ICP：被动塑形腭板	喂养 NOMAS，GOSMIF、活动影像放射造影检查、3 个月时进行人体测量：SOMA、12 个月时人体测量	PSIO 没有提高喂养效率
Prahl et al. 2005	RCT	24	25	3、6、15、24 周	被动塑形腭板	喂养日志/调查问卷、人体测量	PSIO 在喂养或营养状况方面没有显著效果
Karling et al. 1993	非随机	45	39	13.7 岁	T 型牵引	录音听力判断	组间没有差异
Konst et al. 2003	RCT	6	6	2、2.5、3、6 岁	被动塑形腭板	录音、Reynell 生长发育量表	PSIO 在语言发展方面没有长期效果
Bongaarts et al. 2008	RCT	24 21	22 24	4、6 岁	被动塑形腭板	鼻唇外形照片、JS（大小估算方法）VAS 量表 1~100	IO 在 4 岁时有积极效果，但在 6 岁时两组间没有差异
Ross et al. 1994	非随机	20[a]	20	15.6/14.8 岁	被动腭板＋橡皮筋	鼻唇外形照片、JS 分数分配（1~10）	PSIO 在鼻唇外形方面没有长期效果

续表

作者	研究类型	PSIO 干预组（单、双侧唇腭裂患者）	对照组	年龄	矫治器	方法/测量	结论
Bongaarts et al. 2009	RCT	21 21	20 22	4、6 岁	被动塑形腭板	面部生长、23 个侧位片	没有临床相关的效果
Bongaarts et al. 2006	RCT	23 22	22 23	4、6 岁	被动塑形腭板	上牙弓三维影像、3D 模型分析	上牙弓三维体积没有差异
Chan et al. 2003	非随机	19	21	7.3	主动塑形腭板（Letham）	咬合、GOSLON 指数	主动 IO 对牙弓间关系没有影响
Bongaarts et al. 2004	RCT	24 22	21 24	4、6 岁	被动塑形腭板	咬合、5 年指数	IO 在 4～6 岁对咬合没有影响
Barillas et al. 2009	非随机	15	10	9 岁	NAM 矫治器	鼻对称性、石膏模型测量	鼻对称性的改善持续到了 9 岁

缩写：JS，评估系统；VAS，视觉模拟评分；NOMAS，新生儿口腔运动评估量表；GOSMIF，大奥蒙德街（Great Ormond Street）婴儿喂养测量法；GOSLON，伦敦大奥蒙德街及奥斯陆评分；SOMA，口腔运动评估量表；NAM，鼻牙槽嵴塑形；IO，婴儿期矫形，PSIO，婴儿期术前矫形；UCLP，单侧唇腭裂；ICP，仅腭裂；RCT，随机对照试验。[a] BCLP，双侧唇腭裂

来源：Uzel 等，2011。经 The Cleft Palate-Craniofacial Journal，Allen Press Publishing Services 许可转载。

主要发现

- 基于 7 项治疗结局指标，婴儿期矫形矫治器用于 6 岁前单侧唇腭裂患者没有获得积极效果。
- 根据偏倚风险较高的有限证据，鼻牙槽嵴塑形（NAM）矫治器有助于改善单侧唇腭裂患者的鼻对称性。

点评

没有发现与原始发现相矛盾的新证据。

参考文献

Clark L, Teichgraeber JF, Fleshman RG, *et al.*, 2011. long-term treatment outcome of presurgical nasoalveolar molding in patients with unilateral cleft lip and palate. *J Craniofac Surg* 22, 333–336.

Noverraz RLM, Disse MA, Ongkosuwito EM, *et al.*, 2015. Transverse dental arch relationship at 9 and 12 years in children with unilateral cleft lip and palate treated with infant orthopedics: a randomized clinical trial (DUTCHCLEFT). *Clin Oral Investig* 19, 2255–2265.

（刘彦晓雪、王蕴蕾　译，花放、贺红　审校）

概要 21
二期植骨术对唇裂及唇腭裂患儿牙槽突裂的影响

Guo J, *Li C*, *Zhang Q*, *Wu G*, *Deacon SA*, ** Chen J*, *Hu H*, *Zou S*, *Ye Q. Cochrane Database of Systematic Reviews 2011*；（6）：*CD008050.*

背景

二期植骨术被广泛运用于重建牙槽突裂,然而,关于这项技术的最佳方法、时机和供区目前仍存在一些争议。

研究要素

研究人群——5 岁以上被诊断为牙槽突裂的患儿

干预措施——使用自体骨材料的牙槽骨移植

对照——采用不同技术、移植材料或时机的牙槽骨移植

结局指标——首要结局指标:骨的放射学/临床评估。次要结局指标:①供区发病率;②牙槽突裂区行种植或修复的成功率;③牙槽突裂线处的牙齿萌出率;④牙龈健康;⑤术后生活质量;⑥住院时间;⑦二期骨移植的不良事件

检索参数

纳入标准——随机对照试验

检索数据库——Cochrane 口腔健康组临床试验注册库、Cochrane Central Register of Controlled Trials、MEDLINE、Embase、中国生物医学文献数据库、WHO International Clinical Trials Registry Platform

检索日期——不同开始时间,截至 2011 年 2 月

其他证据来源——手工检索非电子刊物,包括会议日程和摘要

语言限制——无

检索结果

共检索到 582 篇文献,其中 2 篇符合纳入标准。

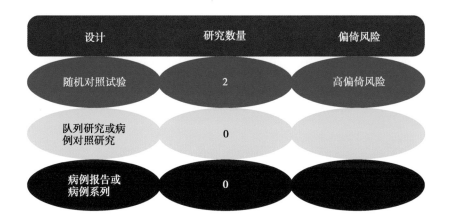

设计	研究数量	偏倚风险
随机对照试验	2	高偏倚风险
队列研究或病例对照研究	0	
病例报告或病例系列	0	

研究结果

共找到两项小样本研究,其中一项比较了传统移植物和一种新材料,另一项研究了在植骨中采用一种特殊类型粘接剂的益处。两项研究均被评定为低质量研究,因此本篇系统评价无法得出结论。

> 主要发现
>
> - 目前没有证据表明一种特定的技术、供体部位或时机可以带来更好的牙槽突裂植骨效果。

点评

1. 本篇系统评价发表以来出现了来自随机对照试验的更新证据,主要是一些小样本前瞻性临床试验(样本量 19~60 人),这些临床试验可能显示特定技术、供体材料或供体区疼痛管理方法存在一定优势。

2. 因为样本量太小,其他趋势无法得到证实。

3. 建议未来相关临床试验采用标准报告方法,以便后续数据合并,以及更有力临床建议的提出。

参考文献

Alonso N, Risso GH, Denadai R, *et al.*, Effect of maxillary alveolar reconstruction on nasal symmetry of cleft lip and palate patients: a study comparing iliac crest bone graft and recombinant human bone morphogenetic protein-2. *J Plast Reconstr Aesthet Surg* 67, 1201 –1208.

Chang CS, Wallace CG, Hsiao YC, *et al.*, 2016. Difference in the surgical outcome of unilateral cleft lip and palate patients with and without pre-alveolar bone graft orthodontic treatment. *Sci Rep* 6, 23597.

Cunha MJ, Esper LA, Sbrana MC, *et al.*, 2013. Evaluation of the effectiveness of diode laser on pain and edema in individuals with cleft lip and palate submitted to secondary bone graft. *Cleft Palate Craniofac J* 50, e92–97.

de Ruiter A, Dik E, van Es R, *et al.*, 2014. Micro-structured calcium phosphate ceramic for donor site repair after harvesting chin bone for grafting alveolar clefts in children. *J Craniomaxillofac Surg* 42, 460–468.

Kumar Raja D, Anantanarayanan P, Christabel A, *et al.,* 2014. Donor site analgesia after anterior iliac bone grafting in paediatric population: a prospective, triple-blind, randomized clinical trial. *Int J Oral Maxillofac Surg* 43, 422–427.

Raposo-Amaral CA, Denadai R, Chammas DZ, *et al.,* 2015. Cleft patient-reported postoperative donor site pain following alveolar autologous iliac crest bone grafting: comparing two minimally invasive harvesting techniques. *J Craniofac Surg* 26, 2099–2103.

Takemaru M, Sakamoto Y, Sakamoto T, *et al.,* 2016. Assessment of bioabsorbable hydroxyapatite for secondary bone grafting in unilateral alveolar cleft. *J Plast Reconstr Aesthet Surg* 69, 493–496.

致谢

这篇 Cochrane 系统评价发表在 2011 年第 6 期的《Cochrane 系统评价数据库（Cochrane Database of Systematic Reviews）》上。随着新证据的出现和对反馈的回应，Cochrane 系统评价会定期更新。请关注《Cochrane 系统评价数据库》来获取本篇 Cochrane 系统评价的最新版本。

（刘彦晓雪、王蕴蕾 译，花放、贺红 审校）

概要 22
非手术上颌扩弓的有效性：一项 Meta 分析

*Zhou Y, Long Hu, Ye N, Xue J, Yang X, Liao L, Lai W. * Eur J Orthod 2014；36；233-242.*

背景

快速上颌扩弓（rapid maxillary expansion，RME）和慢速上颌扩弓（slow maxillary expansion，SME）都可用于扩宽狭窄的牙弓。然而，关于它们能否有效解决上颌横向不调以及哪种更好，我们仍知之甚少。本篇系统评价旨在对 RME 和 SME 的有效性进行评估和比较。

研究要素

研究人群——存在横向不调且需要上颌扩弓的健康成人或儿童

干预措施——RME、SME 或两者兼有

对照——将未经治疗患者与年龄及错𬌗类型相似、采用扩弓器治疗的患者进行比较

结局指标——上颌磨牙间宽度、尖牙间宽度、前磨牙间宽度以及下颌磨牙间宽度的变化

检索参数

纳入标准——评估 RME 和 SME 效果或对两者进行比较的临床研究

检索数据库——PubMed、Embase、Web of Science、CENTRAL、ProQuest Dissertations and Theses、Clinical Trial. gov 以及 SIGLE

检索日期——1980 年 1 月~2012 年 10 月

其他证据来源——手工检索参考文献列表

语言限制——无

检索结果

共检索到 2 931 项研究，其中 14 项符合纳入标准。

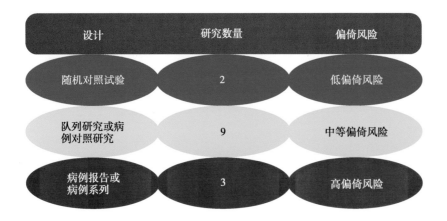

研究结果

慢速上颌磨牙扩弓与对照组的疗效比较见表 S22.1。

表 S22.1　与对照相比,慢速上颌磨牙扩弓与对照组的疗效比较

作者	平均值	标准差	总数	平均值	标准差	总数	权重	平均差,固定效应模型,95%置信区间
A,SME与RME的磨牙间宽度比较								利于SME　　利于对照组
Akkaya 1998	9.05	0.4	12	9.81	0.57	12	54.1	−0.76 (−1.15, −0.37)
Ladner 1995	6	6.26	30	5.4	2	30	33	0.60 (−0.57, 1.77)
Sandikcioglu 1997	5.5	3	10	5.6	2.7	10	12.9	−0.10 (−2.60, 2.40)
合计			52			52	100	−0.23 (−1.24, 0.79)

异质性: Tau² = 0.46, Chi² = 4.80, df = 2 (P = 0.09); I² = 58%
总体效应检验: Z = 0.43 (P < 0.66)

B,保持								
Akkaya 1998	−0.22	0.19	12	−0.2	0.06	12	98.9	−0.02 (−1.13, 0.09)
Sandikcioglu 1997	−0.1	1.2	10	−0.5	1.2	10	1.1	0.40 (−0.65, 1.45)
合计			22			22	100	−0.02 (−0.13, 0.10)

异质性: Chi² = 0.61, df = 1 (P = 0.44); I² = 0%
总体效应检验: Z = 0.27 (P < 0.79)

C,净变量								
Akkaya 1998	8.83	0.32	12	9.6	0.53	12	97.9	−0.77 (−1.12, −0.42)
Sandikcioglu 1997	5.4	2.3	10	5.1	3.1	10	2.1	0.30 (−2.09, 2.69)
Total			22			22	100	−0.75 (−1.09, −0.40)

异质性: Chi² = 0.75, df = 1 (P = 0.39); I² = 0%
总体效应检验: Z = 4.23 (P < 0.0001)

来源: Zhou等, 2014。经牛津大学出版社许可转载。

主要发现

- 尽管 SME 在下颌牙弓扩宽方面的有效性尚无法确定,但它能够有效扩宽上颌牙弓。
- RME 可有效扩宽上颌牙弓和下颌牙弓。

- 要在扩宽上颌牙弓磨牙区时，SME 更具优势；对于下颌扩弓，SME 的效果与 RME 相似。不过，我们无法比较它们在上颌前牙区的有效性。

点评

1. 我们需要更多采用标准测量方法以及相似治疗策略的研究，从而提供更多高质量证据。

2. 建议采用更可靠的结局指标和更精确的图像捕捉技术（例如锥形束 CT）开展进一步的研究。

参考文献

Akkaya S, Lorenzon S, Ucem TT, 1998. Comparison of dental arch and arch perimeter changes between bonded rapid and slow maxillary expansion procedures. *Eur J Orthod* 20, 255–261.

Ladner PT, Muhl ZF, 1995. Changes concurrent with orthodontic treatment when maxillary expansion is a primary goal. *Am J Orthod Dentofacial Orthop* 108, 184–193.

Sandikcioglu M, Hazar S, 1997. Skeletal and dental changes after maxillary expansion in the mixed dentition. *Am J Orthod Dentofacial Orthop* 111, 321–327.

（汤博钧、王蕴蕾　译，花放、贺红　审校）

概要 23
后牙反𬌯的正畸治疗

Agostino P, Ugolini A, * *Signori A, Silvestrini-Biavati A, Harrison JE, Riley P. Cochrane Database Syst Rev 2014;（8）：CD000979.*

背景

当上颌后牙咬在下颌后牙内侧时发生后牙反𬌯。很多治疗方法已被提出用来解决这一问题,其中一些是对上颌进行扩弓,而另一些则是针对后牙反𬌯的病因(如呼吸问题或吮吸习惯)进行治疗。本篇系统评价旨在评估正畸治疗后牙反𬌯的效果。

研究要素

　　研究人群——存在后牙反𬌯的成人或儿童
　　干预措施——用于纠正反𬌯的正畸或牙颌面矫形治疗(非手术)
　　对照——不同扩弓技术
　　结局指标——后牙反𬌯的纠正,磨牙间和尖牙间宽度的扩宽

检索参数

　　纳入标准——评估用于纠正后牙反𬌯的正畸治疗的平行分组设计随机对照试验
　　检索数据库——PubMed、MEDLINE、Embase、Cochrane Library
　　检索日期——1984 年~2014 年 5 月
　　其他证据来源——手工检索参考文献列表
　　语言限制——无

检索结果

　　共检索到 517 项研究,其中 15 项符合纳入标准。

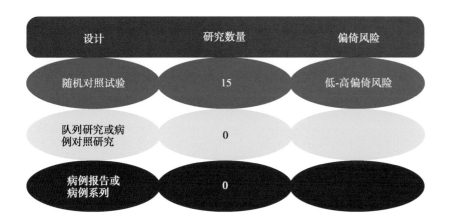

设计	研究数量	偏倚风险
随机对照试验	15	低-高偏倚风险
队列研究或病例对照研究	0	
病例报告或病例系列	0	

研究结果

两种不同矫治器（A，B）纠正后牙反殆效果的比较，见表 S23.1。

表 S23.1　不同矫治器纠正后牙反殆的效果比较

A，比较固定快速扩弓Haas矫治器和Hyrax矫治器在扩弓完成后3个月时的磨牙间距离扩宽结果

作者	Haas (*n*)	平均值（标准差）(mm)	Hyrax (*n*)	平均值（标准差）(mm)	加权%	平均差，固定效应模型95%置信区间
Garib 2005	4	6.5 (1)	4	6.7 (0.4)	81.8	−0.20 (−1.26, 0.86)
Oliviera 2004	9	8.49 (2.33)	10	3.73 (2.64)	18.2	4.76 (2.53, 6.99)
合计	13		14		100	−0.25, 1.66

异质性Chi^2 = 15.47, df = 1 (*P* = 0.00008); I^2 = 94%
总体效应检验: Z = 1.45 (*P* = 0.15)

利于Hyrax　利于Haas
−20　−10　0　10　20

B，比较固定慢速扩弓(QH)与可摘慢速扩弓EP-磨牙间宽度扩宽的结果

作者	QH (*n*)	Expansion plate	权重%	平均差，M-H法，固定效应模型，95%置信区间
Godoy 2011	33/33	30/33	74.4	1.1 (0.97, 1.24)
Petr 2008	15/15	10/15	25.6	1.48 (1.02, 2.13)
合计	48	48	100	1.20 (1.04, 1.37)

异质性Chi^2 = 3.15, df = 1 (*P* = 0.08); I^2 = 68%
总体效应检验: Z = 2.58 (*P* = 0.0097)

利于EP　利于QH
0.1　0.2　0.5　1　2　5　10

缩写: EP, 基托扩弓器；四眼圈簧扩弓器。
来源: 改编自Agostino等, 2014。

主要发现

- 与慢速活动式上颌殆垫扩弓器相比，采用固定式四眼圈簧扩弓器时磨牙间宽度扩大量更大（中等质量证据），反殆纠正成功率更高（低质量证据）。

- 在扩弓完成后 3 个月, 固定的 Haas 扩弓器和 Hyrax 扩弓器的磨牙间宽度扩大量无差异（低质量证据, 高度异质性, $I^2 = 94\%$）。

点评

有非常少量的证据（低-中等质量）表明, 在矫正后牙反𬌗和扩大混合牙列早期（8~10 岁）儿童的磨牙间宽度方面, 固定式四眼圈簧扩弓器可能比活动式基托扩弓器更有效。此外, 当前证据（极低质量）不足以得出其他任何一种干预措施优于另一种干预措施的结论。

致谢

这篇 Cochrane 系统评价发表在 2014 年第 8 期的《Cochrane 系统评价数据库（Cochrane Database of Systematic Reviews）》上。随着新证据的出现和对反馈的回应, Cochrane 系统评价会定期更新。请关注《Cochrane 系统评价数据库》来获取本篇 Cochrane 系统评价的最新版本。

参考文献

Garib DG, Henriques JF, Janson G, *et al.*, 2005. Rapid maxillary expansion - tooth tissue-borne versus tooth-borne expanders: a computed tomography evaluation of dentoskeletal effects. *Angle Orthod* 75, 548–557.

Godoy F, Godoy-Bezerra J, Rosenblatt A, 2011. Treatment of posterior crossbite comparing 2 appliances: a community based trial. *Am J Orthod Dentofacial Orthop* 139, e45–52.

Oliveira NL, Da Silveira AC, Kusnoto B, *et al.*, 2004. Three dimensional assessment of morphologic changes of the maxilla: a comparison of 2 kinds of palatal expanders. *Am J Orthod Dentofacial Orthop* 126, 354–362.

Petrén S, Bondemark L, 2008. Correction of unilateral posterior crossbite in the mixed dentition: a randomized controlled trial. *Am J Orthod Dentofacial Orthop* 133, 790.e7–13.3.

（汤博钧、王蕴蕾 译, 花放、贺红 审校）

概要 24
手术辅助上颌快速扩弓后的长期牙性和骨性改变：一项 Meta 分析

Vilani GN, Mattos CT, * *de Oliveira Ruellas AC, Maia LC. Oral Surg Oral Med Oral Pathol Oral Radiol 2012;114:689-697.*

背景

采用手术辅助上颌快速扩弓(surgically assisted rapid maxillary expansion, SARME)对上颌横向牙性和骨性结构进行矫正的稳定性存在争议。本篇系统评价旨在对基于 1 年以上随访的现有证据进行总结。

研究要素

研究人群——接受正畸和颌面外科手术治疗的患者

干预措施——手术辅助快速上颌扩弓

对照——手术辅助上颌扩弓结果与基线测量数据的比较

结局指标——利用牙科模型或后前位片测量牙性和骨性改变,随访时间至少 1 年

检索参数

纳入标准——关于牙支持式或骨支持式扩弓器的临床试验

检索数据库——Scirus、Ovid、Web of Science、Cochrane Library、VHL 以及 PubMed

检索日期——截至 2011 年 6 月

其他证据来源——手工检索参考文献列表

语言限制——无

检索结果

共检索到 365 篇文献,其中 7 篇符合纳入标准。

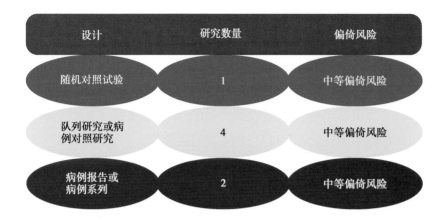

设计	研究数量	偏倚风险
随机对照试验	1	中等偏倚风险
队列研究或病例对照研究	4	中等偏倚风险
病例报告或病例系列	2	中等偏倚风险

研究结果

三种结局指标随访 1 年时的结果见表 S24.1。

表 S24.1　手术辅助上颌快速扩弓(SARME)随访至少 1 年时的三种结局指标的比较

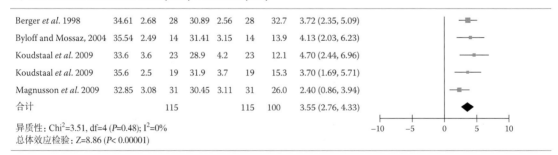

A, 后前位片测量牙槽骨宽度的随访结果Ma-Ma(mm)

作者	平均值	标准差	总人数	平均值	标准差	总人数	加权	平均差固定效应模型,95%置信区间
Berger *et al.* 1998	67.73	3.62	28	58.69	3.81	28	47.5	4.04 (2.09, 5.99)
Koudstaal *et al.* 2009	61.4	3.8	23	58.8	4	23	35.4	2.60 (0.35, 4.85)
Koudstaal *et al.* 2009	63.3	4.8	19	60.6	5.4	19	17.1	2.70 (-0.55, 5.95)
合计			70			70	100	3.30 (1.96, 4.64)

异质性: Chi^2=1.06, df=2 (P=0.59); I^2=0%
总体效应检验: Z=4.82 (P<0.00001)

B, 在牙科模型上测量尖牙间宽度(牙尖)的随访结果(mm)

Berger *et al.* 1998	34.61	2.68	28	30.89	2.56	28	32.7	3.72 (2.35, 5.09)
Byloff and Mossaz, 2004	35.54	2.49	14	31.41	3.15	14	13.9	4.13 (2.03, 6.23)
Koudstaal *et al.* 2009	33.6	3.6	23	28.9	4.2	23	12.1	4.70 (2.44, 6.96)
Koudstaal *et al.* 2009	35.6	2.5	19	31.9	3.7	19	15.3	3.70 (1.69, 5.71)
Magnusson *et al.* 2009	32.85	3.08	31	30.45	3.11	31	26.0	2.40 (0.86, 3.94)
合计			115			115	100	3.55 (2.76, 4.33)

异质性: Chi^2=3.51, df=4 (P=0.48); I^2=0%
总体效应检验: Z=8.86 (P< 0.00001)

C, 在牙科模型上测量磨牙间宽度(近中腭尖)的随访结果(mm)

Berger *et al.* 1998	41.79	2.86	28	37.02	3.45	28	44.3	4.77 (3.11, 6.43)
Sokucu *et al.* 2009	40.9	1.37	14	38.03	2.47	14	55.7	2.87 (1.39, 4,35)
合计			42			42	100	3.71 (2.61, 4.82)

异质性: Chi^2=2.80, df=1 (P=0.09); I^2=64%
总体效应检验: Z=6.59 (P<0.00001)

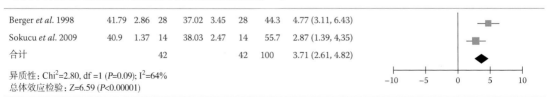

Ma-Ma,根据后前位片上牙槽突左右侧交点到上颌磨牙的距离测量上颌牙槽骨宽度。
来源: Vilani等,2012。经爱思唯尔许可转载。

> **主要发现**
>
> - 与基线相比，手术辅助上颌快速扩弓 1 年后上颌牙槽骨、尖牙间宽度和磨牙间宽度均有所增加。
> - 扩弓后上颌尖牙间宽度出现明显复发。上颌牙槽骨宽度未见复发。

点评

　　本篇系统评价发表后，有数篇新的随机对照试验得到发表，其证据与本篇系统评价的结果一致（Kayalar 等 . 2016；Prado 等 . 2013；Zandi 等 . 2014）。不过，它们都没有进行 1 年以上的随访。

参考文献

Kayalar E, Schauseil M, Kuvat SV, *et al.*, 2016. Comparison of tooth-borne and hybrid devices in surgically assisted rapid maxillary expansion: A randomized clinical cone-beam computed tomography study. *J Craniomaxillofac Surg* 44, 285–293.

Prado GP, Pereira MD, Bilo JP, *et al.*, 2013. Stability of surgically assisted rapid palatal expansion: a randomized trial. *J Dent Res* 92 (7 Suppl.), 49S–54S.

Zandi M, Miresmaeili A, Heidari A, 2014. Short-term skeletal and dental changes following bone-borne versus tooth-borne surgically assisted rapid maxillary expansion: a randomized clinical trial study. *J Craniomaxillofac Surg* 42, 1190–1195.

（汤博钧、王蕴蕾 译，花放、贺红 审校）

概要 25
上颌快速扩弓治疗后牙弓的长期变化：一项系统评价

*Lagravere MO, Major PW, Flores Mir C. * Angle Orthod 2005; 75: 151-157.*

背景

上颌扩弓是最常用的正畸手段之一。了解此类矫治器对牙及牙槽骨的长期影响十分重要。本篇系统评价评估了非手术上颌快速扩弓（RME）后上颌牙弓的长期变化。

研究要素

研究人群——上颌牙弓狭窄的正畸患者

干预措施——非手术上颌快速扩弓

对照——未治疗与治疗后的正常殆比较

结局指标——通过头影测量或牙科模型（尖牙间宽度、磨牙间宽度和牙弓周长）进行牙弓长期变化的测量

检索参数

纳入标准——随机和非随机临床试验，以及通过放射学检查或牙科模型测量评估上颌牙弓长期变化的队列研究

检索数据库——MEDLINE、PubMed、LILACS、CDSR（Cochrane）以及 Web of Science

检索日期——不同初始日期，截至 2004 年 3 月

其他证据来源——纳入研究的参考文献列表

语言限制——无

检索结果

只纳入 4 篇有长期评估的文献，其方法学差异导致无法进行 Meta 分析。

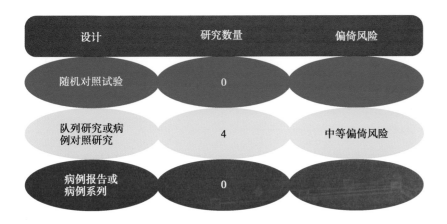

设计	研究数量	偏倚风险
随机对照试验	0	
队列研究或病例对照研究	4	中等偏倚风险
病例报告或病例系列	0	

研究结果

4 项研究的结果见表 S25.1。

表 S25.1　上颌快速扩弓与对照组的长期效果比较

作者	研究矫治器——Hass 型上颌快速扩弓器			对照组			起点和终点评价	
	性别	起始年龄	最终评估	性别	起始年龄	最终评价	与对照组相比,上颌或下颌尖牙间距离的均数或中位数变化(单位:毫米)	与对照组相比,上颌或下颌磨牙间距离的均数或中位数变化(单位:毫米)
McNamara et al. 2003	女:61 人 男:51 人	12 岁 2 个月 ± 1 岁 4 个月	20 岁 5 个月 ± 1 岁 7 个月	女:17 人 男:24 人	11 岁 6 个月 ±1 岁	19 岁 7 个月	2.5/1.5	4/2.5
Handelman et al. 2000	成人组 女:28 人 男:19 人	29.9 岁±8 岁	起始年龄后 2 ±0.6 年	女:31 人 男:21 人	32.27± 7.4 岁	起始年龄后 2.1±0.7 年	2.8/1/1	4.8/0.9
	儿童组 女:29 人 男:18 人	9.5 岁±1.3 岁	未报道	—	—	—	4.2/0.6	5.9/0.6
Baccetti et al. 2001	早期组 女:18 人 男:11 人	11 岁青春生长发育高峰前(颈椎成熟度分期)	19 岁 9 个月	女:2 人 男:9 人	11 岁 3 个月	17 岁 5 个月	—	2.7/0.3
	晚期组 女:10 人 男:3 人	13 岁 7 个月 青春生长发育高峰后(以颈椎成熟度分期)	21 岁 9 个月	女:7 人 男:2 人	12 岁 4 个月	17 岁 7 个月	—	3.5/2.3
Garib et al. 2001	女:14 人 男:11 人	13.5 岁,11 ~ 17.3 岁	18.7 岁	女:13 人 男:13 人	13.5 岁	18.7 岁	投影测量 ANB:0.3° SN-PP:0.6°	ANB:0.3° SN-PP:0.2°

来源:改编自 Lagravere 等,2005。

- 基于牙科模型的直接测量,上颌磨牙间宽度的长期增加量为 3.7mm 至 4.8mm。
- 基于牙科模型的直接测量,上颌尖牙间宽度的长期增加量为 2.2mm 至 2.5mm。
- 与青春前期相比,牙弓横向变化在青春期个体中更显著(>0.8mm)。
- 基于牙科模型的直接测量,上颌牙弓周长的长期增加量约为 6mm。
- 基于牙科模型的直接测量,下颌牙弓周长的长期增加量约为 4.5mm。
- 基于头影测量,没有观察到长期的矢状向或垂直向牙性改变。

主要发现

- 长期而言,上颌磨牙间宽度和尖牙间宽度的增加可以认为是有临床意义的。
- 长期而言,上下颌牙弓周长的增加可以认为是具有临床意义的。
- 在青春期和青春前期使用 RME 的差异似乎没有临床意义。
- 没有观察到矢状向或垂直向的长期牙性改变。

点评

1. 本文只找到 4 项回顾性队列研究,它们存在中等-高度的偏倚风险。
2. 结果不仅包括 RME 带来的变化,还包括扩弓后使用的方丝弓固定矫治器的影响。
3. 由于是对长期变化进行评估,因此采用未经治疗的患者作为对照组是不可或缺的。
4. 上述变化不可外推到慢速扩弓中。

(汤博钧、王蕴蕾 译,花放、贺红 审校)

概要 26
深覆𬌗矫治的稳定性：一项系统评价

Huang GJ, * *Bates SB, Ehlert AA, Whiting DP, Chen SS, Bollen AM. J World Fed Orthod 2012；1：e89-e86.*

背景

深覆𬌗在美国人群中的患病率约为 15%～20%。尽管纠正深覆𬌗是正畸治疗的常见目标，正畸医师纠正深覆𬌗的方法却有很多种。本篇系统评价探究了各种因素和治疗策略在深覆𬌗矫治后的稳定性中所起的作用。

研究要素

研究人群——伴有深覆𬌗的正畸患者

干预措施——患者的特征或治疗因素

对照——在接受治疗及未接受治疗的患者之间，或者初始特征不同或治疗方法不同的患者之间进行比较

结局指标——治疗结束时和治疗结束至少 1 年后的覆𬌗情况

检索参数

纳入标准——报告深覆𬌗矫治后稳定性的临床研究

检索数据库——PubMed、Web of Science、Embase、Cochrane

检索日期——1966 年 1 月～2012 年 6 月

其他证据来源——手工检索参考文献列表

语言限制——无

检索结果

共检索到 1 098 篇文献，其中 23 篇符合纳入标准。手工检索发现另外 3 篇。共计纳入 26 篇。

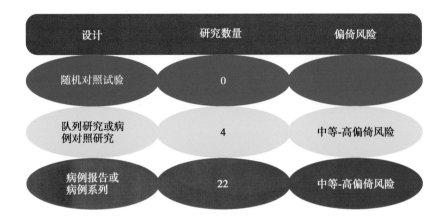

设计	研究数量	偏倚风险
随机对照试验	0	
队列研究或病例对照研究	4	中等-高偏倚风险
病例报告或病例系列	22	中等-高偏倚风险

研究结果

根据样本大小,计算每组覆𬌗在不同随访时间点的加权平均数:(A)Ⅰ类,(B)Ⅱ类1分类和(C)Ⅱ类2分类(图 S26.1)。

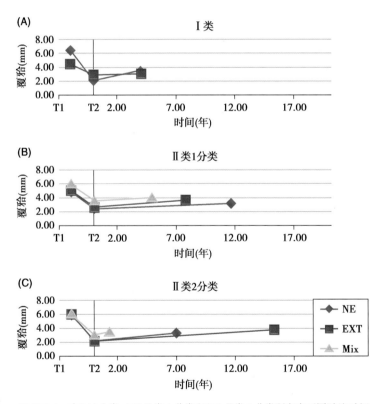

图 S26.1 在(A)Ⅰ类、(B)Ⅱ类1分类和(C)Ⅱ类2分类研究中不同随访时间点的覆𬌗加权平均值。缩写:NE,非拔牙矫治;EXT,拔牙矫治;Mix,两者兼有
来源:Huang 等,2012。经 Sage Publications 许可转载。

> **主要发现**
>
> - 大多数研究都是病例系列，并且存在显著的偏倚风险。
> - 根据这些相对低质量的证据，似乎正畸医生在纠正深覆𬌗病例方面可以取得很好的效果，且大多数在治疗后 1 年以上都是稳定的。

点评

在本篇系统评价发表后出现了两篇相关文章——一篇 2012 年的系统评价和一篇 2014 年的随机对照试验。其中系统评价报告了 Ⅱ 类 2 分类错𬌗畸形的治疗和稳定性，并得出结论，认为现有证据具有高偏倚风险。另外一篇随机对照试验则指出，只有 10% 的深覆𬌗患者在长期随访时出现程度超过 50% 的复发。

参考文献

Danz JC, Greuter C, Sifakakis I, *et al.,* 2014. Stability and relapse after orthodontic treatment of deep bite cases-a long-term follow-upstudy. *Eur J Orthod* 36, 522–530.

Millett DT, Cunningham SJ, O'Brien KD, *et al.,* 2012. Treatment and stability of Class II division 2 malocclusion in children and adolescents: a systematic review. *Am J Orthod Dentofacial Orthop* 142, 159–169.e9.

（汤博钧、王蕴蕾 译，花放、贺红 审校）

概要 27
儿童和青少年 II 类 2 分类错殆畸形的治疗和稳定性：一项系统评价

*Millett DT, * Cunningham SJ, O' Brien KD, Benson P, de Oliveira CM. Am J Orthod Dentofac Orthop 2012；142：159-169. e9.*

背景

通常认为，II 类 2 分类错殆畸形的正畸治疗困难且易复发。由于在之前的一篇相关系统评价中没有发现随机对照临床试验（Millett 等，2006），本篇系统评价拟对评估了儿童和青少年安氏 II 类 2 分类正畸治疗有效性及稳定性的所有前瞻性和回顾性证据进行总结。

研究要素

研究人群——进行正畸治疗的 II 类 2 分类儿童和青少年
干预措施——全口或半口固定矫治（拔牙/非拔牙），有无 II 类牵引均纳入。可摘矫治器、功能矫治器或头帽等单独使用或结合固定矫治器使用的病例也纳入
对照——另外一组经过正畸治疗的 II 类 2 分类患者，未经矫治的 II 类 2 分类患者等
结局指标——首要结局指标：治疗或观察期内骨性、软组织、牙性、咬合、牙龈改变。次要结局指标：颞下颌关节状态或相关肌肉活动和生活质量。

检索参数

纳入标准——关于 II 类 2 分类矫治或保持的临床研究
检索数据库——Cochrane 口腔健康组临床试验注册库、the Cochrane Central Register of Controlled Trials、MEDLINE、Embase
检索日期——截至 2011 年 11 月
其他证据来源——英国正畸协会和欧洲正畸协会以及国际牙科研究协会的学术会议日程、摘要。筛选已纳入研究的参考文献列表。联系可能参与 II 类 2 分类临床试验的国际研究人员，以识别未发表或正在进行中的随机对照临床试验。
语言限制——无

检索结果

共检索到 322 条记录，获取其中 23 篇全文和 1 篇摘要进行进一步筛选。最后，排除其中 3

篇全文及 1 篇摘要，纳入 12 项有关矫治的研究（包括 4 项前瞻性和 8 项回顾性研究）以及 8 项有关保持的研究（均为回顾性）（表 S27.1）。

表 S27.1　各类型研究所评估的患者人数

研究类型	试验组	对照组
前瞻性（治疗）	122	74
回顾性（治疗）	347	20
回顾性（保持）	374	–

来源：Millett 等，2012。经美国正畸医师协会许可转载。

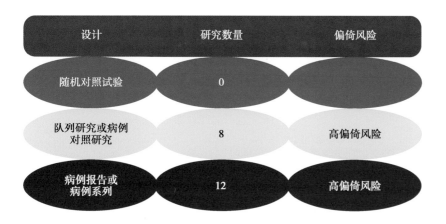

研究结果

- 关于混合牙列晚期非拔牙矫治对 II 类 2 分类患者面部生长的影响，存在前瞻性但有较大偏倚的证据。
- 非拔牙矫治更为有利，且其覆𬌗纠正在短期内效果是稳定的。
- 我们需要更多国际多中心合作研究以收集相关的合适流行病学证据。

主要发现

关于 II 类 2 分类儿童青少年的矫治方法及稳定性，相关证据偏倚风险较高。基于现有证据，我们可以得出以下建议：

- 对深覆𬌗给予及时的治疗
- 非拔牙矫治更为有利
- 通过治疗改善上下切牙夹角，使上颌切牙远离下唇
- 采用带有前牙平面导板的上颌活动式矫治器和上前牙粘接式保持器进行长期保持

点评

关于儿童和青少年 II 类 2 分类的矫治与保持，我们仍需更有力的证据。

参考文献

Millett DT, Cunningham SJ, O'Brien KD, *et al.,* 2006. Orthodontic treatment for deep bite and retroclined upper front teeth in children. *Cochrane Database Syst Rev* (4), CD005972.

（潘嘉雯、王蕴蕾　译，花放、贺红　审校）

概要 28
固定功能矫治器治疗 II 类错𬌗的稳定性：一项系统评价和 Meta 分析

*Bock NC, * von Bremen J, Ruf S. Eur J Orthod. 2016；38：129-139.*

背景

过去 30 年涌现了许多 Herbst 矫治器的衍生产品。虽然已有文献分析了这些矫治器的实际治疗效果，但关于主动治疗之后颜面部和牙齿变化的数据依然较少。因此，本篇系统评价旨在评估与治疗后变化有关的证据。

研究要素

研究人群——II 类患者
干预措施——固定功能矫治器治疗
对照——治疗改变
结局指标——ANB 角，覆盖，覆𬌗，Wits 值，磨牙关系，面部软组织突度。

检索参数

纳入标准——采用固定功能矫治器对 5 名以上 II 类患者进行治疗；提供治疗后随访 1 年以上的数据（非主动矫治期）
检索数据库——PubMed、German Institute for Medical Documentation and Information（包含 Cochrane、Embase、MEDLINE 及其他数据库），以及 10 本国际正畸期刊的论文库
检索日期——截至 2013 年 12 月
其他证据来源——手工检索参考文献列表
语言限制——文章全文必须为英语或丹麦语、芬兰语、法语、德语、希腊语、意大利语、西班牙语、瑞典语、土耳其语

检索结果

共检索到 2 132 篇文献，最终有 20 篇符合纳入标准。

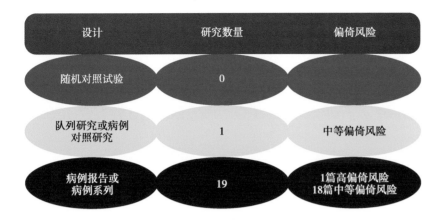

设计	研究数量	偏倚风险
随机对照试验	0	
队列研究或病例对照研究	1	中等偏倚风险
病例报告或病例系列	19	1篇高偏倚风险 18篇中等偏倚风险

研究结果

固定功能矫治器的 ANB 角结果见表 S28.1。

表 S28.1 使用固定功能矫治器的 ANB 角结果

A, ANB角(度数)的平均治疗改变值及其95%置信区间,随机效应模型

	治疗前后变化值			治疗后变化值		
	效应(95%置信区间)	权重		效应(95%置信区间)	权重	
Bock and Pancherz 2006	−1.3 (−1.72, −0.80)	1.0		0.2 (−0.22, 0.52)	1.1	
Bock and Ruf 2012	−0.8 (−1.29, −0.31)	1.0		0.2 (−0.21, 0.61)	1.0	
Bock and Ruf 2013	−1.5 (−1.83, −1.17)	1.1		0.2 (−0.19, 0.59)	1.1	
Bock et al. 2009	−1.2 (−1.71, −0.69)	1.0		0.0 (−0.30, 0.30)	1.3	
Chaiyonsirisern et al. 2009	−1.2 (−1.60, −0.80)	1.1		0.2 (−0.54, 0.98)	0.6	
Nelson et al. 2007	−1.6 (−2.07, −1.05)	1.0		−0.8 (−1.45, −0.19)	0.7	
Pancherz 1981	−2.0 (−2.31, −1.69)	1.1		0.1 (−0.27, 0.47)	1.1	
Pancherz 1991	−1.2 (−1.50, −0.80)	1.1				
Soytarhan and Isiksal 1990	−3.2 (−3.95, −2.35)	0.7		0.8 (0.38, 1.22)	1.0	
汇总值	−1.48 (−1.81, −1.16)			0.14 (−0.11, 0.39)		
异质性: 0.2; P=0				异质性: 0.079; P=0.007		

估计值异质性方差
0.2; P=0

估计值异质性方差
0.079; P=0.007

来源: Bock等, 2016。经牛津大学出版社许可转载。

主要发现

主要的治疗复发情况如下所示(括号内为治疗前后的相对变化幅度,用百分比表示):
- ANB——0.2°(12.4%)。
- 覆盖——1.8mm(26.2%)。
- 覆𬌗——Ⅱ类 1 分类 1.4mm(44.7%),Ⅱ类 2 分类 1mm(22.2%)。

- Wits 值——0.5mm(19.5%)。
- 矢状向磨牙关系——1.2mm 或相当于牙尖宽度的 1/10(21.8% 或 6.5%)；
- 面部软组织突度——不足 0.1°(1%)。

点评

- 所有 20 项研究都使用了 Herbst 矫治器(19 项研究)或 Twin Force 咬合矫正装置(1 项研究)。
- 除 Herbst 治疗外，关于大多数Ⅱ类固定功能矫治器的治疗结果是否稳定，目前仍缺乏相应的证据。
- 尽管大部分文章质量较低(证据等级为Ⅲ级)，但本文中大部分指标的 Meta 分析显示出良好的牙骨稳定性，未见到具有临床意义的复发。

（朱家琪、王蕴蕾 译，花放、贺红 审校）

概要 29
固定功能矫治器对安氏 II 类错𬌗畸形患者的治疗效果：系统评价和 Meta 分析

Zymperdikas VF, * *Koretsi V*, *Papageorgiou SN*, *Papadopoulos MA*. * Eur J Orthod 2016;38:113-126.*

背景

下颌后缩所导致的安氏 II 类错𬌗畸形是一类常见的错𬌗畸形。对于处于生长发育期的患者,使用固定功能矫治器前导下颌看似很吸引人,但同时,其疗效却备受争议。这项研究的目的是使用循证医学的方法评估固定功能矫治器的疗效。

研究要素

研究人群——安氏 II 类错𬌗的生长期或非生长期患者,不分性别
干预措施——使用固定功能矫治器治疗
对照——与干预组匹配的未经治疗的安氏 II 类患者
结局指标——头颅侧位片的角度测量值

检索参数

纳入标准——随机对照试验和前瞻性对照试验
检索数据库——PubMed、Embase、Cochrane Library、Google Scholar、Web of Science、Evidence-Based Medicine、Scopus、LILACS、BBO、Ovid、Bandolier、Atypon Link、African Journals Online、ProQuest、Conference Paper Index、ZB MED、metaRegister of Controlled Trials
检索日期——截至 2014 年 10 月
其他证据来源——手工检索参考文献列表及与作者联系
语言限制——无

检索结果

检索到 9 115 篇参考文献,来自 10 项研究的 9 个独立数据集符合纳入标准。

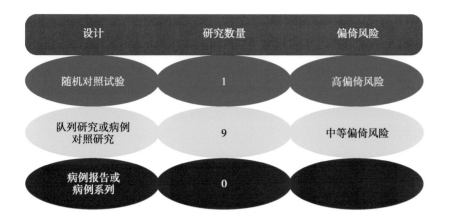

研究结果

固定功能矫治器组与对照组的 SNA 角和 SNB 角的差异如表 S29.1 所示。

表 S29.1　固定功能矫治器组和对照组的结局指标

研究	固定功能矫治器组		对照组			固定功能矫治器组与对照组的均数差	
	人数	均值(标准差)	人数	均值(标准差)	权重	95%置信区间	
A, SNA角变化值(度)							
Alali 2014	21	−0.60 (1.04)	17	0.30 (1.19)	15.44	−0.90 (−1.62, −0.18)	
Baysal 2011	20	−1.02 (0.84)	20	0.15 (0.53)	26.59	−1.17 (−1.61, −0.73)	
Gunay 2011	15	1.07 (1.80)	12	−0.08 (3.60)	2.31	1.15 (−1.08, 3.38)	
Karacay, 2006	32	−0.58 (8.16)	16	0.80 (8.00)	0.51	−1.38 (−6.21, 3.45)	
Latkauskiene 2012	40	−0.30 (0.90)	18	0.20 (1.10)	20.11	−0.50 (−1.08, 0.08)	
Oztoprak 2012	40	−0.55 (2.93)	19	−0.52 (3.10)	3.99	−0.03 (−1.69, 1.63)	
Phelan 2012	31	−0.80 (1.60)	30	0.50 (1.20)	15.77	−1.30 (−2.01, −0.59)	
Uyanlar 2014	15	−2.09 (3.33)	12	−0.16 (3.36)	1.80	−1.93 (−4.47, 0.61)	
De Almeida 2005	30	−0.80 (1.80)	30	−0.40 (1.30)	13.49	−0.40 (−1.19, 0.39)	
SNA汇总值(I^2=27%; P<0.001)					100	−0.83 (−1.17, −0.48)	
预测区间						(−1.58, −0.08)	
B, SNB角变化值(度)							
Alali 2014	21	2.54 (1.64)	17	−0.30 (1.04)	13.21	2.84 (1.98, 3.70)	
Baysal 2011	20	0.70 (0.89)	20	0.35 (0.73)	16.51	0.35 (−0.15, 0.85)	
Gunay 2011	15	1.07 (2.20)	12	1.16 (2.48)	6.52	−0.09 (−1.88, 1.70)	
Karacay 2006	32	3.90 (7.99)	16	0.40 (6.92)	1.53	3.50 (−0.88, 7.88)	
Latkauskiene 2012	40	0.80 (1.00)	18	0.10 (0.80)	16.70	0.70 (0.22, 1.18)	
Oztoprak 2012	40	1.20 (2.41)	19	0.52 (2.04)	10.36	0.68 (−0.50, 1.86)	
Phelan 2012	31	0.40 (1.50)	30	−0.20 (1.50)	14.21	0.60 (−0.15, 1.35)	
Uyanlar 2014	15	1.47 (2.86)	12	1.08 (2.28)	5.86	0.39 (−1.55, 2.33)	
De Almeida 2005	30	0.50 (1.30)	30	−0.10 (1.30)	15.11	0.60 (−0.06, 1.26)	
SNB汇总值(I^2=72%; P<0.003)						0.87 (0.30, 1.43)	
预测区间						(−0.84, 2.57)	

来源:Zymperdikas等,2016。经牛津大学出版社许可转载。

主要发现

安氏Ⅱ类患者使用固定功能矫治器的短期骨性效应和临床效应较小。相比之下,牙-牙槽骨和软组织的改变更显著,且治疗结果似乎受个体差异和矫治器差异相关因素的影响。由于缺乏合适的数据,无法评估固定功能矫治器的长期效果。

点评

使用固定功能矫治器治疗安氏Ⅱ类错𬌗引起的短期骨性效应并不像预期的那么明显。需要更多详细报告患者和矫治器特征并采用可比较的头影测量数据进行对比的研究,以评估固定功能矫治器治疗的长期稳定性。

参考文献

Koretsi V, Zymperdikas VF, Papageorgiou SN, Papadopoulos MA, 2015. Treatment effects of removable functional appliances in patients with Class II malocclusion: a systematic review and meta-analysis. *Eur J Orthod* 37, 418–434.

（朱家琪、王蕴蕾 译,张晨、贺红 审校）

概要 30
使用功能矫治器进行正畸治疗对上颌骨生长的短期疗效：系统评价和 Meta 分析

Nucera R, * *Lo Giudice A, Rustico L, Matarese G, Papadopoulos MA, Cordasco G. Am J Orthod Dentofacial Orthop 2016;149:600-611. e3.*

背景

本篇 Meta 分析旨在通过评估来自随机对照试验和前瞻性临床对照试验的最佳文献证据，以评估活动功能矫治器前导下颌对安氏Ⅱ类患者上颌骨生长的短期骨性效应。

研究要素

研究人群——骨性Ⅱ类错𬌗畸形患者
干预——前导下颌的活动功能矫治器
对照——未经治疗的骨性Ⅱ类患者
结局指标——以下头影测量参数：SNA，上颌骨前移量（mm），上颌平面旋转量。

检索参数

纳入标准——随机对照试验,前瞻性临床对照试验,生长发育期患者,无其他干预
检索数据库——PubMed、Ovid、Embase、Cochrane Central Register of Controlled Trials、Web of Science、SCOPUS、LILACS、Google Scholar、Digital dissertation、Conference Paper Index、Clinicaltrials. gov、German Library of Med
检索日期——2015 年 4 月 10~26 日进行电子检索
其他研究证据来源——手工检索以前发表的关于同一主题的系统评价
语言限制——无。

检索结果

共检索到 2 516 篇参考文献。对标题和摘要进行初步评估后,剩下 191 项试验。对全文进行评估后,剩下 14 项试验。对这 14 项前瞻性临床试验进行了定性评价和定量结果的综合。

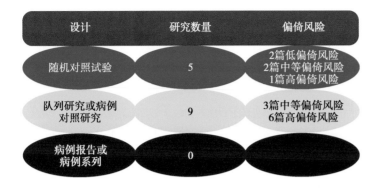

设计	研究数量	偏倚风险
随机对照试验	5	2篇低偏倚风险 2篇中等偏倚风险 1篇高偏倚风险
队列研究或病例对照研究	9	3篇中等偏倚风险 6篇高偏倚风险
病例报告或病例系列	0	

研究结果

在(1)SNA 角、(2)上颌骨前移量方面,活动功能矫治器和对照组的比较结果如表 S30.1 所示。

表 S30.1 活动功能矫治器和对照组的比较结果(1)SNA 角、(2)上颌骨前移量

A, SNA角变化(度数)

研究	功能矫治器组		对照组		权重(%)	平均差, 随机效应模型, 95%置信区间(度)			
	人数	均数(标准差)	人数	均数(标准差)		95% CI	利于功能矫治器	利于对照组	
Baysal et al. 2013	20	-0.56 (0.76)	20	0.15 (0.53)	12	-0.71 (-1.12, -0.30)			
Biligic et al. 2015	20	-1.6 (6.12)	20	0.8 (6.78)	0.8	-2.40 (-6.40, 1.60)			
Courtney et al. 1996	25	-0.11 (0.51)	17	0.23 (0.49)	12.8	-0.34 (-0.65, -0.03)			
Illing et al. 1998	34	-0.33 (2.73)	20	0.4 (2)	5.1	-0.73 (-2.00, 0.54)			
Kumar et al. 1996	16	-1.25 (2.69)	8	-0.22 (1.75)	3.1	-1.03 (-2.82, 0.76)			
Lund et al. 1998	36	0.08 (1.33)	27	0.25 (0.66)	11.1	-0.17 (-0.67, 0.33)			
Ozturk et al. 1994	17	0.13 (0.39)	19	0.55 (0.57)	12.7	-0.42 (-0.74, -0.10)			
Quintao et al. 2006	19	0.05 (1.07)	19	0.95 (2.37)	5.7	-0.90 (-2.07, 0.27)			
Tulloch et al. 1997	53	0.11 (1.26)	61	0.26 (1.17)	11.6	-0.15 (-0.60, 0.33)			
Tumer et al. 1999	26	-0.08 (0.28)	13	0.18 (0.52)	12.9	-0.26 (-0.56, 0.04)			
Uner et al. 1989	11	-1.25 (0.49)	11	0.5 (0.4)	12.3	-1.75 (-2.12, -1.38)			
Total (95% CI)	277		235		100	-0.61 (-0.96, -0.25)			

异质性: Tau^2=0.24; Chi^2=52.95, df=10 (P<0.00001); I^2=81%
总体效应检验: Z=3.30 (P=0.001)

B, 上颌骨前移量(mm)

研究	功能矫治器组		对照组		权重(%)	平均差 95% CI	
Baysal et al. 2013	20	0.35 (0.9)	20	1.05 (0.81)	14.0	-0.7 (-1.23, -0.17)	
Biligic et al. 2015	20	0.6 (11.28)	20	0.5 (14.86)	0.1	0.10 (-8.08, 9.28)	
Courtney et al. 1996	25	0.24 (0.7)	17	0.56 (0.57)	18.0	-0.32 (-0.71, 0.07)	
Illing et al. 1998	34	-0.24 (1.87)	20	1.07 (1.47)	7.4	-1.31 (-2.21, -0.41)	
Jacobbson et al. 1967	16	-0.53 (0.87)	17	0.47 (0.95)	12.0	-1.00 (-1.62, -0.38)	
Martina et al. 2012	23	1.47 (1.27)	23	2.5 (2.5)	5.1	-1.03 (-2.18, 0.12)	
O'Brien et al. 2003	89	0.46 (0.45)	85	1.16 (1.16)	21.7	-0.70 (-0.96, 0.44)	
Tulloch et al. 1997	53	0.04 (1)	61	0.17 (0.14)	21.5	-0.13 (-0.40, 0.14)	
Total (95% CI)	280		263		100	-0.61 (-0.90, -0.32)	

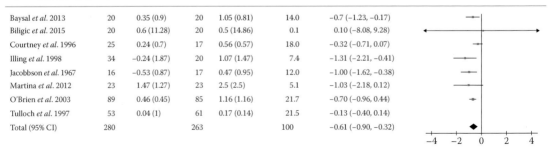

异质性: Tau^2=0.08; Chi^2=17.17, df=7 (P<0.02); I^2=59%
总体效应检验: Z=4.10 (P<0.0001)

来源: Nucera等, 2016。经爱思唯尔许可转载。

> **主要发现**
>
> 证据表明，活动功能矫治器治疗生长发育期安氏 Ⅱ 类患者可引起以下显著的短期效应（以年为单位）：
> - 上颌骨生长抑制（ANB＝-0.61°）
> - A 点前投影减小（A 点到参考线的距离＝-0.61mm）

点评

在安氏 Ⅱ 类生长发育期患者中，下颌活动功能矫治器在短期内似乎能轻度抑制上颌骨矢状向生长。

由于原始研究存在高异质性且证据质量较低，在采纳这些结论时宜慎重。

参考文献

Higgins JPT, Green S (eds), 2011. *Cochrane Handbook for Systematic Reviews of Interventions*, version 5.1.0, updated March 2011. Cochrane Collaboration. Available at: www.handbook.cochrane.org (accessed November 2017).

Martina R, Cioffi I, Galeotti A, *et al.*, 2013. Efficacy of the Sander bite-jumping appliance in growing patients with mandibular retrusion: a randomized controlled trial. *Orthod Craniofac Res* 16,116–126.

O'Brien K, Wright J, Conboy F, *et al.*, 2003. Effectiveness of early orthodontic treatment with the twin-block appliance: a multicenter, randomized, controlled trial. Part 1: dental and skeletal effects. *Am J Orthod Dentofacial Orthop* 124, 234–243.

Tulloch JF, Phillips C, Koch G, *et al.*, 1997. The effect of early intervention on skeletal pattern in Class II malocclusion: a randomized clinical trial. *Am J Orthod Dentofacial Orthop* 111, 391–400.

（汤博钧、王蕴蕾　译，张晨、贺红　审校）

概要 31
Herbst 矫治器对安氏 Ⅱ 类错骀畸形患者的有效性：Meta 分析

Yang X,Zhu Y,Long H,Zhou Y,Jian F,Ye N,Gao M,Lai W. *Eur J Orthod 2016;38:324-333.*

背景

在所有用于矫正安氏 Ⅱ 类错骀畸形的功能性矫治器中,Herbst 矫治器是最常用的矫治器之一。我们提出了一个最新的 Meta 分析来研究 Herbst 矫治器的有效性。

研究要素

研究人群——使用任何种类 Herbst 矫治器治疗的安氏 Ⅱ 类 1 分类错骀畸形患者
干预措施——Herbst 矫治器
对照——使用和不使用 Herbst 矫治器治疗的患者
结局指标——Herbst 矫治器治疗前后头影测量骨性角度和线性测量值的净改变。

检索参数

纳入标准——随机对照试验或临床对照试验;使用 Herbst 矫治器纠正安氏 Ⅱ 类 1 分类错骀畸形;通过头颅侧位片评估骨性和/或牙性改变。
检索数据库——PubMed、Web of Science、Embase、CENTRAL、SIGLE 和 ClinicalTrial. gov
检索日期——截至 2014 年 12 月
其他研究证据来源——无
语言限制——无

检索结果

共检索到 57 篇参考文献,其中 12 篇符合纳入标准。

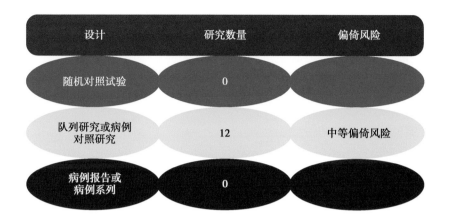

研究结果

11 项结局指标的平均差异如下表 S31.1 所示。

表 S31.1　Herbst 矫治器组与对照组对比的敏感性分析

结局指标	原始评估	研究排除	低质量研究排除	效应模型，平均差，随机，95%可信区间 固定	效应模型，平均差，随机，95%可信区间 随机	森林图趋势总结
SNA	−0.56（−0.99，−0.14）	−0.52（−0.99，−0.06）	−0.30（−0.87，0.26）	−0.62（−0.88，−0.37）	−0.56（−0.99，−0.14）	利于 Herbst
SNB	1.06 （0.53，1.60）	1.08 （0.49，1.66）	1.85 （1.05，2.64）	0.89 （0.66，1.13）	1.06 （0.53，1.60）	利于 Herbst
ANB	−1.08（−2.16，−0.00）	−0.96（−2.12，0.20）	−0.99（−3.70，1.73）	−0.60（−0.81，−0.38）	−1.08（−2.16，−0.00）	利于 Herbst
下颌平面角	0.17（−0.09，0.42）		0.08 （0.24，0.39）	0.17（−0.09，0.42）	0.17（−0.09，0.42）	利于 Herbst
覆盖	−4.82（−5.83，−3.80）	−4.51（·5.51，−3.51）	−5.09（−5.82，−4.36）	4.40（4.75，−4.05）	−4.82（−5.83，−3.80）	利于 Herbst
覆𬌗	−1.69（·3.18，−0.21）	1.57（−3.23，0.08）	3.01（·3.47，−0.55）	2.40（·2.69，−2.11）	1.69（−3.18，−0.21）	利于 Herbst
Co-Go	1.76 （1.27，2.26）		1.73 （0.90，2.56）	1.76 （1.27，2.26）	1.76 （1.27，2.26）	利于 Herbst
Co-Gn	1.74 （0.95，2.53）	2.03 （1.30，2.76）	1.67 （0.41，2.93）	1.94 （1.41，2.48）	1.74 （0.95，2.53）	利于 Herbst
磨牙关系	−5.70（−6.71，−4.69）	−5.50（−6.74，−4.26）	−6.12（−7.05，−5.18）	−5.75（−6.15，−5.34）	−5.70（−6.71，−4.69）	利于 Herbst
A point-OIp	−0.52（−0.73，−0.30）	−0.53（−0.75，−0.30）	−0.37（−0.71，−0.03）	−0.52（−0.73，−0.30）	−0.52（−0.73，−0.30）	利于 Herbst
Pg OIp	1.45 （0.43，2.47）	2.00 （0.27，2.50）	2.46 （1.95，2.97）	1.23 （0.89，1.56）	1.45 （0.43，2.47）	利于对照组

缩写：OIp，咬合平面的垂线
来源：Yang 等，2016。经牛津大学出版社许可转载。

主要发现

- Herbst 矫治器能改善矢状向颌间关系。这一效应可能是通过抑制上颌骨生长和促进下颌骨生长共同作用实现的。Herbst 矫治器对下颌平面角作用很小。
- Herbst 矫治器可以改善矢状向牙性不调。
- 基于 12 个非随机对照试验的结果表明, Herbst 矫治器对安氏 Ⅱ 类错𬌗畸形的患者是有效的。

点评

该分析的局限性是:缺乏高质量研究,尤其是高质量的 RCT;缺乏长期结果以及头影测量的放大率未知。由于证据质量低和发表偏倚,应当谨慎解读结果。

参考文献

Manni A,Mutinelli S,Pasini M,*et al.,* 2016. Herbst appliance anchored to miniscrews with 2 types of ligation: effectiveness in skeletal Class II treatment. *Am J Orthod Dentofacial Orthop* 149, 871–880.

（朱家琪、王蕴蕾　译，张晨、贺红　审校）

概要 32
邻面去釉后牙釉质粗糙度和龋病发病率：一项系统评价

Koretsi V, * *Chatzigianni A*, *Sidiropoulou S. Orthod Craniofac Res 2014*；*17*：*1-13.*

背景

邻面去釉（interproximal enamel reduction，IER）已成为正畸治疗中一种广泛应用的临床处理。本研究的目的是评估不同邻面去釉方法处理牙面后与未处理牙面相比的①牙釉质粗糙度、②龋病发病率。

研究要素

  研究对象——牙面
  干预措施——任何 IER 方法或系统
  对照——未经处理的健康牙面
  结局指标——①牙釉质粗糙度；②IER 后龋病发病率

检索参数

  纳入标准——①牙釉质粗糙度：体外/体内对照研究，由同一操作者进行 IER，未经治疗的牙釉质作为对照组，扫描电镜和/或定量评估牙釉质粗糙度；②龋病发生率：随机或非随机对照临床研究，来自于同一患者的经过治疗和未经治疗的牙，随访时间至少 1 年，临床和/或影像学检查
  检索数据库——PubMed、Scopus、the Cochrane Library、ProQuest、Web of Science、LILACS 以及 the Brazilian bibliography of dentistry
  检索日期——至 2012 年 3 月，不受出版日期限制
  其他研究证据来源——手工检索参考文献列表
  语言限制——无

检索结果

  在删除重复记录后，获得 1 740 项研究用于评估是否符合纳入标准。最后，纳入 18 项研

究:①14 篇评估了牙釉质粗糙度;②4 篇调查了 IER 后龋病发病率,其中 1 篇评估了牙齿而不是牙面,因此被排除。(译者注:下文仅列出与龋病发病率有关的内容)

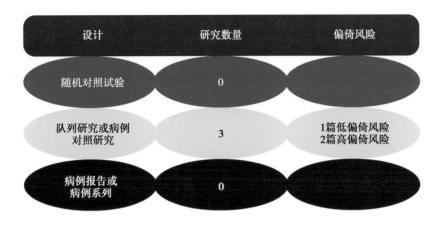

设计	研究数量	偏倚风险
随机对照试验	0	
队列研究或病例对照研究	3	1篇低偏倚风险 2篇高偏倚风险
病例报告或病例系列	0	

研究结果

邻面去釉组与对照组的比较结果如表 S32.1 所示。

1. 牙釉质粗糙度 由于所纳入研究的高异质性,即各种各样的邻面去釉方法及系统和/或评估方法,无法进行数据的定量分析。

2. 龋病发生率 3 篇研究适合进行 Meta 分析。详细结果如表 S32.1 所示。

表 S32.1 邻面去釉(IER)后牙面龋病发病率与未治疗的牙面对比的森林图和置信区间(CI)(临床评估和影像学评估)

研究	患者数	邻面去釉组		对照组		邻面去釉后随访周期	比值比(95%置信区间)		
		牙齿表面数	龋损数	牙齿表面数	龋损数			利于IER	利于对照组
Crain and Sheridan 1990	20	151	7	512	21	2 to 5 yr	1.137 (0.474, 2.727)		
Jarjoura *et al.* 2006	40	376	3	376	6	1 to 6.5 yr	0.496 (0.123, 1.998)		
Zachrisson *et al.* 2011	43	278	7	84	2	3.5 to 7 yr	1.059 (0.216, 5.197)		
Point estimate and 95% CI							0.926 (0.473, 1.812)		

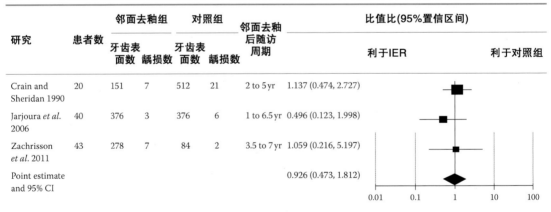

基于固定效应:异质性Q=1.01;df(Q)=2,P=0.603

来源:Koretsi等,2014。经John Wiley & Sons许可转载。

主要发现

- 牙釉质粗糙度:由于研究的异质性,关于邻面去釉后牙釉质粗糙度的变化尚无确切结论。
- 经邻面去釉治疗后的牙面龋病发生率与未经治疗的牙面相同且具有统计学意义。邻面去釉不增加治疗牙牙面的患龋风险。

点评

　　虽然不能对邻面去釉后牙釉质粗糙度进行 Meta 分析,但定性分析表明在使用任何 IER 方法或系统后,对去釉面进行抛光非常重要。此外,更多针对 IER 后龋病发生率的研究有助于人们得出强有力的临床结论。

(朱家琪、王蕴蕾　译,张晨、贺红　审校)

概要 33
锥形上颌恒侧切牙的患病率：Meta 分析

Hua F, *He H,* *Ngan P,* *Bouzid W. Am J Orthod Dentofacial Orthop 2013；144：97-109.*

背景

锥形上颌恒侧切牙锥形可导致患者的美观、正畸和牙周问题。本系统评价的目的是深入了解锥形侧切牙的患病率及其与种族、性别、人口类型和洲际分布的关系。

研究要素

研究人群——普通人群/牙科患者/正畸患者
干预措施——不适用（流行病学观察性研究）
对照——不适用（流行病学观察性研究）
结局指标——锥形侧切牙的患病率（患锥形侧切牙的人数除以研究人数）

检索参数

纳入标准——采用与"牙冠切端近远中宽度小于颈部近远中宽度"相同或类似的诊断标准进行的横断面或回顾性研究，每个受试者作为一个研究单位
检索数据库——PubMed、Embase、Google Scholar、Cochrane Central Register of Controlled Trials、metaRegister of Controlled Trials、OpenGrey
检索日期——截至 2011 年 10 月
其他研究证据来源——手工检索参考文献列表
语言限制——无

检索结果

共检索到 3 337 篇记录，其中有 30 篇（36 项研究或子研究，17 个国家，87 172 个研究对象）符合纳入标准。

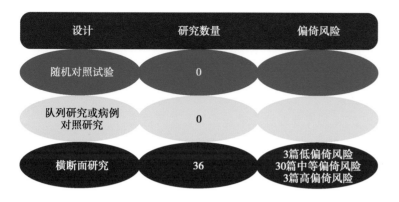

设计	研究数量	偏倚风险
随机对照试验	0	
队列研究或病例对照研究	0	
横断面研究	36	3篇低偏倚风险 30篇中等偏倚风险 3篇高偏倚风险

研究结果

不同人群中锥形侧切牙的患病率如表 S33.1 和表 S33.2 所示。

表 S33.1 不同人群中锥形侧切牙的患病率

研究	样本量	患病率 (95%CI)	权重(%)	
A, 普通人群-22项研究				
亚组汇总值(I^2=94.4%,P=0.000)	65728	1.6 (1.2, 2.0)	66.87	
B, 牙科患者-6项研究				
亚组汇总值(I^2=93.4%,P=0.000)		1.9 (0.9, 2.8)	16.23	
C, 正畸患者-8项研究				
亚组汇总值(I^2=81.7%,P=0.000)	12269	2.7 (1.9, 3.5)	16.90	
总体汇总值(I^2=94.5%,P=0.000)	9175	1.8 (1.5, 2.1)	100	
权重分配依据：随机效应分析				0 — 15.5%

来源：Hua等，2013。经爱思唯尔许可转载。

表 S33.2 不同种族人群分性别的锥形侧切牙患病率

研究	女性		男性		风险比, 95%置信区间	权重(%)	利于女性　　利于男性
	事件数	总数	事件数	总数			
A, 黑种人(2项研究)	24	1300	15	1264	1.56 (0.82, 2.96)	7.2	
异质性：Chi²=0.65 df=1 (P=0.42), I^2=0% 总体效应检验：Z=1.36 (P=0.18)							
B, 白种人(3项研究)	50	4090	50	6054	1.42 (0.95, 2.12)	19.0	
异质性：Chi²=2.89 df=2 (P=0.24), I^2=31% 总体效应检验：Z=1.69 (P=0.09)							
C, 蒙古人种(3项研究)	213	3951	146	3700	1.31 (1.07, 1.61)	73.4	
异质性：Chi²=0.76 df=2 (P=0.68), I^2=0% 总体效应检验：Z=2.59 (P=0.010)							
D, 印度人种(1项研究)	1	210	1	290	1.38 (0.09, 21.95)	0.4	
异质性：Not applicable 总体效应检验：Z=0.23 (P=0.82)							
总体汇总值(95% CI)	228	9551	212	11308	1.35 (1.13, 1.61)	100	
异质性：Chi²=4.51 df=8 (P=0.81), I^2=0% 总体效应检验：Z=3.35 (P=0.0008) 亚组间差异检验：Chi²=0.32 df=3 (P=0.96), I^2=0%							0.02　0.1　1　10　50

来源：Hua等，2013。经爱思唯尔许可转载。

主要发现

- 大约每 55 人中有 1 人（1.8%）患有锥形侧切牙。
- 女性患锥形侧切牙的可能性比男性高 35%。
- 蒙古人种的锥形侧切牙患病率（3.1%）比黑色人种（1.5%）和白色人种（1.3%）高。
- 尽管单侧和双侧锥形侧切牙的患病率相当,在单侧病例中,左侧是右侧的 2 倍。
- 患有单侧锥形侧切牙的个体有 55% 的可能性存在对侧侧切牙先天缺失。

点评

　　本篇系统评价中总结的流行病学特征有助于正畸医生,特别是那些在多种族社区工作的正畸医生,对患有锥形侧切牙的患者进行检查和治疗。最近几项研究的结果与本系统评价中报告的结果相似(Karatas 等,2014;Kim 等,2014)。

参考文献

Karatas M, Akdag MS, Celikoglu M, 2014. Investigation of the peg-shaped maxillary lateral incisors in a Turkish orthodontic subpopulation. *J Orthod Res* 2, 125.

Kim J, Ko Y, Kim H, *et al.*, 2014. Distribution of the peg-laterals and associated dental anomalies in Korean children: a radiological study. *J Korean Acad Pediatr Dent* 41, 241–246.

（朱家琪、王蕴蕾　译,张晨、贺红　审校）

概要 34
成人阻塞性睡眠呼吸暂停患者的颅面和上气道形态：头影测量研究的系统评价和 Meta 分析

*Neelapu BC, Kharbanda OP, * Sardana HK, Balachandran R, Sardana V, Kapoor P, Gupta A, Vasamsetti S. Sleep Med Rev 2017；31：79-90.*

背景

本系统评价的目的是探究确诊患有阻塞性睡眠呼吸暂停（obstructive sleep apnea, OSA）的成人患者头颅侧位片中颅面解剖学的变异。

研究要素

研究人群——年龄>18 岁且由多导睡眠监测（polysomnography, PSG）诊断为 OSA 的非综合征受试者

干预措施——使用头颅侧位片（包括由 CBCT 重建）评估成人 OSA 受试者颅面部和颈部区域的研究

对照——健康的非 OSA 个体与 OSA 患者

结局指标——以长度和角度测量值衡量颅面和上气道解剖形态的研究

检索参数

纳入标准——评估 DBP 和 SBP 的随机对照试验

检索数据库——Pubmed、SCOPUS 以及 Google Scholar

检索日期——截至 2014 年 12 月

其他研究证据来源——手工检索参考文献列表

语言限制——仅限英语

检索结果

最初检索得到 646 篇文章，排除 241 篇重复文章，根据摘要排除 328 篇文章，根据全文排除 51 篇文章。最后只有 26 篇文章符合纳入标准并纳入统评价分析。

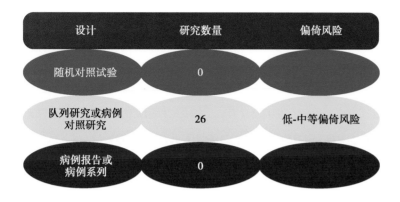

设计	研究数量	偏倚风险
随机对照试验	0	
队列研究或病例对照研究	26	低-中等偏倚风险
病例报告或病例系列	0	

研究结果

在评估了的 27 个颅面参数中，展示其中 2 项：（A）后鼻嵴点到咽后壁的距离和（B）前鼻嵴点到颏顶点的距离（表 S34.1）。

表 S34.1　阻塞性睡眠呼吸暂停对两个颅面部测量值的效应

A, 后鼻嵴点至咽后壁距离(PNS至Phw)的汇总结果

作者	OSA患者组			对照组			权重%	平均差，随机效应模型，95%置信区间
	均值	标准差	人数	均值	标准差	人数		
Kukaw 1988	27	4	30	30	4	12	9.6	−3.00 (−5.68 to −0.32)
Blanks 1988	29	4	90	29	4	12	11.5	0.00 (−2.41 to 2.41)
Seto 2001	23.4	0.8	29	24.85	0.59	21	72.1	−1.45 (−1.84 to −1.06)
Vidovic 2103	24.34	5.36	20	27.49	5.1	20	6.8	−3.15 (−6.39 to 0.09)
合计			169			65	100	−1.5 (−2.43 to −0.67)

异质性：Tau^2=0.24; Chi^2=3.73, df=3; P=0.29; I^2=19%
总体效应检验：Z=3.44 (P=0.0006)

B, 前下面高(ANS点到Gn点的距离)的汇总结果

Andersson 1991	70.4	6.8	23	69.8	5.2	28	20.9	0.60 (−2.78 to 3.98)
Hui 2003	71.9	5.9	69	69.9	5.2	25	33.8	2.00 (−0.47 to 4.47)
Tangugsorn 1995	75.93	6.34	100	72.22	4.7	36	45.3	3.71 (1.73 to 5.69)
合计			192			89	100	2.48 (0.78 to 4.19)

异质性：Tau^2=0.66; Chi^2=2.78, df=2; P=0.25; I^2=29%
总体效应检验：Z=2.85 (P=0.004)

来源：Neelapu等, 2017。经Elsevier许可转载。

主要发现

- 前下面高增加 2.48mm。
- 舌骨位置下降 5.45mm。
- 蝶鞍到舌骨的距离增加 6.89mm。

- 咽腔气道减少 495. 74mm^2，口咽气道减少 151. 14mm^2。
- S-N 减少 2. 25mm，颅底角 N-S-Ba 减少 1. 45°。
- SNB 减少 1. 49°，下颌骨后缩。
- 下颌体长度减少 5. 66mm。
- 上颌骨长度减少 1. 76mm。
- 舌部面积增加 366. 5mm^2。
- 软腭面积增加 125mm^2。
- 上气道长度增加 5. 39mm。

点评

可以对颅面和咽部结构的三维形态做进一步研究（Kecik 2017）。

参考文献

Kecik D, 2017. Three-dimensional analyses of palatal morphology and its relation to upper airway area in obstructive sleep apnea. *Angle Orthod* 87, 300–306.

（朱家琪、王蕴蕾　译，张晨、贺红　审校）

概要 35

肌功能训练治疗阻塞性睡眠呼吸暂停：系统评价与 Meta 分析

Camacho M,* *Certal V*,*Abdullatif J*,*Zaghi S*,*Ruoff CM*,*Capasso R*, *Kushida CA. Sleep 2015*；*38*：*669-675.*（概要撰写作者：*Fernandez-Salvador C* 和 *Reckley L*）

背景

阻塞性睡眠呼吸暂停（obstructive sleep apnea，OSA）的主要原因之一是上气道扩张肌松弛，不能在睡眠中维持气道通畅。因此，研究人员已经在针对 OSA 的口腔和口咽肌肉结构的治疗方法上投入了巨大的努力。本系统评价旨在评估肌功能训练（myofunctional therapy，MT）对儿童和成人 OSA 的治疗作用，并对多导睡眠监测、鼾症和嗜睡指标进行 Meta 分析。

研究要素

研究人群——患 OSA 的儿童及成人

干预措施——肌功能训练治疗

对照——采用肌功能训练治疗的患者和从未受过肌功能训练的患者

结局指标——呼吸暂停-低通气指数（Apnea-Hypopnea Index，AHI）、最低氧饱和度（low O_2）、鼾症和 Epworth 嗜睡量表（Epworth Sleepiness Scale，ESS）

检索参数

纳入标准——评价单独使用肌功能疗法治疗成人或儿童 OSA 的研究

检索数据库—— PubMed、MEDLINE、Web of Science、Scopus、Cochrane

检索日期——在 2014 年 6 月 18 日进行检索

其他证据来源——无电子版的杂志采用手工检索

语言限制——无

检索结果

共检索到 226 篇参考文献，在进一步评估后，共 11 篇研究符合标准并被纳入。

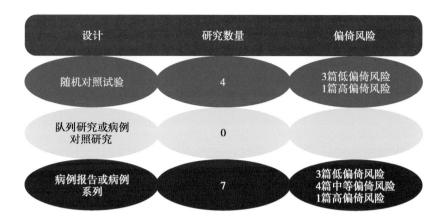

设计	研究数量	偏倚风险
随机对照试验	4	3篇低偏倚风险 1篇高偏倚风险
队列研究或病例对照研究	0	
病例报告或病例系列	7	3篇低偏倚风险 4篇中等偏倚风险 1篇高偏倚风险

研究结果

呼吸暂停-低通气指数（AHI）、最低氧饱和度（low O_2）、鼾症和 Epworth 嗜睡量表（ESS）的结果见表 S35.1。

表 S35.1　肌功能疗法治疗前后呼吸暂停-低通气指数（AHI），最低氧饱和度（low O_2）和 Epworth 嗜睡量表（ESS）的结果（9 篇文献）

研究设计（包含 PCS、RCT、RCR、RCS、ABS）	n	年龄（yr）	BMI（kg/m²）	AHI（event/h）		low O_2（%）		ESS	
				MT 前	MT 后	MT 前	MT 后	MT 前	MT 后
Total	120	44.5±11.6	28.9±6.2	24.5±14.3	12.3±11.8	83.9±6.0	86.6±7.3	14.8±3.5	8.2±4.1

9 篇研究：Suzuki 等，2013；Kronbauer 等，2013；Diaferia 等，2013；Baz 等，2012；Guimaraes 等，2009；de Paula Silva 等，2007；Berreto 等，2007；Guimaraes 等，2003；Guimaraes 等，1999。

缩写：BMI，body mass index＝体重指数；MT，myofunctional therapy＝肌功能训练；PCS，prospective case series＝前瞻性病例系列；RCR，retrospective case report＝回顾性病例报告；RCS，retrospective case series＝回顾性病例系列；RCT，randomized controlled trial＝随机对照试验。

来源：改编自 Camacho 等，2015。

主要发现

- 有证据表明，肌功能训练可使成人呼吸暂停低通气指数降低约 50%，儿童降低 62%。
- 在适当的肌功能训练治疗后，成人的最低血氧饱和度、鼾症和嗜睡症状均有改善。
- 肌功能疗法无法治愈阻塞性睡眠呼吸暂停，但可以作为其他阻塞性睡眠呼吸暂停治疗的辅助。

点评

自本系统评价和 Meta 分析发表以来，有更多的文献证实了肌功能训练治疗阻塞性睡眠呼吸暂停的效果和效率（Chuang 等，2017；Corrêa Cde 和 Berretin-Felix，2015；Guilleminault 和 Akhtar，2015；Morgan，2016）。

参考文献

Chuang L, Yun-Chia L, Hervy-Auboiron M, *et al.*, 2017. Passive myofunctional therapy applied on children with obstructive sleep apnea: A 6-month follow-up. *J Formos Med Assoc* 116, 536–541.
Corrêa Cde C, Berretin-Felix G, 2015. Myofunctional therapy applied to upper airway resistance syndrome: A case report. *Codas* 27, 604–609.
Guilleminault C, Akhtar F, 2015. Pediatric sleep-disordered breathing: New evidence on its development. *Sleep Med Rev* 24, 46–56.
Morgan T, 2016. Novel approaches to the management of sleep-disordered breathing. *Sleep Med Clin* 11, 173–187.

免责声明

本文中所述观点均来自文献原作者，不代表美国陆军、国防部或美国政府的官方政策或立场。

（潘嘉雯、王蕴蕾 译，张晨、贺红 审校）

概要 36
CPAP 与下颌前移装置对阻塞性睡眠呼吸暂停患者血压的影响：系统评价和 Meta 分析

Bratton DJ, Gaisl T, Wons AM, Kohler M. * JAMA 2015; 314: 2280-2293.*

背景

阻塞性睡眠呼吸暂停(obstructive sleep apnea, OSA)与较高的血压水平相关, 而高血压可增加心血管风险。

研究要素

研究人群——18 岁以上诊断为阻塞性睡眠呼吸暂停(定义:呼吸暂停低通气指数 AHI ≥ 5/h)的受试者

干预措施——持续正压通气(continuous positive air pressure, CPAP)或下颌前移装置(mandibular advancement devices, MADs)

对照——不同的装置或安慰剂装置(inactive devices)

结局指标——舒张压和收缩压的降低

检索参数

纳入标准——评估收缩压和舒张压的随机对照试验

检索数据库——MEDLINE、Embase 以及 Cochrane Library

检索日期——截至 2015 年 8 月

其他证据来源——手工检索参考文献列表

语言限制——无

检索结果

纳入仅限于用英语报告的临床试验。检索到 872 项研究, 其中 51 项随机对照试验(4 888 名参与者)符合纳入标准。44 项随机对照试验比较了 CPAP 组与安慰剂装置对照组, 3 项比较了 MAD 组与安慰剂装置组, 1 项比较了 CPAP 组与 MAD 组, 3 项比较了 CPAP 组、MAD 组和安慰剂装置组。不超过 10% 的纳入试验被认为具有高度偏倚风险。

185

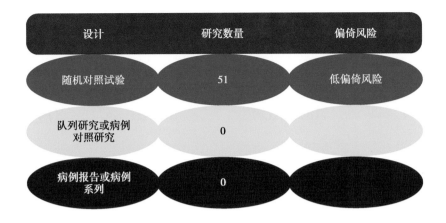

研究结果

使用 MAD 和 CPAP 与对照组相比,收缩压的研究结果如表 S36.1 和表 S36.2 所示。

表 S36.1　所纳入的试验中持续正压通气(CPAP)组与安慰剂装置组相比的收缩压(SBP)变化的治疗效果

CPAP vs 安慰剂装置	SBP治疗变化的差异 (95%CI), mmHg	权重%	利于CPAP组	利于安慰剂 装置组
两组比较的临床试验				
44项CPAP对比安慰剂装置随机对照试验 (合计)	−2.5 (−3.4 to 1.5)	92.6		
三组比较的临床试验				
Barnes *et al.* 2004	−0.9 (−3.3 to 1.5)	3.9		
Dal-Fabbro *et al.* 2014	−1.4 (−7.2 to 4.4)	1.9		
Lam *et al.* 2007	−6.1 (−12.8 to 0.6)	1.6		
两两比较Meta分析	**−2.6 (−3.6 to −1.6)**			
网状Meta分析	**−2.5 (−3.5 to −1.5)**			

−15　−10　−5　0　5　10　15

黑色方块的大小与各项研究在Meta分析中的权重成正比(根据两两比较随机效应模型)
来源:改编自Bratton等,2015。

表 S36.2　所纳入试验中下颌前移装置（MAD）组与持续正压通气（CPAP）组及安慰剂装置组相比的收缩压（SBP）变化的治疗效果

MAD vs 安慰剂装置	SBP治疗变化的差异(95%CI), mmHg	利于MAD组	利于安慰剂装置组
两组比较和三组比较的临床试验			
两两比较meta分析	−1.9 (−3.2 to −0.6)		
网状meta分析	−2.1 (−3.4 to −0.8)		

SBP治疗变化的差异 (95% CI), mmHg

两组比较的临床试验：Andrén *et al.* 2013, Gotsopoulos *et al.* 2004, Quinnell *et al.* 2014
三组比较的临床试验：Barnes *et al.* 2004, Dal-Fabbro *et al.* 2014, Lam *et al.* 2007

CPAP vs MAD		利于CPAP组	利于MAD组
两组比较和三组比较的临床试验			
两两比较meta分析	0.3 (−1.0 to 1.5)		
网状meta分析	−0.5 (−2.0 to 1.0)		

SBP治疗变化的差异 (95% CI), mmHg

两组比较的临床试验：Phillips *et al.* 2013
三组比较的临床试验：Barnes *et al.* 2004, Dal-Fabbro *et al.* 2014, Lam *et al.* 2007

来源：改编自Bratton等，2015。

主要发现

- CPAP 和 MADs 均与血压显著性降低（2mmHg）相关。
- 网状 Meta 分析没有发现这两种治疗方法的降血压效果有显著的统计学差异。

点评

最近一项比较 CPAP 与 MADs 的网状 Meta 分析表明，在减少日间睡眠方面，CPAP 装置比 MADs 更有效（虽然两者都有效）（Bratton 等 . 2015）。血压降低 2mmHg 可使血压相关的慢性心脏病、脑卒中和心力衰竭的社会负担降低 10%（Hardy 等，2015）。

参考文献

Bratton DJ, Gaisl T, Schlatzer C, *et al.*, 2015. Comparison of the effects of continuous positive airway pressure and mandibular advancement devices on sleepiness in patients with obstructive sleep apnoea: a network meta-analysis. *Lancet Respir Med* 3, 869–878.

Hardy ST, Loehr LR, Butler KR, *et al.*, 2015. Reducing the blood pressure-related burden of cardiovascular disease: impact of achievable improvements in blood pressure prevention and control. *J Am Heart Assoc* 4, e002276.

（朱家琪、王蕴蕾 译，张晨、贺红 审校）

概要 37
儿童前牙开𬌗的正畸和矫形治疗

*Lentini-Oliveira DA, * Carvalho FR, Rodrigues CG, Ye Q, Hu R, Minami-Sugaya H, Carvalho LBC, Prado LBF, Prado GF. Cochrane Database Syst Rev 2014; (9) : CD005515.*

背景

前牙开𬌗(anterior open bite, AOB)是指上切牙和下切牙没有垂直向的重叠或接触。病因包括遗传特征、环境因素、吮指习惯和呼吸障碍。虽然有大量关于前牙开𬌗的文献,但是各种干预措施都缺乏有力的科学证据支持。本系统评价的目的是评估纠正儿童前牙开𬌗的正畸和矫形治疗。

研究要素

研究人群——前牙开𬌗的儿童和青少年
干预措施——接受正畸治疗或矫形治疗(非手术)
对照——矫形治疗与无干预或其他技术比较
结局指标——纠正 AOB;稳定性;对非典型吞咽或呼吸道疾病的影响

检索参数

纳入标准——随机对照试验或半随机对照试验
检索数据库——Cochrane Library、MEDLINE, Embase、LILACS、Brazilian Bibliography of Odontology、SciELO 以及 ClinicalTrials. gov
检索日期——截至 2014 年 2 月 14 日
其他研究证据来源——手工检索参考文献列表,还检索了中文文献
语言限制——无

检索结果

共检索到 576 项研究,其中 3 项符合纳入标准。

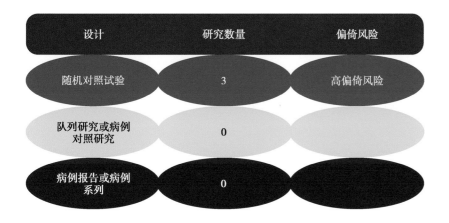

设计	研究数量	偏倚风险
随机对照试验	3	高偏倚风险
队列研究或病例对照研究	0	
病例报告或病例系列	0	

研究结果

纠正开𬌗的干预措施的疗效见表 S37.1。

表 S37.1　与未治疗组相比,两种干预措施对开𬌗(mm)的治疗效果

作者	研究	对照组	干预组	权重%	平均差, 风险比(固定效应模型)95%置信区间		
						利于干预组	利于对照组
Almeida 2005	带有舌栅的可摘矫治器联合高位牵引颏兜与未经治疗的对照组比较	4	24	100	0.23 (0.11 to 0.48)		
Total	总体效应检验 Z=3.94 (P < 0.0001)	4	24	100	0.23 (0.11 to 0.48)		
					0.01　0.1　1　10　100		
Erbay 1995	Frankel功能矫治器配合封唇治疗与未治疗的对照组比较	0	20	100	0.02 (0.00, 0.38)		
Total	总体效应检验 Z=2.66 (P=0.008)	0	20	100	0.02 (0.00, 0.38)		
					0.01　0.1　1　10　100		

一项对比磁性互斥𬌗垫与传统𬌗垫治疗开𬌗效果的研究因副作用而提前终止(Kiliaridis 1990)。
来源: 改编自Lentini-Oliveira等, 2014。

主要发现

- 关于前牙开𬌗的研究缺乏标准化。因此,没有明确的证据表明应当使用何种干预措施治疗前牙开𬌗患者。
- 两种干预措施的证据不足:Frankel 功能矫治器配合封唇治疗与带有腭托的可摘矫治器联合高位牵引颏兜。

点评

纠正前牙开𬌗的研究需要基于检验效能计算的样本量,充分和详细的随机化序列,分配隐藏,结局指标评估的设盲和随访的完整性。如果有失访,应进行意向治疗分析并描述所有数据。此外,还应考虑开𬌗、呼吸模式、睡眠呼吸障碍和鼾症之间可能存在的关联(Pacheco 等,2015)。

参考文献

Pacheco MC, Fiorott BS, Finck NS, *et al.,* 2015. Craniofacial changes and symptoms of sleep-disordered breathing in healthy children. *Dental Press J Orthod* 20, 80–87.

致谢

这篇 Cochrane 系统评价发表在 2014 年第 9 期的《Cochrane 系统评价数据库(Cochrane Database of Systematic Reviews)》上。随着新证据的出现和对反馈的回应,Cochrane 系统评价会定期更新。请关注《Cochrane 系统评价数据库》来获取本篇 Cochrane 系统评价的最新版本。

(汤博钧、王蕴蕾 译,张晨、贺红 审校)

概要 38
前牙开𬌗治疗的稳定性：一项 Meta 分析

Greenlee GM, * *Huang GJ,* * *Chen SS, Chen J, Koepsell T, Hujoel P. Am J Orthod Dentofacial Orthop 2011;139:154-169.*

背景

一直以来,前牙开𬌗的矫正较为困难,其矫正后的保持难度可能更甚。在这篇系统评价中,我们的目的是根据现有的最佳文献,研究纠正前牙开𬌗治疗后的稳定性。

研究要素

研究人群——伴有前牙开𬌗的正畸患者
干预措施——传统的非手术矫正
对照——手术或非手术纠正开𬌗的治疗随访
结局指标——治疗结束至少 12 个月后的稳定性

检索参数

纳入标准——报告开𬌗纠正后 1 年以上稳定性的临床研究
检索数据库——PubMed、Embase、Cochrane Library
检索日期——1949 年~2009 年 5 月
其他研究证据来源——手工检索参考文献列表
语言限制——无

检索结果

共检索到 105 项研究,其中 21 项符合纳入标准。来自 16 项研究的覆𬌗平均值在森林图中进行了分析,15 项用于稳定性的二分类变量分析(开𬌗存在与否)。

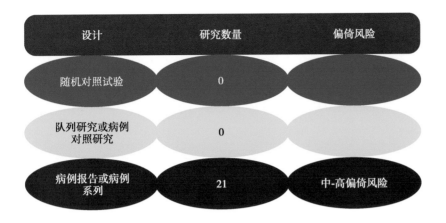

设计	研究数量	偏倚风险
随机对照试验	0	
队列研究或病例对照研究	0	
病例报告或病例系列	21	中-高偏倚风险

研究结果

手术和非手术患者开𬌗纠正后的长期随访效果见表 S38.1 和表 S38.2。

表 S38.1 手术研究中的长期覆𬌗状态

作者	安氏分类或类型	随访年数	覆𬌗(mm)随机效应模型,95%置信区间
Lawry 1990	–	1.5	
McNance 1992	Ⅱ类错𬌗	1	
McNance 1992	Ⅲ类错𬌗	1	
Kahnberg 1994	–	1.5	
Hoppenreijs 1997	–	5.7	
Arpornmaeklong 2000	–	2	
Fischer 2000	–	2	
Moldez 2000	上颌上抬截骨术	5	
Moldez 2000	旋转	5	
Ding 2007	–	15	
Espeland 2008	–	3	
Total 95% CI			1.27

来源:Greenlee等,2011。经爱思唯尔许可转载。

表 S38.2 非手术研究中的长期覆𬌗状态

作者	安氏分类或类型	随访年数	覆𬌗(mm)随机效应模型,95%置信区间
Nelson 1991	–	2	
Katsaros 1993	–	2	
Küçükkeles 1999	–	1	
Kim 2000	生长发育期	2	
Kim 2000	非生长发育期	2	
Suguwara 2002	–	1	
Janson 2006	非拔牙矫治	5.2	
Janson 2006	拔牙矫治	8.4	
Remmers 2008	–	5	
Total 95% CI			0.76

来源:Greenlee等,2011。经爱思唯尔许可转载。

> **主要发现**
>
> - 手术研究主要针对成人，而非手术研究主要针对青少年。
> - 在最近的随访时间内，基于二分类变量分析的开𬌗矫正成功率分别为 82% 和 75%。
> - 纳入的证据包括较低质量的研究，因此应谨慎解读这些结果。

点评

　　由于两个研究人群之间的年龄差异，很难进行直接比较。然而，手术和非手术人群的初始平均开𬌗值相似，而手术患者的下颌平面角略微陡峭。自本系统评价发表以来，已发表更多文献，利用临时支抗装置压低磨牙，从而辅助纠正开𬌗。这种机制类似于上颌上抬截骨术纠正开𬌗的机制，但迄今为止尚无临时支抗装置压低磨牙长期稳定性的充分记录。此外，一些人正在倡导下颌骨手术来纠正前牙开𬌗。最后，有报道称𬌗垫式矫治器可能是关闭开𬌗的有用策略，因为它们可能会产生后牙𬌗垫效应。在二分类变量分析中纳入的六项新研究表明，手术治疗和非手术治疗纠正开𬌗的长期稳定性相似，分别为 82% 和 80%。所有这些新技术都需要更多证据支持。

参考文献

Fontes AM, Joondeph DR, Bloomquist DS, *et al.*, 2012. Long-term stability of anterior open-bite closure with bilateral sagittal split osteotomy. *Am J Orthod Dentofacial Orthop* 142, 792–800.

Geron S, Wasserstein A, Geron Z, 2013. Stability of anterior open bite correction of adults treated with lingual appliances. *Eur J Orthod* 35, 599–603.

Maia FA, Janson G, Barros SE, *et al.*, 2010. Long-term stability of surgical-orthodontic open-bite correction. *Am J Orthod Dentofacial Orthop* 138, 254.e1–254.e10.

Mucedero M, Franchi L, Giuntini V, *et al.*, 2013. Stability of quad-helix/crib therapy in dentoskeletal open bite: a long-term controlled study. *Am J Orthod Dentofacial Orthop* 143, 695–703.

Teittinen M, Tuovinen V, Tammela L, *et al.*, 2012. Long-term stability of anterior open bite closure corrected by surgical-orthodontic treatment. *Eur J Orthod* 34, 238–243.

Zuroff JP, Chen SH, Shapiro PA, *et al.*, 2010. Orthodontic treatment of anterior open-bite malocclusion: stability 10 years postretention. *Am J Orthod Dentofacial Orthop* 137, 302.e1–302.e8.

（汤博钧、王蕴蕾　译，张晨、贺红　审校）

概要 39
药物干预用于缓解正畸治疗中疼痛

Monk AB、Harrison JE、*Worthington HV、Teague A. Cochrane Database Syst Rev 2017；（11）：CD003976.

背景

　　研究显示，高达95%的正畸患者反映在治疗过程中有痛感。正畸治疗过程中的疼痛是患者想要放弃治疗的最常见的原因，并被列为治疗中最糟糕的一方面（Oliver 和 Knapman，1985）。本系统评价的目的是确定在正畸治疗过程中缓解疼痛最有效的药物干预。

研究要素

　　研究人群——在任何年龄接受任何种类正畸治疗的受试者
　　干预措施——在治疗过程中的任何时间，通过任何途径、剂量、形式或组合的任何药物止痛措施
　　对照——安慰剂或不同剂量、强度或时间间隔的相同干预措施
　　结局指标——可通过任何量表测量的主观疼痛强度/缓解程度

检索参数

　　纳入标准——用视觉模拟评分法（VAS）、数字分级评分法（NRS）或任何分类量表测量与正畸期间疼痛控制有关的随机对照试验
　　检索数据库——OHG Trials Register、Cochrane Pain、Palliative and Supportive Care Group Trials Register、Cochrane Central Register of Controlled Trials、MEDLINE、Embase、CINAHL
　　检索日期——1966 年~2017 年 6 月 19 日
　　其他证据来源——手工检索参考文献列表
　　语言限制——无

检索结果

　　共检索到32 项相关的随机对照试验，包含 3 110 位年龄在 9~34 岁的受试者，其中 2 348 位被纳入分析（表 S39.1）。

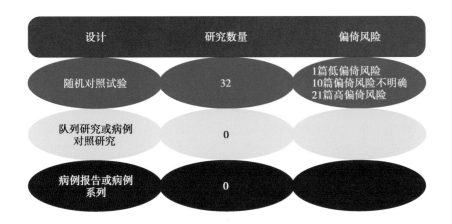

研究结果

表 S39.1 用视觉模拟评分法(VAS)评估正畸治疗过程中疼痛:镇痛剂 *vs.* 对照

研究或亚组	镇痛剂组 均值(VAS疼痛评分)	标准差(VAS疼痛评分)	人数	对照组 均值(VAS疼痛评分)	标准差(VAS疼痛评分)	人数	权重	倒方差法,随机效应模型,95%置信区间(VAS疼痛评分)
1.1.1对乙酰氨基酚 *vs.* 对照								
Gupta 2014	32	14	15	44	8	8	6.4%	−12.00 [−21.00, −3.00]
Kawamoto 2010	27.1	33.9	10	34.3	33.3	4	1.2%	−7.20 [−46.01, 31.61]
Nik 2016	8.8	14.7	32	20.6	16.3	14	6.0%	−11.80 [−21.74, −1.86]
Polat 2005a	22.8	26.5	20	38.1	32.8	4	1.4%	−15.30 [−49.48, 18.88]
亚组汇总值(95%CI)			77			30	15.0%	**−11.90 [−18.36, −5.44]**
异质性: Tau²=0.00; Chi²=0.10, df=3 (P=0.99), I²=0%								
总体效应检验: Z=3.61 (P=0.0003)								
1.1.2非甾体抗炎药 *vs.* 对照								
Bruno 2011 (1)	6	10	9	10	16.6	17	5.9%	−4.00 [−14.24, 6.24]
Bruno 2011 (2)	6	10	8	12.4	13	17	6.3%	−6.40 [−15.68, 2.88]
Farzanegan 2012	51	22	10	48	30.6	10	2.6%	3.00 [−20.36, 26.36]
Gupta 2014	12	9	15	44	8	7	6.9%	−32.00 [−39.47, −24.53]
Kawamoto 2010	26.7	18.6	7	34.3	33.3	5	1.6%	−7.60 [−39.88, 24.68]
Kohli 2011 (3)	11.3	26.6	30	41	30.9	15	3.5%	−29.70 [−48.01, −11.39]
Kohli 2011 (4)	31.8	29.9	30	41	30.9	15	3.4%	−9.20 [−28.15, 9.75]
Minor 2009	36	12	16	48	30.9	18	6.9%	−12.00 [−19.48, −4.52]
Nik 2016	6.3	8.8	29	20.6	16.3	14	6.3%	−14.30 [−23.42, −5.18]
Pellisson 2008 (5)	23.6	9.4	30	25.5	6.7	7	7.4%	−1.90 [−7.90, 4.10]
Pellisson 2008 (6)	22.8	8	30	25.5	6.7	7	7.5%	−2.70 [−8.43, 3.03]
Pellisson 2008 (7)	22.8	8	30	25.5	6.7	8	7.6%	−2.70 [−8.15, 2.75]
Pellisson 2008 (8)	8.7	4	30	25.5	6.7	8	7.8%	−16.80 [−21.66, −11.94]
Polat 2005a (9)	25.3	32	20	38.1	32.8	4	1.4%	−12.80 [−47.87, 22.27]
Polat 2005a (10)	37	27.5	20	38.1	32.8	4	1.4%	−1.10 [−35.43, 33.23]
Polat 2005a (11)	11.9	20.9	20	38.1	32.8	4	1.5%	−26.20 [−59.62, 7.22]
Polat 2005a (12)	17.1	22.1	20	38.1	32.8	4	1.5%	−21.00 [−54.57, 12.57]
Polat 2005b (13)	14.3	26.6	20	39.2	31.8	10	2.7%	−24.90 [−47.80, −2.00]
Polat 2005b (14)	21.8	26.8	20	39.2	31.8	10	2.7%	−17.40 [−40.30, 5.54]
亚组汇总值(95%CI)			394			184	85.0%	**−11.72 [−16.93, −6.51]**
异质性: Tau²=74.36; Chi²=73.16, df=18 (P<0.0001), I²=75%								
总体效应检验: Z=4.41 (P<0.0001)								
总体汇总值(95%CI)			471			214	100.0%	**−11.66 [−16.15, −7.17]**
异质性: Tau²=61.28; Chi²=73.47, df=22 (P<0.00001); I²=70%								
总体效应检验: Z=5.09 (P<0.00001)								
亚组间差异检验: Chi²=0.00, df=1 (P=0.97), I²=0%								

利于镇痛剂组   利于对照组

来源: Monk等, 2017。经John Wiley & Sons许可转载。

主要发现

- 与对照组相比,对乙酰氨基酚和非甾体抗炎药(NSAIDs)在 2、6 和 24 小时均能有效降低疼痛强度。
- 对乙酰氨基酚和非甾体类抗炎药在 2、6、24 小时内缓解疼痛的效果无明显差异。
- 治疗前服用布洛芬比治疗后服用能更好地缓解治疗 2 小时后的疼痛。

点评

有低-中等质量证据表明对乙酰氨基酚或非甾体抗炎药能缓解正畸治疗相关疼痛。我们没有发现明确的证据表明布洛芬和对乙酰氨基酚在缓解正畸治疗相关疼痛方面的效果存在差异。

参考文献

Oliver R, Knapman Y, 1985. Attitudes to orthodontic treatment. *Br J Orthod* 12,179–188.

致谢

这篇 Cochrane 系统评价发表在 2017 年第 11 期的《Cochrane 系统评价数据库(Cochrane Database of Systematic Reviews)》上。随着新证据的出现和对反馈的回应,Cochrane 系统评价会定期更新。请关注《Cochrane 系统评价数据库》来获取本篇 Cochrane 系统评价的最新版本。

(刘彦晓雪、王蕴蕾 译,张晨、贺红 审校)

概要 40
正畸治疗期间疼痛的药物治疗：Meta 分析

Angelopoulou MV, *Vlachou V*, *Halazonetis DJ. Orthod Craniofac Res 2012*; *15*: *71-83.*

背景

在正畸治疗中,疼痛是一种常见的副作用。非甾体抗炎药(NSAIDs)是缓解疼痛最常用的药物,但它们的疗效是有争议的。这篇 Meta 分析的目的是评估非甾体抗炎药缓解正畸治疗引起的疼痛的有效性。

研究要素

研究人群——使用固定矫治器治疗的正畸患者
干预措施——非甾体抗炎药
对照——非甾体抗炎药 *vs.* 安慰剂
结局指标——使用视觉模拟评分法(VAS)评估疼痛体验

检索参数

纳入标准——用视觉模拟评分法(VAS)比较非甾体类抗炎药(NSAIDs)和安慰剂对固定矫治正畸患者的疗效
检索数据库——PubMed、Google Scholar、Clinical Trials Cochrane
检索日期——截至 2010 年 7 月
其他证据来源——手工检索参考文献列表
语言限制——无

检索结果

共检索到 1 127 篇参考文献,其中 7 篇符合纳入标准。

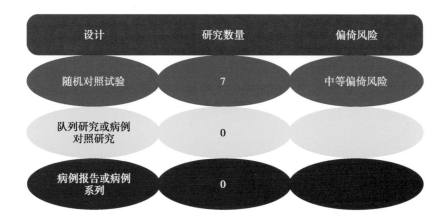

研究结果

使用布洛芬 *vs.* 安慰剂和布洛芬 *vs.* 对乙酰氨基酚在咀嚼和咬合时的疼痛缓解效果见表 S40.1。

表 S40.1 Meta 分析结果:标准化治疗效果、Hedges' g 值、基于随机效应模型的 95% 置信区间及 I^2 值

动作	时间(小时)	布洛芬 *vs.* 安慰剂(6 个研究)[a]			布洛芬 *vs.* 对乙酰氨基酚(3 个研究)[b]		
		治疗效果	95%置信区间	I^2	治疗效果	95%置信区间	I^2
咀嚼	2	−0.206	−0.550~0.138	0.456	0.049	−0.507~0.606	0.711[*]
	6	−0.386	−0.638~−0.133	0.000	−0.076	−0.600~0.447	0.679[*]
		−0.270	−0.642~0.102	0.532	−0.003	−0.266~0.261	0.000
咬合	2	−0.560	−1.065~−0.056	0.691[*]	−0.106	−0.488~0.276	0.421
	6	−0.513	−0.847~−0.179	0.313	0.054	−0.617~0.725	0.801[*]
	24	−0.395	−0.828~0.037	0.592[*]	−0.072	−0.335~0.191	0.000

注:[*] $P<0.05$
[a]6 项研究(Ngan 等,1994;Steen Law 等,2000;Polat 等,2005;Polat 和 Karaman,2005;Salmassian 等,2009;Minor 等,2009)。
[b]3 项研究(Arias 和 Marquez-Orozco,2006;Bird 等,2007;Salmassian 等,2009)。
来源:Angelopoulou 等,2012。经 John Wiley & Sons 授权转载。

主要发现

- 这篇 Meta 分析的结果显示非甾体抗炎药在正畸治疗后 2 小时和 6 小时减轻了疼痛,但是在疼痛最显著的第 24 小时效果不明显。
- 研究发现布洛芬和对乙酰氨基酚在所有时间点和咬合状态都有同样的效果,但是证据强度很低。
- 基于这些发现,非甾体抗炎药只能中度缓解正畸治疗中的疼痛。

点评

　　自本篇系统评价发表后，又有一些 RCT 被发表出来，根据最近的一篇 Meta 分析，非甾体抗炎药能在疼痛达到峰值时减缓疼痛（Sandhu 等，2016）。另外，有更多研究评估了激光治疗对正畸治疗期间疼痛的治疗效果，这可能成为缓解正畸患者疼痛的一个选择（Ren 等，2015）。

参考文献

Sandhu SS, Cheema MS, Khehra HS, 2016. Comparative effectiveness of pharmacologic and nonpharmacologic interventions for orthodontic pain relief at peak pain intensity: a Bayesian network meta-analysis. *Am J Orthod Dentofacial Orthop* 150,13–32.

Ren C, McGrath C, Yang Y, 2015. The effectiveness of low-level diode laser therapy on orthodontic pain management: a systematic review and meta-analysis. *Lasers Med Sci* 30,1881–1893.

（刘彦晓雪、王蕴蕾　译，张晨、贺红　审校）

概要 41
正畸治疗后患者及家长满意度相关因素：系统评价

*Pachêco-Pereira C，Pereira JR，Dick BD，Perez A，Flores Mir C. *Am J Orthod Dentofacial Orthop 2015；148：652-659.*

背景

由于寻求正畸治疗的原因不同，患者、家长和正畸医生对治疗结果的评估可能不尽相同。主观满意度由若干个因素组成。本系统评价旨在确定正畸治疗后患者及其家长对正畸治疗满意度的相关因素。

研究要素

研究人群——患者或其法定监护人
干预措施——正畸治疗
对照——观察性研究
结局指标——对正畸治疗结果的满意度

检索参数

纳入标准——患者、家长或照看人对正畸治疗后结果的意见
检索数据库——MEDLINE、PubMed、Embase、EMB reviews、LILACS、Web of Science 以及 Google Scholar
检索日期——不同初始日期，均截至 2014 年 3 月
其他证据来源——部分灰色文献和纳入研究的参考文献列表
语言限制——无

检索结果

共检索到 1 149 篇独立文献，评估后纳入 18 篇符合纳入标准的研究，但他们评估治疗满意度的方法有所不同，如果进行 Meta 分析会存在一定问题。

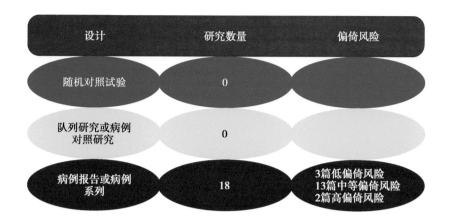

研究结果

数据收集的时间、调查方法、应答率和偏倚风险见表 S41.1。

表 S41.1　纳入研究的数据收集时间、调查方法、应答率和偏倚风险的总结

作者	时间	调查方法/应答率	ROB
Feldman,2014	第一次复诊(6 周)	应答率 90%～100%	4
Oliveira 等,2013	完成正畸治疗	问卷回访(未报告时间)应答率 100%	3
Keles 和 Bos,2013	正畸治疗 3 年后	去托槽后 6 个月问卷调查,应答率 55%	4
Maia 等,2010	正畸资料后(平均 8.5 年)	随机电话采访和邀请做问卷,应答率 100%	4
Mollov 等,2010	保持阶段,平均 5.3 年	对学生课堂调查,结束患者邮件调查,应答率 77.11%	3
Anderson 等,2009	正畸治疗后最多 3.5 年内	邮箱发送问卷,应答率 96%	5
Uslu 和 Akcam,2007	保持后阶段(5～22.5 年)	邮箱发送问卷,应答率 15.8%	3
Al-Omiri 和 Abu Alhaija,2006	保持阶段(6～12 个月)	邮箱发送问卷,10 名患者重新检查,应答率 84%	6
Barker 等,2005	未详述,年龄 26 岁患者	提问矫治效果:非常好,好,一般,差,应答率 95.6%	5
Bos 等,2005	正畸治疗后 3 年	邮箱发送问卷,应答率 70%	4
Mascarenhas 等,2005	矫治结束后至少 6 个月	结束治疗后发放自我管理问卷,未报告应答率	3
Bennett 等,2001	去托槽后 2 年内	电话采访,纳入关注组 18 个月,最后邮箱发送问卷,应答率 65% 、49%	7
Eberting 等,2001	未详述	邮箱发送包含 9 个问题的问卷,应答率 46.5%	2
Birkeland 等,2000	儿童 T1 和 T2、家长	儿童在复查日填写问卷,邮箱发送问卷给家长,应答率家长 83.3%,儿童 81.6%	5
Fernandes 等,1999	儿童 T1 和 T2、家长	追踪复查日问卷调查,应答率家长 93.9%,儿童 94.9%	5
Rieldmann 等,1999	>30 岁成年患者,42% 长期佩戴保持器	邮箱发送问卷,应答率 80%	6
Bergstrom 等,1998	第一次咨询 8 年后	邮箱发送问卷,应答率 81%	6
Espelan 和 Stenvik,1993	完成正畸治疗	在每年例行复查时调查,未报告应答率	5

缩写:ROB,偏倚风险,数值越大质量越高。
来源:Pachêco-Pereira 等,2015。经爱思唯尔许可转载。

主要发现

- 患者及其家长对正畸治疗的满意度一般较高。
- 总体满意度与患者较为满意的美学收益认知、治疗的社会-心理收益、患者积极的人格特质有关。
- 满意度也与牙医-医护人员-患者间的良好服务质量有关。

点评

1. 本系统评价所基于的研究证据有限。
2. 不满意与治疗时间延长、疼痛或不适程度增加以及保持器的使用问题有关。
3. 从治疗完成到评估患者治疗结果满意度之间的时长会影响研究结果。

（潘嘉雯、王蕴蕾　译，张晨、贺红　审校）

概要 42
正畸治疗对牙周健康的影响：对照证据的系统评价

Bollen AM, *Cunha-Cruz J*, *Bakko DW*, *Huang GJ*, *Hujoel PP*. *J Am Dent Assoc* 2008；139：413-422.

背景

研究表明，正畸治疗可能改善牙周健康状况。本系统评价的目的是通过牙周测量方法比较接受过现代正畸治疗的人和未接受过正畸治疗的人在治疗结束后的牙周状况。

研究要素

研究人群——所有人（排除关于牙周疾病或颌面部畸形患者的研究）

干预措施——正畸治疗（排除使用全口带环治疗的研究）

对照——未经过正畸治疗的人

结局指标——牙周状况

随访时间——排除仅在治疗期间或摘除矫治器时评估牙周结果的研究

检索参数

纳入标准——随机对照试验、队列研究、病例对照研究和横断面研究

检索数据库——8 个电子数据库：PubMed、MEDLINE、Web of Science、Cochrane Library、Cochrane Central、Cochrane CDSR、DARE、HTA

检索日期——1980 年~2006 年

其他证据来源——已发表的一次研究和综述型研究的参考书目清单；联系相关研究的作者以获取更多信息；电子检索灰色文献（Clinical Trials. gov、National Research Register UK、Pro-Quest Dissertation Abstracts 和 Thesis Database）；手工检索 6 本牙科杂志

语言限制——无

检索结果

电子检索到 3 552 篇独立文献，手动检索到 214 篇独立文献。评估后 12 篇符合标准的研究被纳入。由于结局指标（牙周状况）的测量方法不同，限制了可能的统计学比较。

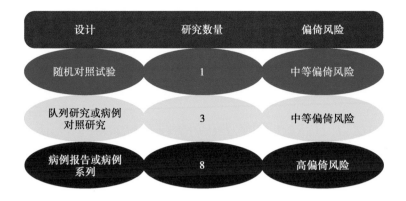

研究结果

　　(A)牙槽骨丧失、(B)牙周袋深度及(C)牙龈退缩三个结局指标的测量总结见表 S42.1。

表 S42.1　报告正畸治疗对牙周健康影响的队列和横断面研究的总结估计和独立结果:(A)牙槽骨丧失,(B)牙周袋深度,(C)牙龈退缩

研究	治疗后年数	平均差,95%置信区间	利于正畸治疗组	利于对照组
A, 牙槽骨丧失				
Ogaard 1988	5.7	0.13 (0.02, 0.24)		
Bondemark 1988	2.2	0.11 (−0.03, 0.25)		
Janson *et al.* 2003	2.7	0.16 (0.04, 0.28)		
汇总值		0.13 (0.07, 0.20)		
异质性: Chi^2=0.31, df =2, *P*=0.86, I^2=0%				
总体效应检验: Z=3.88, *P*=0.0001				
B, 牙周袋深度				
Janson 1984	2.7	0.12 (−0.02, 0.26)		
Ribeiral *et al.* 1999	6.5	0.26 (0.18, 0.34)		
汇总值		0.23 (0.15, 0.30)		
异质性: Chi^2=2.70, df =1, *P*=0.10, I^2=63%				
总体效应检验: Z=6.10, *P*=0.00001				
C, 牙龈退缩				
Ribeiral *et al.* 1999	6.5	0.03 (0.01, 0.05)		
Thomson 2002	8+	0.02 (−0.00, 0.04)		
Allais and Melsen 2003	NR	0.11 (−0.07, 0.29)		
汇总值		0.03 (0.01, 0.04)		
异质性: Chi^2=1.27, df =2, *P*=0.53, I^2=0%				
总体效应检验: Z=4.08, *P*=0.0001				

−0.5　　−0.25　　0　　0.25　　0.5

主要发现

- 缺乏可靠的证据证明正畸治疗对牙周健康有积极影响。
- 现有的有限证据表明,牙周状况在正畸治疗后整体轻微变差。
- 现有的对照证据并不支持有关正畸治疗可改善牙周整体健康的说法。

点评

1. 这些纳入研究的主要局限是缺乏正畸治疗之前牙周状态的测量。
2. 有限的数据分析表明，正畸治疗后会出现轻微加重的牙槽骨丧失、牙周袋深度和牙龈退缩。
3. 近期出现的证据支持本篇系统评价的结果。

参考文献

Allais D, Melsen B, 2003. Does labial movement of lower incisors influence the level of the gingival margin? A case-control study of adult orthodontic patients. *Eur J Orthod* 25, 343–352.

Bondemark L, 1998. Interdental bone changes after orthodontic treatment: a 5-year longitudinal study. *Am J Orthod Dentofacial Orthop* 114, 25–31.

Davies TM, Shaw WC, Worthington HV, *et al*., 1991. The effect of orthodontic treatment on plaque and gingivitis. *Am J Orthod Dentofacial Orthop* 99, 155–161.

Feliu JL, 1982. Long-term benefits of orthodontic treatment on oral hygiene. *Am J Orthod* 82, 473–477.

Jager A, Polley J, Mausberg R, 1990. [Effects of orthodontic expansion of the mandibular arch on the periodontal condition of the posterior teeth]. *Dtsch Zahnarztl Z* 45, 113–115.

Janson G, Bombonatti R, Brandao AG, *et al*., 2003. Comparative radiographic evaluation of the alveolar bone crest after orthodontic treatment. *Am J Orthod Dentofacial Orthop* 124, 157–164.

Janson M, 1984. [Gingival and periodontal relationships after orthodontic therapy. A study of class-II patients]. *Dtsch Zahnarztl Z* 39, 254–256.

Motegi E, Nomura M, Miyazaki H, *et al*., 2002. Gingival recession in long-term post-orthodontic patients. *J Dent Res* 81, A372–A372.

Ogaard B, 1988. Marginal bone support and tooth lengths in 19-year-olds following orthodontic treatment. *Eur J Orthod* 10, 180–186.

Paolantonio M, Festa F, di Placido G, *et al*., 1999. Site-specific subgingival colonization by *Actinobacillus actinomycetemcomitans* in orthodontic patients. *Am J Orthod Dentofacial Orthop* 115, 423–428.

Ribeiral MBC, Bolognese AM, Feres EJ, 1999. Periodontal evaluation after orthodontic treatment. *J Dent Res* 78, 979–979.

Thomson WM, 2002. Orthodontic treatment outcomes in the long term: findings from a longitudinal study of New Zealanders. *Angle Orthod* 72, 449–455.

（潘嘉雯、王蕴蕾 译，张晨、贺红 审校）

概要 43
正畸治疗后稳定牙齿位置的保持方法

*Littlewood SJ, * Millett DT, Doubleday B, Bearn DR, Worthington HV. Cochrane Database Syst Rev 2016; (1) : CD002283.*

背景

保持是正畸治疗的一个阶段,即在治疗后试图使牙齿保持在矫正后的位置。为了减少复发,几乎每位正畸患者在治疗后都需要某种形式的保持。本篇 Cochrane 系统评价评估了不同保持策略在牙齿矫正后稳定牙齿位置方面的作用。

研究要素

研究人群——正畸患者

干预措施——用以减少复发的保持器或辅助保持方法

对照——不同类型的保持器或辅助保持方法或无保持器

结局指标——稳定性、保持器的损坏率、对健康的不利影响、患者满意度

检索参数

纳入标准——关于保持器或辅助保持方法的随机对照试验

检索数据库——Cochrane Oral Health Groups Trial Register、Cochrane Central Register of Controlled Trials、MEDLINE、Embase

检索日期——1946 年~2016 年 1 月

其他研究证据来源——正在进行的试验记录、会议记录和摘要、参考文献列表

语言限制——无

检索结果

共检索到 487 篇参考文献,其中 15 篇随机对照试验符合纳入标准。

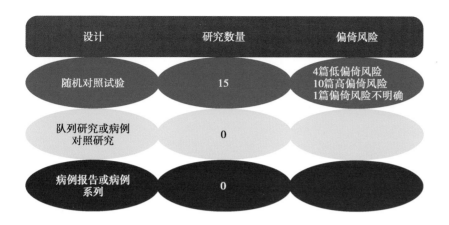

设计	研究数量	偏倚风险
随机对照试验	15	4篇低偏倚风险 10篇高偏倚风险 1篇偏倚风险不明确
队列研究或病例对照研究	0	
病例报告或病例系列	0	

研究结果

正畸牙移动后四种不同保持方法的比较如表 S43.1 所示。

表 S43.1　正畸牙移动后四种不同保持方法的比较(基于 Little 不齐指数测量下前牙拥挤复发量)

作者	保持方法A 人数	保持方法A 均数(标准差)	保持方法B 人数	保持方法B 均数(标准差)	权重%	比值比, 随机效应模型, 95%置信区间
1, (A)夜间佩戴Hawley保持器1年 **(B)24小时佩戴6个月后改为夜间佩戴6个月**						利于保持方法A　利于保持方法B
Shawesh 2010	24	2 (1)	28	1.8 (0.7)	100	0.20 (−0.28, 0.68)
亚组汇总值	24		28			0.20 (−0.28, 0.68)
总体效应检验: Z=0.82 (P=0.41)						
2, (A)24小时佩戴Hawley保持器3个月后改为12个小时佩戴 **(B)12小时佩戴压膜保持器1周后改为夜间佩戴**						
Rowland 2007	155	1.2 (0.98)	155	0.78 (0.72)	100	0.42 (0.23, 0.61)
亚组汇总值	155		155			0.42 (0.23, 0.61)
总体效应检验: Z=4.30 (P=0.000017)						
3, (A)24小时佩戴上下颌Begg保持器 **(B)24小时佩戴上下颌压膜保持器**						
Kumar 2011	112	0.37 (0.29)	112	0.12 (0.12)	100	0.25 (0.19, 0.31)
亚组汇总值	112		112			0.25 (0.19, 0.31)
总体效应检验: Z=8.43 (P=0.00001)						
4, (A)部分时间佩戴压膜保持器, 每天8小时 **(B)24小时佩戴压膜保持器**						
Gill 2007	29	0.31 (0.79)	28	0.29 (0.57)	100	0.02 (−0.34, 0.38)
亚组汇总值						0.02 (−0.34, 0.38)
总体效应检验: Z=0.11 (P=0.91)						−2　−1　0　1　2

来源: Littlewood等, 2016。经John Wiley & Sons许可转载。

主要发现

- 没有证据表明全天佩戴压膜保持器比部分时间佩戴能提供更好的稳定性,但此结论仅来源于样本量有限的研究。
- 被认定需要固定保持器的患者被排除在研究之外。
- 总的来说,没有足够高质量的证据为正畸治疗后稳定牙位置的保持方法提供建议。

点评

关于保持的研究不易进行,但有一些随机对照临床试验已经完成,这表明这种研究是可行的(Edman 等 . 2013,Gill 等 . 2007,O'Rouke 等 . 2016,Thickett 和 Power 2010)。理想情况下,对患者进行长期随访的试验是有益的,可以观察稳定性、保持器的寿命、对口腔健康的不利影响以及患者满意度。

致谢

这篇 Cochrane 系统评价发表在 2016 年第 1 期的《Cochrane 系统评价数据库(Cochrane Database of Systematic Reviews)》上。随着新证据的出现和对反馈的回应,Cochrane 系统评价会定期更新。请关注《Cochrane 系统评价数据库》来获取本篇 Cochrane 系统评价的最新版本。

参考文献

Edman Tynelius G, Bondemark L, 2013. A randomized controlled trial of three orthodontic retention methods in Class I four premolar extraction cases - stability after 2 years in retention. *Orthod Craniofacial Res* 16,105–115.

Gill DS, Naini FB, Jones A, *et al.,* 2007. Part-time versus full-time retainer wear following fixed appliance therapy: a randomized prospective controlled trial. *World J Orthod* 8, 300–306.

O'Rourke N, Albeedh H, Sharma P, *et al.,* 2016. Effectiveness of bonded and vacuum-formed retainers: A prospective randomized controlled clinical trial. *Am J Orthod Dentofacial Orthop* 150, 406–415.

Thickett E, Power S, 2010. A randomized clinical trial of thermoplastic retainer wear. *Eur J Orthod* 32, 1–5.

（朱家琪、王蕴蕾　译,张晨、贺红　审校）

概要 44
不同戴用方案下透明真空成形热塑性保持器的表现：系统评价

*Kaklamanos EG, * Kourakou M, Kloukos D, Doulis I, Kavvadia S. Odontology 2017；105：237-247.*

背景

关于正畸治疗后保持器戴用方案仍存在一定的不确定性。本系统评价旨在探究不同的真空成型保持器（vacuum-formed retainer，VFRS）戴用方案在维持治疗结果方面是否存在差异。

研究要素

研究人群——处于正畸治疗后保持期的患者

干预措施——包括任何种类 VFRs 及戴用方案

对照——不同的 VFRs 戴用方案

结局指标——首要结局指标是牙齿排齐程度、牙弓形态和咬合。次要结局指标是患者反馈结果、依从性、关于保持器状态和寿命的数据、软硬组织健康以及可能的不良影响。

检索参数

纳入标准——比较"全天"和"非全天"VFRS 戴用方案的随机对照试验和前瞻性临床对照试验

检索数据库——MEDLINE、Embase、Cochrane Oral Health Group's Trials Register，CENTRAL、ClinicalTrials. gov、the National Research Register、ProQuest Dissertation 以及 Theses Global

检索日期——截至 2014 年 8 月

其他证据来源——手工检索参考文献列表

语言限制——无

检索结果

共检索到 184 篇独立参考文献，其中 3 篇符合纳入标准。

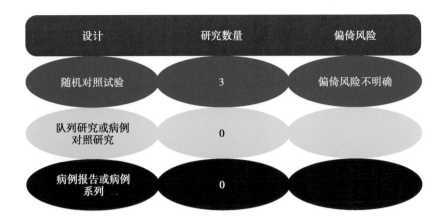

研究结果

　　Little 不齐指数、尖牙/磨牙间宽度、牙弓长度、覆𬌗覆盖值和 PAR 评分等各项结局指标测量见表 S44.1。

表 S44.1　基于不同戴用方案比较各透明真空成型热塑性保持器(P 值)

	观察时间（月）	Litter 指数		尖牙间宽度		磨牙间宽度		牙弓长度		覆盖	覆𬌗	PAR 评分
		上颌	下颌	上颌	下颌	上颌	下颌	上颌	下颌			
Gill *et al*. 2007[a]	6	0.60	0.93	0.89	0.56	0.81	0.74	−		0.80	0.11	−
Thickett and Power 2010[b]	6	0.67	0.08	0.34	0.31	0.62	0.69	0.40	0.14	0.55	0.02(P/T>F/T)	>0.05
Jäderberg *et al*. 2012[b]	6	>0.05	>0.05	−	−	−	−	−	−	>0.05	>0.05	−
Thickett and Power 2010[b]	12	0.80	0.50	0.52	0.65	0.68	0.61	0.97	0.06	0.37	0.05(P/T > F/T)	>0.05

　　缩写:P/T,非全天戴用;F/T,全天戴用;Max,上颌;Mand,下颌。

[a] t test.

[b] Mann-Whitney.

来源:改编自 Kaklamanos 等,2017。

主要发现

总体上,在 Little 不齐指数(Gill 等,2007;Thickett 和 Power,2010;Jäderberg 等,2012)、磨牙和尖牙间宽度(Gill 等,2007;Thickett 和 Power,2010)、牙弓长度(Thickett 和 Power,2010)、覆盖(Gill 等,2007;Thickett 和 Power,2010;Jäderberg 等,2012)和 PAR 评分(Thickett 和 Power,2010)方面,不同的 VFRS 戴用方式之间没有统计学上的显著差异。证据的总体可信度被判定为中等程度(ADA 2013)。对于覆𬌗,"部分时间"戴用组的测量值比"全天"戴用组的测量值更大且具有统计学意义(Thickett 和 Power,2010)。证据的总体可信度被认定为很低(ADA 2013)。无法评估有关次要结局指标的具体数据。

点评

　　总的来说,有中等程度的证据支持"部分时间"戴用 VFR 可能足以维持正畸治疗结果。实际应用上,考虑到软硬组织的健康、保持器寿命、成本效益以及患者满意度和总体依从性方面,其潜在的优势可能更多。

参考文献

American Dental Association (ADA), 2013. *ADA Clinical Practice Guideline Handbook: 2013 Update*. Chicago: American Dental Association.

Gill DS, Naini FB, Jones A, Tredwin CJ, 2007. Part-time versus fulltime retainer wear following fixed appliance therapy: a randomized prospective controlled trial. *World J Orthod* 8, 300–306.

Jäderberg S, Feldmann I, Engström C, 2012. Removable thermoplastic appliances as orthodontic retainers – a prospective study of different wear regimens. *Eur J Orthod* 34, 475–479.

Thickett E, Power S, 2010. A randomized clinical trial of thermoplastic retainer wear. *Eur J Orthod* 32,1–5.

（潘嘉雯、王蕴蕾　译，张晨、贺红　审校）

概要 45
治疗中和保持阶段后下颌尖牙间宽度的 Meta 分析

Burke S, Silveira AM, * *Goldsmith LJ, Yancey J, Van Stewart A, Scarfe W. Angle Orthod 1998; 68: 53-60.*

背景

本 Meta 分析总结了安氏分类和拔牙对治疗后稳定性的影响,使用尖牙间宽度变化作为不使用保持器的下颌牙弓形态的指标。

研究要素

研究人群——非手术正畸患者
干预措施——固定矫治器正畸治疗
对照——术前状态、安氏分类、拔牙或非拔牙
结局指标——平均治疗变化(T1~T2)和术后保持阶段(T2~T3)尖牙间宽度变化(mm)

检索参数

纳入标准——比较治疗前(T1)、治疗刚结束(T2)和保持阶段结束(T3)时尖牙间宽度变化的临床研究
检索数据库——PubMed
检索日期——1997 年之前
其他研究证据来源——手工检索未发表硕士论文的参考文献列表、个人通讯
语言限制——无

检索结果

从符合纳入标准的 26 篇研究中纳入 1 233 名患者。

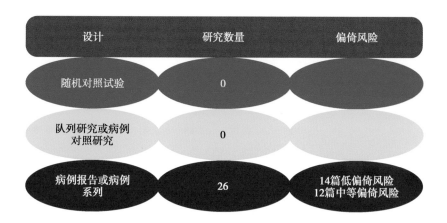

研究结果

不同错𬌗畸形和干预措施下的尖牙间宽度改变见表 S45.1。

表 S45.1　比较各种类型的错𬌗畸形和干预措施治疗前后的平均尖牙间宽度

	样本量	平均治疗改变（mm）T1~T2	平均治疗后改变(mm)T2~T3	样本+/无改变/样本-	平均净变化量（mm）T1~T3	标准差（T1~T3）	自由度T1~T3	95%置信区间	P 值
所有患者	1 233	1.57	−1.24	34+/3'0'/21−	0.33	1.77	391	(0.23, 0.43)	0*
非拔牙矫治	616	1.45	−1.17	18+/2'0'/9−	0.28	1.79	237	(0.14, 0.41)	0.0001*
拔牙矫治	510	1.78	−1.41	15+/1'0'/11−	0.39	1.67	153	(0.26, 0.55)	0*
安氏Ⅰ类	194	1.86	−1.48	7+/1'0'/5−	0.36	2.15	94	(0.55, 0.66)	0.0228
安氏Ⅱ类	413	1.40	−1.32	13+/2'0'/10−	0.09	1.61	151	(−0.06, 0.24)	0.2762
安氏Ⅱ类1分类	166	1.13	−1.31	2+/5−	−0.18	1.61	94	(−0.42, 0.68)	0.1601
安氏Ⅱ类2分类	34	1.91	−1.44	4+/1−	0.49	1.68	16	(−0.12, 1.09)	0.1122
非拔牙矫治安氏Ⅰ类	73	1.80	−1.60	4+/1'0'/1−	0.13	2.79	41	(−0.53, 0.70)	0.6843
拔牙矫治安氏Ⅰ类	121	1.90	−1.41	3+/4−	0.49	1.43	52	(0.23, 0.76)	0.0003*
非拔牙矫治安氏Ⅱ类	223	1.19	−1.26	1+/1'0'/5−	−0.07	1.41	108	(−0.25, 0.11)	0.4457
拔牙矫治安氏Ⅱ类	190	1.64	−1.39	6+/1'0'/5−	0.27	1.81	42	(0.00, 0.53)	0.0444*

续表

	样本量	平均治疗改变(mm) T1~T2	平均治疗后改变(mm) T2~T3	样本+/无改变/样本-	平均净变化量(mm) T1~T3	标准差(T1~T3)	自由度 T1~T3	95%置信区间	P 值
非拔牙矫治安氏Ⅱ类1分类	92	0.81	-1.20	1+/3-	-0.40	1.42	69	(0.07, 0.66)	0.0155[*]
拔牙矫治安氏Ⅱ类1分类	74	1.50	-1.50	1+/2-	0.10	1.68	24	(-0.34, 0.46)	0.7632
非拔牙矫治安氏Ⅱ类2分类	24	2.02	-1.60	3+	0.41	1.68	16	(-0.32, 1.13)	0.2558
拔牙矫治安氏Ⅱ类2分类	10	1.66	-1.00	1+/1-	0.68	–	–	–	–

注:[*] $P<0.05$
来源 Burke 等,1998。经 Allen Press,Inc 许可转载。

主要发现

不论属于何种安氏分类或采用了哪种正畸技术,下颌尖牙间宽度:
- 在治疗中倾向于扩宽 0.8~2.0mm。
- 在保持阶段后倾向于缩窄 1.2~1.9mm。
- 保持阶段后的宽度从扩宽 0.5mm 至缩窄 0.6mm 不等。

点评

本 Meta 分析和近期更多论文(Basciftci 等,2014;Shirazi 等,2016)证实,不使用保持器,正畸治疗后下颌尖牙间宽度会复发。

参考文献

Basciftci FA, Akin M, Ileri Z, *et al.*, 2014. Long-term stability of dentoalveolar, skeletal, and soft tissue changes after non-extraction treatment with a self-ligating system. *Korean J Orthod* 44, 119–127.

Shirazi S, Kachoei M, Shahvaghar-Asl N, *et al.*, 2016. Arch width changes in patients with Class II division 1 malocclusion treated with maxillary first premolar extraction and non-extraction method. *J Clin Exp Dent* 8, e403–e408.

(朱家琪、王蕴蕾 译,张晨、贺红 审校)

概要 46

影像学测定安氏Ⅱ类1分类错𬌗畸形患者非手术正畸治疗后的正畸诱导性根尖外吸收：系统评价

Tieu LD, *Saltaji H*, *Normando D*, *Flores Mir C*. *Prog Orthod* 2014；15：48.

背景

非手术纠正伴有显著骨性问题的安氏Ⅱ类错𬌗畸形需要显著地切牙根尖移动。这种移动被认为是促进正畸诱导性根尖外吸收（orthodontically induced external apical root resorption，OIEARR）的一个因素。本系统评价旨在评估安氏Ⅱ类1分类错𬌗畸形患者非手术正畸治疗后切牙的 OIEARR。

研究要素

研究人群——接受过正畸治疗的有显著骨性问题的安氏Ⅱ类1分类错𬌗畸形患者，不限年龄

干预措施——非手术正畸治疗

对照——其他类型的治疗或未治疗对照样本

结局指标——通过影像学量化评估 OIEARR

检索参数

纳入标准——使用影像学方法比较非手术正畸治疗安氏Ⅱ类1分类错𬌗畸形 OIEARR 的随机化和非随机化临床试验以及队列研究

检索数据库——MEDLINE 和 PubMed

检索日期——不同的初始日期，截至 2013 年 7 月

其他研究证据来源——纳入研究的参考文献列表

语言限制——无

检索结果

共检索到 1 831 篇独立的文献，但只有 8 篇符合纳入标准。方法学和临床异质性导致无法进行 Meta 分析。

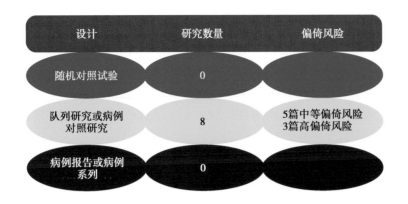

设计	研究数量	偏倚风险
随机对照试验	0	
队列研究或病例对照研究	8	5篇中等偏倚风险 3篇高偏倚风险
病例报告或病例系列	0	

研究结果

各项研究的发现如表 S46.1 所示。

表 S46.1　牙根吸收与治疗时间、性别、矫治器类型和受累切牙牙位之间的关系

文章	治疗时间(月)	影像学检查	结果
DeShields 1969	男:20.5 女:22.5 男+女:21.6±5.2	曲面断层片	51/52 的病例有至少 1 颗上颌切牙根吸收
Hollender 等.1980	平均 18	曲面断层片	上颌前牙最受累 48/60 侧切牙 22/24 无轻度根尖圆钝(<3mm)吸收
Eisel 等.1994	38±20	曲面断层片	只有 29 位患者测量 RR。没有解释为什么只有他们这些人 RR dx 通过 Linge and Linge(1991)中所述方法
Reukers 等.1998	整体 20.4±6.0 直丝弓 21.6±4.8 方丝弓 19.2±6.0	曲面断层片	统计学检验显示直丝弓和方丝弓的根吸收没有差异。研究只关注上颌中切牙的根吸收
Taner 等.1999	28.1±9.0	头颅侧位片	平均根吸收 2.1mm±1.6mm
Mavragani 等.2000	不详	曲面断层片	与 2002 年数据一样
Mavragani 等.2002	不详	曲面断层片	提到了 50/280 颗牙齿的牙根伸长 表现出侧切牙牙根变短的患者,治疗开始的年龄明显大于牙根变长的患者($P<0.05$) 治疗开始前未完全发育的牙根明显长于治疗开始时已完全发育的牙根
Liou 和 Chang 2010	全体(组Ⅰ)28.3±7.3 FFA(组Ⅱ)22.7±5.0	曲面断层片	Ⅰ组(ANB 7.1°±1.9°) Ⅱ组(ANB 3.2°±2.9°) 上颌中切牙的根尖吸收与治疗时间显著相关($P=0.026$)但与上颌切牙整体内收量、压低或舌倾无显著相关。Ⅰ组的上颌侧切牙吸收显著大于Ⅱ组
Martins 等.2012	28.0±9.4	曲面断层片	所有病例至少有 1 颗上颌切牙的吸收

来源:改编自 Tieu 等,2014。

点评

1. 仅检索到 7 篇回顾性队列研究和 1 篇前瞻性队列研究。它们有中等到高的偏倚风险，而且只考虑了影像学评估方法。

2. 本系统评价中报告的 OIEARR 发生率从 66% ~ 100% 不等，原因可能与对 OIEARR 的不同定义有关。除此之外，未对具有临床意义的 OIEARR 做出区分。

3. 因测量方法和正畸技术多种多样，无法得出有力的结论。

4. 需要考虑的一些重要因素是：只使用二维影像学测量 OIEARR，不同的安氏 Ⅱ 类矫正技术，不同数量的切牙根尖移动以及不同的治疗时间。

（朱家琪、王蕴蕾　译，张晨、贺红　审校）

概要 47
经根管治疗牙正畸治疗后的牙根吸收：Meta 分析

Ioannidou-Marathiotou I, *Zafeiriadis AA*, *Papadopoulos MA*. *Clin Oral Investig 2013; 17: 1733-1744.*

背景

本 Meta 分析的目的是探讨与活体牙相比，根管治疗牙正畸治疗后牙根吸收的差异。

研究要素

研究人群——切牙进行过根管治疗的患者
干预措施——正畸治疗
对照——对侧根充切牙与活髓牙比较
结局指标——根尖处牙根外吸收情况

检索参数

纳入标准——比较根管治疗牙与活体牙经过正畸治疗后牙根吸收情况的对照临床研究
检索数据库——PubMed、MEDLINE、Embase、Cochrane、Google Scholar、Web of Science、Evidence-based medicine、Scopus、Lilacs、Bibliografia Brasileira de Odontologia、Ovid、Bandolier、Atypon Link、African Journals Online、Digital dissertations（UMI ProQuest）、Conference Paper Index、ZB MED、MetaRegister of Controlled Trials
检索日期——截至 2012 年 1 月
其他证据来源——手工检索
语言限制——无

检索结果

共检索到 1 942 篇独立文献，评估后保留 11 篇符合纳入标准的研究，随后 5 篇被排除（无法获取，或对照组设置不合理），只留下 6 篇文献做证据质量评价。此外，有 2 项研究使用相同亚组的数据，另 1 项采用不同的方法。总共有 4 项研究纳入 Meta 分析中。

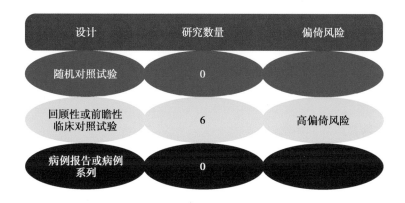

研究结果

根管治疗牙与活髓牙牙根吸收比较的结果见表 S47.1。

表 S47.1　经根管治疗牙与活髓牙在正畸治疗后牙根吸收情况的比较

研究	根管治疗牙		活髓牙		权重	平均差，固定效应模型，95%置信区间	
	人数	均数 (标准差)	人数	均数 (标准差)		利于经根管治疗牙(更少根吸收)	利于活髓牙
Esteves *et al.* 2007	16	0.81 (1.19)	16	1.04 (1)	19.2%	−0.23 (−0.99, 0.53)	
Kreia *et al.* 2005	20	1.14 (1.02)	20	1.34 (1.34)	20.4%	−0.20 (−0.94, 0.54)	
Mirabella and Artun 1995	28	0.91 (1.03)	28	1.38 (1.53)	23.8%	−0.47 (−1.15, 0.21)	
Spurrier *et al.* 1990	43	1.28 (1.09)	43	2.05 (1.49)	36.5%	−0.77 (−1.32, −0.22)	
亚组汇总值	107		107		100%	−0.48 (−0.81, −0.14)	

异质性：Chi^2=2.03, df = 3 (P = 0.57), I^2=0%
总体效应检验：Z=2.81 (P=0.005)

来源：Ioannidou-Marathiotou等，2013。经Springer许可转载。

主要发现

- 经正畸治疗后，经根管治疗牙的牙根吸收较活髓牙少，但其总吸收量(0.48mm)的临床意义可能不大。
- 没有报告偏倚的迹象，且来源数据的异质性较低(I^2=0%)。纳入研究的总体质量被认定为"低"。
- 临床医生应该把经根管治疗牙的正畸移动看作一个相对安全的临床操作。

点评

1. 由于纳入研究的数量少、质量低,应谨慎解读本篇 Meta 分析的结果。

2. 更多高质量的研究可以提供有力的证据来进一步支持目前的研究结果,并回答本篇 Meta 分析中由于缺乏合适数据而仍未解决的问题,如不同正畸矫治器、正畸治疗持续时间、根管治疗时机以及用于根管治疗的材料等的影响。

参考文献

Esteves T, Ramos AL, Pereira CM, *et al.*, 2007. Orthodontic root resorption of endodontically treated teeth. *J Endod* 33, 119–122.

Kreia TB, Tanaka O, Lara F, *et al.*, 2005. Avaliação da reabsorção radicular após a movimentação ortodôntica em dentes tratados endodonticamente/Evaluation of root resorption after orthodontic treatment in endodontically treated teeth. *Rev Odonto Ciênc* 20, 50–56.

Llamas-Carreras JM, Amarilla A, Solano E, *et al.*, 2010. Study of external root resorption during orthodontic treatment in root filled teeth compared with their contralateral teeth with vital pulps. *Int Endod J* 43, 654–662.

Mirabella AD, Årtun J, 1995. Risk factors for apical root resorption of maxillary anterior teeth in adult orthodontic patients. *Am J Orthod Dentofacial Orthop* 108, 48–55.

Spurrier SW, Hall SH, Joondeph DR, *et al.*, 1990. A comparison of apical root resorption during orthodontic treatment in endodontically treated and vital teeth. *Am J Orthod Dentofacial Orthop* 97, 130–134.

(潘嘉雯、王蕴蕾 译,张晨、贺红 审校)

概要 48
影像学比较活髓牙和根充牙正畸诱导性根尖外吸收的程度：一项系统评价

Walker SL，Tieu LD，Flores Mir C. *Eur J Orthod 2013*；*35*：*796-802.*

背景

关于牙髓治疗后的牙齿正畸诱导性根尖外吸收（orthodontically induced external apical root resorption，OIEARR）在文献中存在一些争议。本系统评价批判性地分析了现有的比较根充牙和活髓牙影像学 OIEARR 的科学文献。

研究要素

研究人群——使用了固定矫治器行正畸牙移动的个体，不限年龄
干预措施——无症状的根充牙的正畸移动
对照——死髓牙与对侧活髓牙的正畸移动比较
结局指标——用影像学量化评估 OIEARR

检索参数

纳入标准——比较活髓牙和根充牙影像学 OIEARR 的随机和非随机临床试验、队列研究和病例对照研究
检索数据库——MEDLINE、PubMed、Embase、Scopus、CDSR（Cochrane）、CINAHL、Web of Science
检索日期——截至 2012 年 7 月
其他证据来源——部分 Google Scholar 检索和纳入研究的参考文献列表
语言限制——无

检索结果

共检索到 165 篇文献，只有 4 篇文章符合纳入标准。由于方法学的差异，不能进行 Meta 分析。

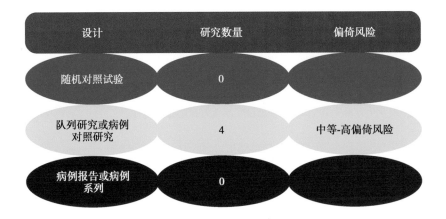

设计	研究数量	偏倚风险
随机对照试验	0	
队列研究或病例对照研究	4	中等-高偏倚风险
病例报告或病例系列	0	

研究结果

4 篇比较死髓牙和活髓牙 OIEARR 的研究结果详见表 S48.1。

表 S48.1　牙根吸收的影像学评估结果

作者	评价方法	结果
Llamas-Carreras 等 2010	样本量＝77(73% 女性)。平均年龄(32.7±10.7)岁。平均治疗时间 26.8 个月。通过测量从切缘或咬合边缘到釉牙骨质界的最大距离来校正正畸治疗前后的 X 线片。差值被作为牙根变短/变长的因素计算。通过测量釉牙骨质界到根尖连线的距离来计算根长。根吸收按根吸收比例计算,即根充牙的牙根吸收/对侧活髓牙的牙根吸收	正畸治疗后,根充牙与对侧活髓牙的牙根吸收量之间没有统计学差异(牙根吸收比例＝1.00+0.13)。与对侧活髓牙相比,正畸治疗后女性($P=0.0255$;OR＝4.2;95% 置信区间＝1.2~14.6)和切牙部位($P=0.0014$;OR＝6.3;95% 置信区间＝2.0~19.4)的根充牙牙根吸收更多
Esteves 等 2007	样本量＝16。没有说明年龄。治疗时间>20 个月。通过测量切缘到釉牙骨质界的最大距离来校正正畸治疗前后的 X 线片。差值被作为牙根变短或变长的因素计算。测量所有牙在正畸治疗前后的 X 线片上切缘到根尖的距离	正畸治疗后根充牙和对侧活髓牙之间的牙根吸收量差异无统计学意义($P>0.05$),活髓牙的根尖吸收均值略高(0.22mm)。正畸治疗后根充牙($P=0.007$)和活髓牙($P=0.0004$)均发生有统计学意义的牙根吸收
Mirabella 和 Artun 1995	样本量＝39(51% 女性)。平均年龄>20 岁。治疗时间为 6~62 个月。沿牙长轴测量从切缘到根尖的牙总长度。通过正畸治疗前牙总长度减去正畸治疗后牙总长度计算牙根吸收(未校正)	在正畸治疗后,根充牙比对侧活髓牙吸收少(平均差异＝0.45mm;SD＝1.21,$P<0.05$)
Spurrier 等 1990	样本量＝43。平均年龄 13.9 岁。治疗时间平均 25 个月。通过测量切缘到釉牙骨质界的最大距离来矫正治疗前后的 X 线片;将差值作为牙根变短或变长系数进行计算。所有牙齿均在治疗前、治疗后 X 线片上测量其切牙至根尖的最大距离	根充牙的吸收明显比对侧活髓牙少(平均差异＝0.77mm,$P=0.006$)。根充牙($P=0.003$)和活髓牙($P=0.0008$)均发生有统计学意义的牙根吸收。男性和女性在正畸治疗后根充牙的牙根吸收方面差异无统计学意义。男性在接受正畸治疗后,对照牙的吸收明显多于女性($P<0.02$)

来源:Walker 等,2013。经牛津大学出版社许可转载。

> **主要发现**
>
> - 虽然纳入的研究不能直接进行比较,但它们一致认为与活髓牙相比,根充牙发生 OIE-ARR 的易感性似乎不会更高。
> - 另外,有一些证据表明根充牙可能比活髓牙表现出更少的 OIEARR。

点评

1. 只考虑了影像学评估方法。

2. 没有报道牙齿做根充的原因,这可能对牙根吸收有影响,其他因素也可能对牙根吸收产生影响,如年龄、创伤或病变的时间和严重程度、治疗前的牙根外吸收、牙齿移动的程度以及不同的正畸方法。

（朱家琪、王蕴蕾　译,张晨、贺红　审校）

概要 49
与正畸牙移动相关的牙根吸收：一项系统评价

Weltman B, *Vig KW, *Fields HW, *Shanker S*, *Kaizar EE. Am J Orthod Dentofacial Orthop 2010；137：462-466.*

背景

根尖吸收是个体生物差异、遗传易感性和机械因素共同作用的结果。本系统评价旨在评估正畸患者牙齿移动后的牙根吸收，以便为临床决策提供最佳可用证据，以减少牙根吸收的风险和严重程度。

研究要素

研究人群——无牙根吸收史的患者
干预措施——正畸治疗
对照——无正畸移动的牙
结局指标——根尖外吸收

检索参数

纳入标准——记录正畸治疗期间和/或治疗后牙根吸收情况的随机对照试验
检索数据库——PubMed、MEDLINE、Web of Science、Embase、Cochrane、Lilacs、DARE
检索日期——不同的开始时间,截至 2008 年
其他证据来源——手工检索非电子期刊,咨询该领域的专家
语言限制——无

检索结果

共检索到 921 篇相互独立的相关文献,其中 11 项研究的 13 篇文章符合纳入标准,但方法学和报告结果的差异导致无法进行统计学比较。

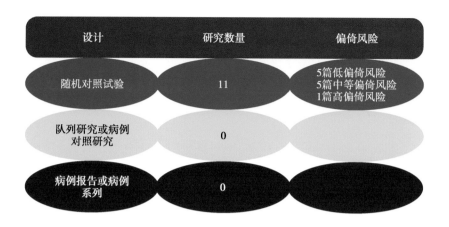

设计	研究数量	偏倚风险
随机对照试验	11	5篇低偏倚风险 5篇中等偏倚风险 1篇高偏倚风险
队列研究或病例对照研究	0	
病例报告或病例系列	0	

研究结果

牙根吸收的结果见表 S49.1。

表 S49.1　正畸牙移动及与其有关的牙根吸收

研究	随机化	分配隐藏	对评估者施盲	失访描述	偏倚风险	研究结果
Acar 等 1999	否	未知	未知	是	高	与对照组的牙相比,经正畸牙移动的牙明显有更多牙根吸收。与使用间歇力相比,持续力显著造成更多的根吸收
Barbagallo 等 2008	是	否	否	是	中等	与轻力或热塑性矫治器施力相比,重力显著造成更多的根吸收
Brin 等 2003	是	是	是	是	低-回顾性	随着治疗时间增加,正畸诱导的炎症性根吸收的概率也增加。在统计学上,与牙根正常的牙相比,治疗前牙根形态异常的牙并不会更容易发生中度-重度牙根吸收
Chan 和 Darendeliler 2004	是	否	否	是	中等	与轻力或对照组相比,重力显著造成更多的牙根吸收
Chan 和 Darendeliler 2006	是	否	否	是	中等	轻力组吸收坑的平均体积比对照组的大3.49倍(不显著)
Han 等 2005	是	是	是	是	低	压低力显著增加了根吸收面积的百分比
Harris 等 2006	是	否	否	是	中等	与轻力或对照组相比,重力显著造成更多的牙根吸收
Levander 等 1994	是	未知	未知	是	中等	间断加力组患者的根吸收显著少于持续加力组患者
Mandall 等 2006	是	是	是	是	低	切牙外伤史与牙根吸收不相关。有或无牙根吸收的患者中弓丝序列无显著的统计学差异
Reukers 等 1998	是	是	是	是	低	在直丝弓和标准方丝弓组之间,牙根吸收量或牙根吸收的发生率没有显著的统计学差异
Scott 等 2008	是	未知	是	是	低	在自锁 Damon3 和传统的非自锁系统之间,下颌切牙根吸收没有显著的统计学差异

来源:Weltman 等,2010。经爱思唯尔许可转载。

主要发现

- 证据表明，综合正畸治疗会增加牙根吸收的发生率和严重程度，而且重力格外有害。
- 正畸诱导的炎症性牙根吸收似乎不受弓丝序列、托槽种类或是否采用自锁等的影响。
- 有一些证据表明2~3个月的治疗间歇可能减少根吸收的总量。

点评

1. 来自近期随机对照试验的证据与本篇系统评价的发现基本一致。
2. 由于纳入研究的受试者数量少、治疗时间短，无法对其他有关趋势进行验证。
3. 鉴于目前无法进行 Meta 分析的现状，建议后期临床试验采用标准的报告方法，以便可以对数据进行汇总、提出更有力的临床建议。

参考文献

Eross E, Turk T, Elekdag-Turk S, *et al.,* 2015. Physical properties of root cementum: Part 25. Extent of root resorption after the application of light and heavy buccopalatal jiggling forces for 12 weeks: A microcomputed tomography study. *Am J Orthod Dentofacial Orthop* 147, 738–746.

Leite V, Conti AC, Navarro R, *et al.,* 2012. Comparison of root resorption between self-ligating and conventional preadjusted brackets using cone beam computed tomography. *Angle Orthod* 82, 1078–1082.

（朱家琪、王蕴蕾 译，张晨、贺红 审校）

概要 50
正畸治疗、中线位置、颊廊和微笑弧对微笑吸引力的影响

Janson G, *Branco NC*, *Fernandes TMF*, *Sathler R*, *Garib D*, *Lauris JRP*. *Angle Orthod 2011*；*81*：*155-163*.

背景

一些研究表明,正畸治疗、中线位置、中线轴倾角度、颊廊和微笑弧可能影响微笑吸引力。因此,本系统评价旨在分析这些变量对微笑吸引力影响的科学证据。

研究要素

研究人群——未治疗的人群和正畸患者
干预措施——数字图像和正畸治疗
对照——正常咬合
结局指标——微笑吸引力

检索参数

纳入标准——关于以下变量中至少一项对微笑美学影响的研究:正畸治疗、中线位置、中线轴倾角度、颊廊及微笑弧
检索数据库——PubMed、Web of Science、Embase 以及 All Evidence-Based Medicine Reviews（EBM Reviews）
检索日期——1979 年~2009 年
其他证据来源——手工检索参考文献列表
语言限制——仅英语

检索结果

共检索到 203 篇文献,其中 20 篇符合纳入标准。

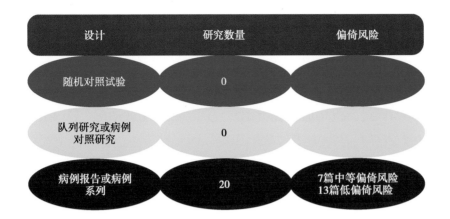

设计	研究数量	偏倚风险
随机对照试验	0	
队列研究或病例对照研究	0	
病例报告或病例系列	20	7篇中等偏倚风险 13篇低偏倚风险

研究结果

20 篇研究的结论如表 S50.1 所示。

表 S50.1 关于中线位置、颊廊和微笑弧对微笑吸引力影响的 20 篇研究的结论

作者	结论
Ioi 等 2009	正畸医生和口腔医学生均更偏爱宽的笑容牙列暴露而不是中等或狭窄的暴露
Rodrigues 等 2009	偏离微笑美学标准并不一定会降低吸引力
Gul-e-Erum 和 Fida 2008	男性宽而平坦的牙列暴露是首选;女性中等宽度和扁平或协调的暴露是首选;男性受试者中,仅正畸学生认为中线不齐无吸引力,而在女性受试者中,除了住院医生外,所有组都认为中线不齐无吸引力
McNamara 等 2008	最后牙远端的颊廊大小或比值与微笑美学没有相关性。微笑弧与微笑美学之间没有相关性
Shyagali 等 2008	正畸和非专业人士都可能注意到2mm 或更大的中线偏移
Ker 等 2008	理想的颊廊比例大小是 16%,可接受的范围是 8%～22%;评价者喜欢协调的微笑,但也接受略带弧度的微笑;上下颌的中线不齐可以接受,除非超过 2.1mm,1/3 的受试者接受上颌中线与面中线最大偏差 2.9mm
Martin 等 2007	大的颊廊被认为不如小的颊廊有吸引力
Parekh 等 2007	大的颊廊和扁平的微笑弧被认为不太能接受
Pinho 等 2007	中线偏移 1mm 时能被正畸医生感知到,3mm 时能被口腔修复医生感知到;非专业人士注意到 4mm 的中线偏移
Gracco 等 2006	小的颊廊被认为更具吸引力
Isiksal 2006	单独的治疗方式对微笑的整体美学评估没有可预测的影响;微笑的横向特征似乎对一个迷人的微笑没什么意义
Parekh 等 2006	大的颊廊和扁平的微笑被认为不那么有吸引力
Moore 等 2005	大的颊廊被认为不如小颊廊有吸引力
Roden-Johnson 等 2005	颊廊不影响微笑美学
Kim 和 Gianelly 2003	拔牙和非拔牙治疗与微笑美学之间没有可预测的关系
Thomas 等 2003	对于男性受试者,正畸医生可接受的平均中线轴倾角度是 6.6°±4.5°,非专业人士是 10.0°±6.1°。对于女性受试者,正畸医师的平均可接受范围为 6.4°±4.0°,非专业人士为 10.0°±6.1°。10°的差异有 68%的正畸医生不能接受,有 41%的非专业人士不能接受
Johnston 等 1999	牙中线与面中线相差 2mm 可能会被83%的正畸医生和超过56%的年轻非专业人士注意到
Kokich 等 1999	上颌中线偏移 4mm 时,正畸医生认为其明显不如其他美观;全科牙医和非专业人士并不会注意到 4mm 的中线偏移
Beyer 和 Lindauer 1998	可接受的牙中线偏移的平均范围是 2.2mm±1.5mm
Johnson 和 Smith 1995	拔牙矫治和非拔牙矫治与微笑美学间没有可预测的关系

来源:改编自 Janson 等,2011。

> **主要发现**
>
> - 非拔牙矫治或拔除 4 个前磨牙矫治似乎对微笑吸引力没有可预测的影响。
> - 牙中线偏移可多达 2.2mm 而不对微笑美学造成任何不良影响。然而，10°中线轴倾角则十分明显。
> - 在对实际受试者的调查中，颊廊大小或微笑弧似乎不会作为单一因素影响微笑吸引力。

点评

1. 最近的调查证实了本篇系统评价所得到的结论（Ghaffar 和 Fida，2011；Meyer 等，2014；Yang 等，2015）。

2. 建议对实际受试者做更多的研究以提供更有效的结论。

参考文献

Ghaffar F, Fida M, 2011. Effect of extraction of first four premolars on smile aesthetics. *Eur J Orthod* 33, 679–683.

Meyer AH, Woods MG, Manton DJ, 2014. Maxillary arch width and buccal corridor changes with orthodontic treatment. Part 2: attractiveness of the frontal facial smile in extraction and nonextraction outcomes. *Am J Orthod Dentofacial Orthop* 145, 296–304.

Yang S, Guo Y, Yang X, *et al.*, 2015. Effect of mesiodistal angulation of the maxillary central incisors on esthetic perceptions of the smile in the frontal view. *Am J Orthod Dentofacial Orthop* 148, 396–404.

（朱家琪、王蕴蕾　译，张晨、贺红　审校）

概要 51
口内矫形装置用于颞下颌关节紊乱病的疗效评价：基于随机对照试验的系统评价和 Meta 分析

Fricton J, **Look JO*, *Wright E*, *Alencar FG Jr*, *Chen H*, *Lang M*, *Ouyang W*, *Velly AM. J Orofac Pain 2010；24：237-254.*

背景

  有学者提倡采用口内装置（intraoral appliances）治疗颞下颌关节紊乱病（temporomandibular disorders，TMJD）。最常见的矫治器类型是硬质和软质丙烯酸稳定𬌗板、前伸定位矫治器和前伸咬合矫治器。尽管它们被广泛使用，但它们在临床试验中的疗效仍存在争议。因此，本系统评价的目的是确定与安慰剂或对照组或不治疗组相比，TMJD 治疗能否有效减轻 TMJD 疼痛。

研究要素

  研究人群——报告有 TMJD 疼痛的患者
  干预措施——硬质和软质稳定𬌗板、前伸定位矫治器、前伸𬌗板，以及与其他治疗相比的矫治器，如自我护理、针灸、认知行为疗法、物理治疗、药物治疗和咬合疗法
  对照——不同矫治器与不治疗对照组比较
  结局指标——成功的结果是自我报告的疼痛程度减少约 50%

检索参数

  纳入标准——随机对照试验
  检索数据库——MEDLINE、Embase 以及 the Cochrane Library
  检索日期——截至 2013 年 9 月
  其他研究证据来源——手工检索参考文献列表
  语言限制——无

检索结果

  共检索到 47 篇文献，44 篇随机对照试验共 2 218 个受试者被纳入。

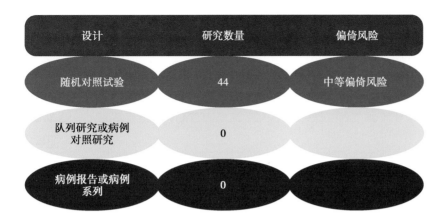

研究结果

（A）硬质稳定𬌗板与松弛𬌗板相比（B）稳定𬌗板与不治疗相比减轻 TMJD 疼痛的结果见表 S51.1。

表 S51.1　（A）两种矫治器和（B）稳定𬌗板与对照组相比干预结果的比较

研究	比值比	下界	上界	Z值	P值	比值比及其95%置信区间 利于对照组	利于矫治器组
A. 基于7项随机临床试验共计385名受试者的森林图, 评价了与松弛𬌗板对照组相比, 硬质稳定𬌗板的疗效							
汇总值	2.45	1.56	3.86	3.89	0.00		

Ekberg et al. 1998–1999, Raphael et al. 2001, Ekberg et al. 2003, Dao et al. 1994, Rubinoff et al. 1987, Wassell et al. 2004, Conti et al. 2006

研究	比值比	下界	上界	Z值	P值		
B. 基于3项随机临床试验包含216名受试者的森林图, 评价了与未治疗对照组相比, 稳定𬌗板的疗效							
汇总值	2.14	0.80	5.75	1.51	0.12		

List et al. 1992, part I, List et al. 1992, part II, Lundh et al. 1992

方块的大小表明了每个研究的效应大小, 其处于 "1" 右侧时表明稳定矫治器比对照组矫治器更有效(沿对数刻度绘制)。
来源: 改编自Fricton等., 2010。

主要发现

本研究中有充足证据支持的治疗 TMJD 疼痛的方法或预防措施:
- 全覆盖且经较好调整的、非全天戴用、不改变咬合的口内矫形装置。

其他系统评价支持以下治疗 TMJD 疼痛的方法或预防措施:
- 自我管理治疗,包括练习恢复正常下颌功能的运动和改变口腔习惯以减少下颌拉伤。
- 物理医学治疗包括超声、激光治疗、经皮神经模拟(transcutaneous nerve simulation,TENS)。

- 非阿片类药物疗法。
- 认知行为和心理治疗。
- 对明显紊乱的病例行颞下颌关节手术。

  缺乏足够证据支持的治疗 TMJD 疼痛的方法或预防措施：
- 部分覆盖或全天使用、可改变咬合的口内矫形装置。
- 包括咬合调整、正畸、牙科修复及正颌手术在内的咬合疗法(不过可能适用于咬合功能障碍的治疗)。

（朱家琪、王蕴蕾 译，张晨、贺红 审校）

概要 52
下颌第三磨牙对正畸治疗后下前牙拥挤和复发的影响：一项系统评价

Zawawi KH, *Melis M. *ScientificWorldJournal 2014;2014:615429.*

背景

一直以来，下颌第三磨牙被认为是前牙拥挤的诱发因素，尤其是在正畸治疗之后。这篇系统评价旨在阐明下颌第三磨牙在正畸治疗后的下前牙拥挤和复发中的作用。

研究要素

研究人群——正畸患者，以及经治和未治疗的个体

干预措施——下颌第三磨牙拔除

对照——未拔除第三磨牙或第三磨牙发育不全

结局指标——下前牙拥挤

检索参数

纳入标准——对照临床试验

检索数据库——Pubmed

检索日期——截至 2013 年 12 月

其他证据来源——手工检索参考文献列表

语言限制——英语

检索结果

初始检得 96 篇论文。经审查标题和摘要后，留下 26 篇研究，在手工检索参考文献后另外加入 5 篇文献。7 篇论文由于发表年限过久无法获取。最终纳入 12 项研究。

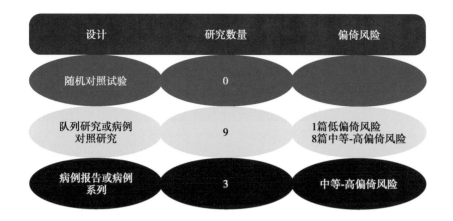

研究结果

第三磨牙对前牙拥挤的影响见表 S52.1。

表 S52.1 第三磨牙对下前牙拥挤的影响

作者	研究分组	n	研究类型	结果
Shanley,1962	未治疗患者 1. 双侧阻生,2. 双侧萌出,3. 双侧先天缺失	44	横断面	组间没有差异
Sheneman,1969	正畸后患者 1. 建立咬合,2. 未萌出,3. 缺失	49	回顾性研究或纵向研究	第三磨牙先天缺失比存在第三磨牙的患者更稳定
Kaplan,1974	正畸后患者 1. 双侧萌出达功能平面,2. 双侧阻生,3. 双侧发育不全	75	回顾性研究或纵向研究	组间没有差异
Lindqvist 和 Thilander,1982	未治疗患者 1. 一侧拔除,2. 对侧保留	52	前瞻性研究或纵向研究	拔除侧的前牙拥挤情况比对照侧更好
Richardson,1982	未治疗患者 1. 双侧阻生,2. 双侧未阻生	51	回顾性研究或纵向研究	阻生的第三磨牙似乎和拥挤有关系
Ades 等,1990	正畸后患者 1. 阻生,2. 萌出至功能平面,3. 先天性缺失,4. 至少 10 年前拔除	97	回顾性研究或纵向研究	组间没有差异
van der Schoot 等,1997	正畸后患者 1. 萌出,2. 未萌出,3. 拔除,4. 先天性缺失	99	回顾性研究或纵向研究	组间没有差异
Harradine 等,1998	正畸后患者 1. 拔除,2. 未拔除	164	前瞻性研究或纵向研究	组间没有差异
Little,1999	正畸后患者 1. 阻生,2. 萌出,3. 拔除,4. 缺失	97	回顾性研究或纵向研究	组间没有差异
Buschang 和 Shulman,2003	随机抽取未经治疗的受试者作为第三次全国健康与营养检查调查的一部分	9 044	横断面研究	萌出的第三磨牙与拥挤度的增加没有关系
Niedzielska,2005	未治疗患者 1. 双侧拔除,2. 单侧拔除,3. 双侧保留,4. 单侧保留	47	前瞻性研究或纵向研究	保留第三磨牙与拥挤的增加相关,这与 Ganss 比(第三磨牙宽度与磨牙后空间的比值)相关
Sidlauskas 和 Trakiniene,2006	下颌第三磨牙存在的未治疗患者 1. 萌出,2. 未萌出,3. 缺失	91	横断面研究	组间没有差异

来源:Zawawi 和 Melis,2014。全文链接:https://www.hindawi.com/journals/tswj/2014/615429/abs/。共享协议:CC-BY 3.0。

主要发现

- 第三磨牙在前牙拥挤发展过程中的作用尚无确切结论。
- 大多数研究存在高偏倚风险。
- 尚未在下颌第三磨牙和下前牙拥挤或正畸后复发之间发现因果关系。

点评

自本篇系统评价发表以来，出现了一篇更新的系统评价和两项研究。然而，目前仍没有确切的结论（Esan 和 Schepartz，2016；Selmani 等，2016；Stanaityte 等，2014）。

参考文献

Esan T, Schepartz LA, 2016. Third molar impaction and agenesis: influence on anterior crowding. *Ann Hum Biol* 9, 1–7.

Selmani ME, Gjorgova J, Selmani ME, *et al.*, 2016. Effects of lower third molar angulation and position on lower arch crowding. *Int J Orthod* 27, 45–49.

Stanaitytė R, Trakinienė G, Gervickas A, 2014. Do wisdom teeth induce lower anterior teeth crowding? A systematic literature review. *Stomatologija* 16, 15–18.

（刘彦晓雪、王蕴蕾 译，张晨、贺红 审校）

概要 53
冠切术与整体拔除第三磨牙的比较：一项系统评价

Long H, Zhou Y, Liao L, Pyakurel U, Wang Y, Lai W. *J Dent Res 2012;91:659-665.*

背景

　　智齿冠切术（coronectomy）、部分牙切除术（partial odontectomy）或牙根保留据称能减少许多手术并发症的发生，尤其是神经损伤。然而，其在减少手术并发症方面的有效性尚无定论。本篇系统评价旨在批判性地评价智齿冠切术与整体拔除在减少拔牙并发症方面的有效性。

研究要素

　　研究人群——需要拔除第三磨牙且神经损伤风险高的患者
　　干预措施——智齿冠切术
　　对照——传统整体拔除
　　结局指标——神经损伤、术后感染、干槽症、疼痛

检索参数

　　纳入标准——比较智齿冠切术和整体拔除的临床研究
　　检索数据库——PubMed、Web of Science、Embase、Cochrane、SIGLE
　　检索日期——1990 年~2011 年 11 月
　　其他证据来源——无
　　语言限制——无

检索结果

　　共检索到 38 篇参考文献，其中 4 篇符合纳入标准。

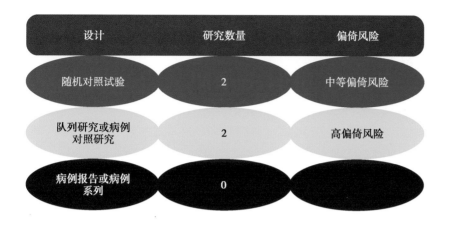

设计	研究数量	偏倚风险
随机对照试验	2	中等偏倚风险
队列研究或病例对照研究	2	高偏倚风险
病例报告或病例系列	0	

研究结果

智齿冠切术与整体拔除在(A)下牙槽神经损伤和(B)感染的风险比见表 S53.1。

表 S53.1　智齿冠切术与整体拔除在(A)下牙槽神经损伤和(B)感染方面的风险比

作者	智齿冠切术		整体拔除		权重(%)	风险比, M-H固定效应模型, 95%置信区间	
	事件数	人数	事件数	人数		利于智齿冠切术	利于整体拔除
A, 第三磨牙智齿冠切术与整体拔除在下牙槽神经损伤方面的风险比							
Renton 2005	0	58	24	138	46.3	0.05 (0.00, 0.78)	
Leung 2009	1	155	10	194	28.2	0.13 (0.02, 0.97)	
Hatano 2009	1	102	6	118	17.7	0.19 (0.02, 1.58)	
Cilasun 2011	0	86	2	89	7.8	0.21 (0.01, 4.25)	
汇总值	2	401	42	539	100	0.11 (0.01, 4.25)	

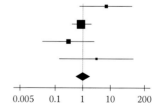

0.001　0.1　1　10　1000

异质性: Chi^2=0.82, df =3, P=0.85, I^2=0%,
总体效应检验: Z=3.59, P=0.0003

B, 智齿冠切术与整体拔除在术后感染方面的风险比							
Renton 2005	3	58	1	138	3.6	7.14 (0.76, 67.20)	
Leung 2009	9	155	13	194	70.7	0.87 (0.38, 1.97)	
Hatano 2009	1	102	4	118	22.7	0.29 (0.03, 2.55)	
Cilasun 2011	1	86	0	89	3.0	3.10 (0.13, 75.15)	
汇总值	14	401	18	539	100	1.03 (0.54, 1.98)	

0.005　0.1　1　10　200

异质性: Chi^2=4.80, df =3, P=0.19, I^2=38%,
总体效应检验: Z=0.09, P=0.93

来源: Long等, 2012。经Sage Publications许可转载。

主要发现

- 拔除神经损伤风险高的第三磨牙时,在保护下牙槽神经方面智齿冠切术优于整体拔除。
- 两种技术在术后感染、干槽症和疼痛的发生率方面相似。

点评

　　这篇系统评价是探索智齿冠切术在需要拔除第三磨牙且神经损伤风险高的患者中减少神经损伤有效性的开创性研究。随后,几篇另外的研究和系统评价报告了相似的发现。

参考文献

Cervera-Espert J, Perez-Martinez S, Cervera-Ballester J, *et al.*, 2016. Coronectomy of impacted mandibular third molars: A meta-analysis and systematic review of the literature. *Med Oral Patol Oral Cir Bucal* 21, e505–513.

Martin A, Perinetti G, Costantinides F, *et al.*, 2015. Coronectomy as a surgical approach to impacted mandibular third molars: a systematic review. *Head Face Med* 11, 9.

（刘彦晓雪、王蕴蕾　译,张晨、贺红　审校）

概要 54
固定矫治器持续多长时间？一项系统评价

*Tsichlaki A, Chin SY, Pandis N, Fleming PS. * Am J Orthod Dentofacial Orthop* 2016；149：308-318.

背景

对于正畸治疗疗程的长短，几乎没有一致意见；然而，人们似乎一致认为固定矫治器治疗时间较长。这催生了减少治疗时间但偶尔要妥协接受不佳咬合结果的新型矫治方法的发展，为其创造了市场。本研究旨在确定包括固定矫治器在内的综合正畸治疗所需的平均时间和就诊次数。

研究要素

研究人群——使用固定矫治器治疗的正畸患者

干预措施——任何接受固定矫治且不额外使用功能性或可摘矫治器或辅助外科手术的患者

对照——观察治疗时间

结局指标——治疗时间和复诊次数

检索参数

纳入标准——随机对照临床试验、前瞻性队列研究

检索数据库——MEDLINE、Cochrane

检索日期——截至 2014 年 11 月

其他证据来源——灰色文献和参考文献列表

语言限制——无

检索结果

共检索到 1 750 篇参考文献，其中 24 篇纳入 Meta 分析。

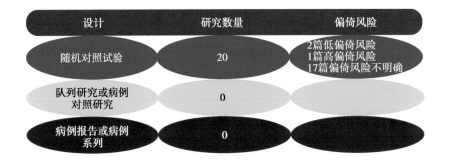

设计	研究数量	偏倚风险
随机对照试验	20	2篇低偏倚风险 1篇高偏倚风险 17篇偏倚风险不明确
队列研究或病例对照研究	0	
病例报告或病例系列	0	

研究结果

24 项研究的治疗时间见表 S54.1。

表 S54.1 正畸治疗所需时间

作者	权重%	效应量，平均差
Al Maaitah 2013	6.47	14.42 (13.17, 15.67)
Banks 2000 (F)	5.11	19.20 (17.79, 20.61)
Banks 2000 (non-F)	1.90	20.40 (18.09, 20.61)
Boros 2012 (PI)	0.40	28.66 (23.62, 33.70)
Boros 2000 (TPA)	0.54	33.33 (28.98, 37.68)
Cattaneo 2011 (SLB-A)	1.52	21.10 (18.51, 23.69)
Catteneo 2011 (SLB-P)	2.41	22.40 (20.35, 24.45)
DiBiase 2011	3.58	23.83 (22.14, 25.52)
Fleming 2010	4.25	19.92 (18.37, 21.47)
Jenatschke 2001 (CHX)	1.34	21.06 (18.30, 23.82)
Jenatschke 2001 (Placebo)	0.78	21.73 (18.13, 25.33)
Jiang 2013 (APF)	11.00	18.40 (17.44, 19.36)
Jiang 2013 (Placebo)	14.81	17.50 (16.67, 18.33)
Johansson 2012 (SLB-A)	3.27	20.40 (18.64, 22.16)
Johansson 2012 (CB)	2.83	18.20 (16.30, 20.10)
Liu 2009 (TAD)	1.76	25.65 (23.24, 28.06)
Liu 2009 (TPA)	1.05	26.88 (23.77, 29.99)
Magnius 2014	2.71	22.80 (20.86, 24.74)
Manning 2006	1.52	21.70 (19.11, 24.29)
Miller 1996	0.54	30.10 (25.77, 34.43)
Millett 1999	10.35	15.30 (14.31, 16.29)
Millett 2000	2.74	21.30 (19.37, 23.23)
Noreval 1996	3.07	21.48 (19.66, 23.30)
Polat 2008 (SLB-A)	0.67	23.30 (19.40, 27.20)
Polat 2008 (CB)	0.51	21.40 (16.94, 25.86)
Reukers 1998	4.49	20.40 (18.89, 21.91)
Sandler 2008 (PI)	1.37	25.80 (23.08, 28.52)
Sandler 2008 (EOT)	1.20	26.76 (23.84, 29.68)
Sander 2014	3.73	27.42 (25.77, 29.07)
Van der Veen 2010	2.45	18.10 (16.06, 20.14)
Xu 2010 (En masse)	0.73	30.00 (26.26, 33.74)
Xu 2010 (2-step)	0.89	31.20 (27.82, 34.58)
汇总值I²=94.4%, P=0.000	100	19.90 (19.58, 20.22)

来源: Tsichlaki等, 2016。经爱思唯尔许可转载。

> **主要发现**
>
> - 本篇系统评价显示,使用固定矫治器进行正畸治疗的平均周期少于 2 年(19.9 个月)。
> - 尽管我们已通过忽略关于辅助装置的研究、附加治疗阶段以及联合正颌手术的研究从而将重要的潜在混杂因素最小化,报告的治疗时间范围仍然很广(14~33 个月)。这种差异可能与术前状况、治疗方面的差异有关。

点评

现在似乎有理由认为综合治疗的平均时间少于 2 年。如果建议采用辅助性或替代办法来缩短治疗时间,则明智的做法是在了解这一标准的前提下采取这些干预措施。

参考文献

Fleming PS, Fedorowicz Z, Johal A, *et al.*, 2015. Surgical adjunctive procedures for accelerating orthodontic treatment. *Cochrane Database Syst Rev* (6), CD010572.

Woodhouse NR, DiBiase AT, Johnson N, *et al.*, 2015. Supplemental vibrational force during orthodontic alignment a randomized trial. *J Dent Res* 94, 682–689.

（潘嘉雯、王蕴蕾　译,张晨、贺红　审校）

概要 55
手术辅助正畸治疗：一项系统评价

Hoogeveen EJ, Jansma J, Ren Y. *Am J Orthod Dentofacial Orthop 2014；145：S51-S64.* （概要撰写作者：*Ong SH*）

背景

骨皮质切开术（corticotomy）和牙科牵张成骨术（dental distraction）被认为是缩短青少年和成人患者正畸治疗时间安全、有效的方法。本研究通过系统评价评估支持这些说法的证据。

研究要素

研究人群——青少年和成人正畸患者
干预措施——手术辅助正畸治疗（骨皮质切开术或牙科牵张成骨术）
对照——传统正畸
结局指标——牙齿移动速率和治疗时间的缩短

检索参数

纳入标准——随机对照试验、临床对照试验以及使用外科辅助正畸治疗后记录了牙齿移动速率或治疗时间缩短情况的不少于 5 名患者的病例系列
检索数据库——PubMed、Embase、Cochrane
检索日期——不同的起始时间，截至 2013 年 4 月
其他证据来源——手工检索参考文献列表
语言限制——无

检索结果

共检索到 510 篇独立参考文献，其中 45 篇全文文章被评估合格。使用纳入标准，在基于语言排除 1 项中文研究，并排除 1 项与另 1 项数据重叠的研究后，纳入了 18 项研究。这18 项研究共包含 286 名外科辅助正畸治疗的患者（203 名牵张成骨治疗，83 名骨皮质切开治疗）。

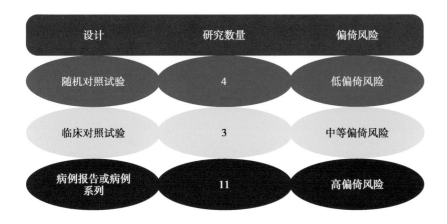

设计	研究数量	偏倚风险
随机对照试验	4	低偏倚风险
临床对照试验	3	中等偏倚风险
病例报告或病例系列	11	高偏倚风险

研究结果

牵张成骨术和骨皮质切开术与对照组相比的牙齿移动速率见表 S55.1。

表 S55.1　关于(A)牵张成骨术和(B)骨皮质切开术的牙齿移动的结果

作者	研究设计	样本量	牙移动速率 干预组	对照组
A) 牙科牵张成骨术				
Mowafy 和 Zaher,2012	随机对照试验	30	上颌尖牙:37 天±10 天移动 5.9mm±1.4mm	上颌尖牙:195 天±47 天移动 4.7mm±1.6mm
Kharkar 等,2010	临床对照试验	6	12.5 天尖牙完全内收	19.5 天尖牙完全内收[*]
B) 骨皮质切开术				
Aboul-Ela 等,2011	随机对照试验	10	上颌尖牙:120 天移动 5.7mm	上颌尖牙:120 天移动 3.4mm
Fischer,2007	随机对照试验	6	上颌尖牙:266~378 天移动 10~14mm	上颌尖牙:406~546 天移动 11~15mm
Shoreiba 等,2012	随机对照试验	10	下颌尖牙内收:17 周(14~20)	下颌尖牙内收:16.7 周内(14~20)[*]
Shoreiba 等,2012	临床对照试验	10	下颌尖牙内收:17.5 周	下颌尖牙内收:49 周
Gantes 等,1990	临床对照试验	9	全牙弓间隙关闭:14.8 个月 (11~20)	全牙弓间隙关闭:28.3 个月(24~35)
3 篇其他研究	病例系列	29		

注:[*] 其他骨皮质切开或牵张成骨方法。
来源:Hoogeveen 等,2014。经爱思唯尔许可转载。

主要发现

- 在 2 篇采用分口设计的随机对照试验(Aboul-Ela 等 2011;Fischer 2007)中发现,骨皮质切开术可使牙齿移动速率翻倍。3 个月后,加速作用停止。
- 另外 2 篇骨皮质切开术研究评估了治疗时间的变化,基于相似拥挤度(Shoreiba 等.2012)或错𬌗畸形(Gantes 等.1990)的对照组,其治疗时间缩短 30%~70%。

- 牙槽骨牵张成骨术可使尖牙在 2~5 周内完全内收，这取决于具体的手术操作和随后的加力方法。
- 有限证据显示牙周问题和牙根吸收的风险没有增加。在所有研究中均未观察到手术辅助正畸治疗后牙齿失活的情况。不过，这是基于较简单的诊断方法，不能提供任何证据。
- 总的来说，手术辅助正畸治疗在使用谨慎的治疗计划、早期激活和短复诊间隔的病例中能引起暂时性的加速牙移动。

点评

纳入研究在临床适应证、治疗计划、手术技术和加力系统等方面的异质性不允许 Meta 分析的开展。大多数纳入的研究为小样本。在 18 项研究中，只有 4 项使用传统正畸治疗作为对照组。由于缺乏可比较的数据，目前尚不清楚哪种手术方案在治疗效率和安全性上更为可取。后期还需要进一步的研究来阐释患者的舒适度、长期稳定性、潜在的机制以及采用不同手术方法和临床适应证的效率。

参考文献

Aboul-Ela SM, El-Beialy AR, El-Sayed KM, *et al.*, 2011. Miniscrew implant-supported maxillary canine retraction with and without corticotomy-facilitated orthodontics. *Am J Orthod Dentofacial Orthop* 139, 252–259.

Fischer TJ, 2007. Orthodontic treatment acceleration with corticotomy-assisted exposure of palatally impacted canines. *Angle Orthod* 77, 417–420.

Gantes B, Rathbun E, Anholm M, 1990. Effects on the periodontium following corticotomy-facilitated orthodontics. Case reports. *J Periodontol* 61, 234–238.

Kharkar VR, Kotrashetti SM, 2010.Transport dentoalveolar distraction osteogenesis-assisted rapid orthodontic canine retraction. *Oral Surg Oral Med Oral Pathol Oral Radiol Endod* 109, 687–693.

Liem AML, Hoogeveen EJ, Jansma J, *et al.*, 2015. Surgically facilitated experimental movement of teeth: systematic review. *Br J Oral Maxillofac Surg* 53, 491–506.

Mowafy MI, Zaher AR, 2012. Anchorage loss during canine retraction using intermittent versus continuous force distractions; a split mouth randomized clinical trial. *Prog Orthod* 13, 117–125.

Shoreiba EA, Salama AE, Attia MS, *et al.*, 2012. Corticotomy-facilitated orthodontics in adults using a further modified technique. *J Int Acad Periodontol* 14, 97–104.

（朱家琪、王蕴蕾 译，张晨、贺红 审校）

概要 56
采用氟化物预防固定矫治器治疗期间的早期龋（脱矿白垩色病损）

Benson PE, *Parkin NA, Dyer FM, Millett DT, Furness S, Germain P. Cochrane Database Syst Rev 2013；（12）：CD003809.*

背景

一项研究发现,32%的受试者在使用固定矫治器治疗前牙齿上有白垩色病损,在治疗后这一比例上升到74%（Enaia 等,2011）。在一般人群中,氟化物能有效减少易感个体的龋坏。接受正畸治疗的个体可能会接受各种形式的氟化物治疗。本篇系统评价比较了在正畸治疗中使用的各种氟化物对脱矿病损发展的影响。本篇系统评价是一篇早期 Cochrane 系统评价的更新,该系统评价首次发表于 2004 年,于 2013 年更新,目前正在再次更新中。有关该更新计划的信息也在此一并介绍。

研究要素

研究人群——正在接受固定矫治器治疗的正畸患者
干预措施——任何类型的局部氟化物或氟释放材料
对照——不使用氟化物或是其他氟化物干预措施
结局指标——受试者是否有新的脱矿病损

检索参数

纳入标准——在治疗前和/或治疗后记录脱矿病损的随机对照试验（非自身对照）
检索数据库——Cochrane Oral Health Group's Trials Register、Central Register of Controlled Trials（CENTRAL）、MEDLINE via OVID、Embase via OVID
检索日期——多个开始日期,截至 2013 年
其他研究证据来源——已检索到的随机对照试验和系统评价的参考文献。美国国立卫生研究院临床试验注册数据库
语言限制——无

检索结果

共检索到 191 篇独立文献。在采用纳入标准后,剩下有关 5 项临床试验的 5 篇论文。但

由于方法和结果报告的差异,无法进行统计学比较。

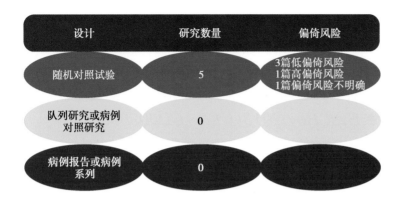

研究结果

5 项研究的结果见表 S56.1。

表 S56.1 干预组与对照组比较的风险比

研究	干预组	对照组或比较组	样本量	相对效应,风险比(95%置信区间)	偏倚风险
Stecksen-Blicks, 2007	氟保护漆(1 000ppm F⁻)	无氟保护漆	243	0.31(0.21,0.44)	低
Jiang,2013	酸性氟磷酸盐氟化泡沫(12 300ppm F⁻)	无氟泡沫	95	0.26(0.11,0.57)	低
Sonesson,2014	氟化钠牙膏(5 000ppm F⁻)	氟化钠牙膏(1 450ppmF⁻)	380	0.68(0.46,1.00)	低
Luther,2005	氟化物玻璃珠(133 000ppm F⁻)	氟化钠漱口水(225ppm F⁻)	37	1.41(0.61,3.26)	高
Van der Kaaij, 2015	氟化胺/氟化钠漱口水(250ppm F⁻)	无氟漱口水	81	0.65(0.37,1.77)	不明确

来源:改编自 Benson 等,2013。

主要发现

- 有中等质量证据显示,定期由牙医施加氟化物涂剂或泡沫,或在家自行使用高浓度氟化物牙膏(各有一项临床试验),可减少固定矫治器正畸治疗期间脱矿病损的发病率(Stecksen-Blicks 等,2007;Jiang 等,2013;Sonesson 等,2014)。
- 关于其他氟化物干预措施目前只有低质量证据(Luther 等,2005;van der Kaaij 等,2015)。

点评

1. 我们需要进一步良好设计的研究来确认这些发现。

2. 鉴于当前尚无法开展 Meta 分析,建议后期临床试验采用标准的报告方法,使数据的合并、更有力临床建议的提出成为可能。

参考文献

Enaia M, Bock N, Ruf S, 2011. White-spot lesions during multibracket appliance treatment: A challenge for clinical excellence. *Am J Orthod Dentofacial Orthop* 140, e17–24.

Jiang H, Hua F, Yao L, *et al.*, 2013. Effect of 1.23% acidulated phosphate fluoride foam on white spot lesions in orthodontic patients: a randomized trial. *Pediatr Dent* 35, 275–278.

Luther F, Tobin M, Robertson AJ, *et al.*, 2005. Fluoride-releasing glass beads in orthodontic treatment to reduce decay: a randomized, controlled clinical trial. *WorldJournalOrthodontics* 6 (Suppl.), 166–167.

Sonesson M, Twetman S, Bondemark L, 2014. Effectiveness of high-fluoride toothpaste on enamel demineralization during orthodontic treatment-a multicenter randomized controlled trial. *Eur J Orthod* 36, 678–682.

Stecksen-Blicks C, Renfors G, Oscarson ND, *et al.*, 2007. Caries-preventive effectiveness of a fluoride varnish: a randomized controlled trial in adolescents with fixed orthodontic appliances. *Caries Res* 41, 455–459.

van der Kaaij NC, van der Veen MH, van der Kaaij MA, *et al.*, 2015. A prospective, randomized placebo-controlled clinical trial on the effects of a fluoride rinse on white spot lesion development and bleeding in orthodontic patients. *Eur J Oral Sci* 123, 186–193.

致谢

这篇 Cochrane 系统评价发表在 2013 年第 12 期的《Cochrane 系统评价数据库(Cochrane Database of Systematic Reviews)》上。随着新证据的出现和对反馈的回应,Cochrane 系统评价会定期更新。请关注《Cochrane 系统评价数据库》来获取本篇 Cochrane 系统评价的最新版本。

(朱家琪、王蕴蕾　译,张晨、贺红　审校)

附录：其他口腔正畸系统评价

截至 2017 年 6 月 30 日，在 PubMed 上检索到的正畸相关系统评价。

Accelerated tooth movement　加速牙移动

Corticotomy　骨皮质切开术

Effectiveness of minimally invasive surgical procedures in the acceleration of tooth movement：a systematic review and meta-analysis. Alfawal AM, Hajeer MY, Ajaj MA, Hamadah O, Brad B. Prog Orthod. 2016 Dec；17(1)：33.

Corticotomies as a surgical procedure to accelerate tooth movement during orthodontic treatment：A systematic review. Fernández-Ferrer L, Montiel-Company JM, Candel-Martí E, Almerich-Silla JM, Peñarrocha-Diago M, Bellot-Arcís C. Med Oral Patol Oral Cir Bucal. 2016 Nov 1；21(6)：e703-e712.

Corticotomies and orthodontic tooth movement：a systematic review. Patterson BM, Dalci O, Darendeliler MA, Papadopoulou AK. J Oral Maxillofac Surg. 2016 Mar；74(3)：453-73.

Efficacy of surgical and non-surgical interventions on accelerating orthodontic tooth movement：a systematic review. Kalemaj Z, DebernardI CL, Buti J. Eur J Oral Implantol. 2015 Spring；8(1)：9-4.

Surgically facilitated orthodontic treatment：a systematic review. Hoogeveen EJ, Jansma J, Ren Y. Am J Orthod Dentofacial Orthop. 2014 Apr；145(4 Suppl)：S51-64.

Low level laser therapy　低强度激光治疗

Efficacy of low-level laser therapy in accelerating tooth movement, preventing relapse and managing acute pain during orthodontic treatment in humans：a systematic review. Sonesson M, De Geer E, Subraian J, Petrén S. BMC Oral Health. 2016 Jul 7；17(1)：11.

Efficiency of low-level laser therapy within induced dental movement：A systematic review and meta-analysis. de Almeida VL, de AndradeGois VL, Andrade RN, Cesar CP, de Albuquerque-Junior RL, de Mello Rode S, Paranhos LR. J Photochem Photobiol B. 2016 May；158：258-66.

Efficacy of low-level laser therapy for accelerating tooth movement during orthodontic treatment：a systematic review and meta-analysis. Ge MK, He WL, Chen J, Wen C, Yin X, Hu ZA, Liu ZP, Zou SJ. Lasers Med Sci. 2015 Jul；30(5)：1609-18.

The effectiveness of low-level laser therapy in accelerating orthodontic tooth movement：a meta-analysis. Long H, Zhou Y, Xue J, Liao L, Ye N, Jian F, Wang Y, Lai W. Lasers Med Sci. 2015 Apr；30(3)：1161-70.

Systematic literature review：influence of low-level laser on orthodontic movement and pain control in humans. Sousa MV, Pinzan A, Consolaro A, Henriques JF, de Freitas MR. Photomed Laser Surg. 2014 Nov；32(11)：592-9.

The co-editors would like to thank Dr. Surbhi Singh for her excellent assistance with the organization of this section.

Tooth movement in orthodontic treatment with low-level laser therapy:a systematic review of human and animal studies. Carvalho-Lobato P,Garcia VJ,Kasem K,Ustrell-Torrent JM, Tallon-Walton V,Manzanares-Cespedes MC. Photomed Laser Surg. 2014 May;32(5): 302-9.

Influence of low-level laser therapy on the rate of orthodontic movement:a literature review. Torri S,Weber JB. Photomed Laser Surg. 2013 Sep;31(9):411-21.

Pharmacological agents 药物治疗

The influence of teriparatide in induced tooth movement:A systematic review. Souza-Silva BN,Rodrigues JA,Moreira JC,Matos FS,Cesar CP,Repeke CE,Paranhos LR. J Clin Exp Dent. 2016 Dec 1;8(5):e615-e621.

Piezocision 超声骨刀切开术

Efficacy of piezocision on accelerating orthodontic tooth movement:A systematic review. Yi J,Xiao J,Li Y,Li X,Zhao Z. Angle Orthod. 2017 Jul;87(4):491-498.

Influence of piezotomy and osteoperforation of the alveolar process on the rate of orthodontic tooth movement:a systematic review. Hoffmann S,Papadopoulos N,Visel D,Visel T,Jost-Brinkmann PG,Prager TM. J Orofac Orthop. 2017 Jul;78(4):301-311.

Unspecified or multiple interventions 非特定或多种干预措施结合

Effectiveness of adjunctive interventions for accelerating orthodontic tooth movement:a systematic review of systematic reviews. Yi J,Xiao J,Li H,Li Y,Li X,Zhao Z. J Oral Rehabil. 2017 Aug; 44(8):636-654.

Non-surgical adjunctive interventions for accelerating tooth movement in patients undergoing fixed orthodontic treatment. El-Angbawi A,McIntyre GT,Fleming PS,Bearn DR. Cochrane Database Syst Rev. 2015 Nov 18;(11):CD010887.

Effectiveness of non-conventional methods for accelerated orthodontic tooth movement:a systematic review and meta-analysis. Gkantidis N,Mistakidis I,Kouskoura T,Pandis N. J Dent. 2014 Oct;42 (10):1300-19.

Interventions for accelerating orthodontic tooth movement:a systematic review. Long H,Pyakurel U,Wang Y,Liao L,Zhou Y,Lai W. Angle Orthod. 2013 Jan;83(1):164-71.

Activator 肌激动器

见"Functional and orthopedic appliances 功能和矫形装置"

Adherence 依从性

见"Compliance 依从性"

Adhesives and bonding agents　粘接和粘接剂

Bands　带环

Adhesives for fixed orthodontic bands. Millett DT, Glenny AM, Mattick RC, Hickman J, Mandall NA. Cochrane Database Syst Rev. 2016 Oct 25;(10):CD004485.

Adhesives for fixed orthodontic bands-Millett DT, Glenny AM, Mattick CR, Hickman J, Mandall NA. Cochrane Database Syst Rev. 2007 Apr 18;(2):CD004485.

Brackets　托槽

The effect of antimicrobial agents on bond strength of orthodontic adhesives: a meta-analysis of in vitro studies. Altmann AS, Collares FM, Leitune VC, Samuel SM. Orthod Craniofac Res. 2016 Feb;19(1):1-9.

Orthodontic bonding to porcelain: a systematic review. Grewal Bach GK, Torrealba Y, Lagravere MO. Angle Orthod. 2014 May;84(3):555-60.

Effect of orthodontic debonding and adhesive removal on the enamel-current knowledge and future perspectives-a systematic review. Janiszewska-Olszowska J, Szatkiewicz T, Tomkowski R, Tandecka K, Grocholewicz K. Med Sci Monit. 2014 Oct 20;20:1991-2001.

Self-etch primers and conventional acid-etch technique for orthodontic bonding: a systematic review and meta-analysis. Fleming PS, Johal A, Pandis N. Am J Orthod Dentofacial Orthop. 2012 Jul;142(1):83-94.

Retention of orthodontic brackets bonded with resin-modified GIC versus composite resin adhesives-a quantitative systematic review of clinical trials. Mickenautsch S, Yengopa V, Banerjee A. Clin Oral Investig. 2012Feb;16(1):1-14.

Adhesives for bonded molar tubes during fixed brace treatment. Millett DT, Mandall NA, Mattick RC, Hickman J, Glenny AM Cochrane Database Syst Rev. 2011 Jun 15;(6):CD00823.

The effect of antisialogogues in dentistry: a systematic review with a focus on bond failure in orthodontics. Kuijpers MA, Vissink A, Ren Y, Kuijpers-Jagtman AM. J Am Dent Assoc. 2010 Aug; 141(8):954-65.

In-vitro orthodontic bond strength testing: a systematic review and meta-analysis. Finnema KJ, Ozcan M, Post WJ, Ren Y, Dijkstra PU. Am J Orthod Dentofacial Orthop. 2010 May;137(5): 615-622. e3.

Adhesives for fixed orthodontic brackets. Mandall NA, Millett DT, Mattick CR, Hickman J, Macfarlane TV, Worthington HV. Cochrane Database Syst Rev 2003;(2):CD002282.

Orthodontic adhesives: a systematic review. Mandall NA, Millett DT, Mattick CR, Hickman J, Worthington HV, Macfarlane TV. J Orthod 2002;29(3):205-10.

Curing lights　光固化灯

Curing lights for orthodontic bonding: a systematic review and meta-analysis. Fleming PS, Eliades T, Katsaros C, Pandis N. Am J Orthod Dentofacial Orthop. 2013 Apr;143(4 Suppl):S92-103.

Agenesis and anomalies　发育不全和异常

Cleft lip and palate　唇腭裂

见后"唇腭裂"

Lateral incisors　侧切牙

Prosthetic replacement vs space closure for maxillary lateral incisor agenesis：A systematic review. Silveira GS,de Almeida NV,Pereira DM,Mattos CT,Mucha JN. Am J Orthod Dentofacial Orthop. 2016 Aug;150(2):228-37.

Treatment options for congenitally missing lateral incisors. Kiliaridis S,Sidira M,Kirmanidou Y, Michalakis K. Eur J Oral Implantol. 2016;9 Suppl 1:S5-24.

Third molars　第三磨牙

Morphologic and Demographic Predictors of Third Molar Agenesis：A Systematic Review and Meta-analysis. Carter K,Worthington S. J Dent Res. 2015Jul;94(7):886-94.

Airway　气道

也可见"Obstructive sleep apnea 阻塞性睡眠呼吸暂停"

Craniofacial and upper airway morphology in adult obstructive sleep apnea patients：A systematic review and meta-analysis of cephalometric studies. Neelapu BC,Kharbanda OP,Sardana HK,Balachandran R,Sardana V,Kapoor P,Gupta A,Vasamsetti S. Sleep Med Rev. 2017 Feb;31:79-90.

Efficiency of bimaxillary advancement surgery in increasing the volume of the upper airways：a systematic review of observational studies and meta-analysis. Rosário HD,Oliveira GM,Freires IA, de Souza Matos F,Paranhos LR. Eur Arch Otorhinolaryngol. 2017 Jan;274(1):35-44.

Reliability of upper pharyngeal airway assessment using dental CBCT：a systematic review. Zimmerman JN,Lee J,Pliska BT. Eur J Orthod. 2017 Oct 1;39(5):489-496.

Volumetric upper airway changes after rapid maxillary expansion：a systematic review and meta-analysis. Buck LM,Dalci O,Darendeliler MA,Papageorgiou SN,Papadopoulou AK. Eur J Orthod. 2017 Oct 1;39(5):463-473.

Efficiency of bimaxillary advancement surgery in increasing the volume of the upper airways：a systematic review of observational studies and meta-analysis. Rosário HD,Oliveira GM,Freires IA, de Souza Matos F,Paranhos LR. Eur Arch Otorhinolaryngol. 2017 Jan;274(1):35-44.

Effect of Head and Tongue Posture on the Pharyngeal Airway Dimensions and Morphology in Three-Dimensional Imaging：A Systematic Review. Gurani SF,Di Carlo G,Cattaneo PM,Thorn JJ,Pinholt EM. J Oral Maxillofac Res. 2016 Mar 31;7(1):e1.

Effect of surgically assisted rapid maxillary expansion on upper airway volume：a systematic review. Buck LM,Dalci O,Darendeliler MA,Papadopoulou AK. J Oral Maxillofac Surg. 2016 May;74(5):1025-43.

The upper airway dimensions in different sagittal craniofacial patterns：a systematic review. Indriksone I，Jakobsone G. Stomatologija. 2014；16（3）：109-17.

Effects of orthognathic surgery on oropharyngeal airway：a meta-analysis. Mattos CT，Vilani GN，Sant'Anna EF，Ruellas AC，Maia LC. Int J Oral Maxillofac Surg. 2011 Dec；40（12）：1347-56.

Does rapid maxillary expansion have long-term effects on airway dimensions and breathing? Baratieri C，Alves M Jr，de Souza MM，de SouzaAraujo MT，Maia LC. Am J Orthod Dentofacial Orthop. 2011 Aug；140（2）：146-56.

Aligners　隐形无托槽矫治器

见"Clear aligners 隐形无托槽矫治器"

Alternating rapid maxillary expansion and constriction（ALT RAMEC）

上颌交替式快速扩缩（ALT RAMEC）

见"Crossbite（posterior）反𬌗（后牙）"

Anchorage/temporary anchorage devices（TADs）　支抗/临时支抗装置（TADs）

Class Ⅱ　安氏Ⅱ类

Comparison of the effects of mini-implant and traditional anchorage on patients with maxillary dentoalveolar protrusion. Xu Y，Xie J. Angle Orthod. 2017 Mar；87（2）：320-327.

Can the use of skeletal anchors in conjunction with fixed functional appliances promote skeletal changes? A systematic review and meta-analysis. Elkordy SA，Aboelnaga AA，Fayed MM，AboulFotouh MH，Abouelezz AM. Eur J Orthod. 2016 Oct；38（5）：532-45.

Are orthodontic distalizers reinforced with the temporary skeletal anchorage devices effective? Fudalej P，Antoszewska J. Am J Orthod Dentofacial Orthop. 2011 Jun；139（6）：722-9. June，2011.

Intraoral distalizer effects with conventional and skeletal anchorage：a meta-analysis. Grec RH，Janson G，Branco NC，Moura-Grec PG，Patel MP，Castanha Henriques JF. Am J Orthod Dentofacial Orthop. 2013 May；143（5）：602-15.

Comparison of anchorage capacity between implant and headgear during anterior segment retraction. Li F，Hu HK，Chen JW，Liu ZP，Li GF，He SS，Zou SJ，Ye QS. Angle Orthod. 2011 Sep；81（5）：915-22.

Class Ⅲ　安氏Ⅲ类

Bone-and dentoalveolar-anchored dentofacial orthopedics for Class Ⅲ malocclusion：new approaches，similar objectives? a systematic review. Morales-Fernandez M，Iglesias-Linares A，Yanez-

Vico RM, Mendoza-Mendoza A, Solano-Reina E. Angle Orthod. 2013 May; 83(3): 540-52.

Effectiveness of interceptive treatment of class Ⅲ malocclusions with skeletal anchorage: A systematic review and meta-analysis. Rodriguez de Guzman-Barrera J, Saez Martínez C, Boronat-Catala M, Montiel-Company. JM, Paredes-Gallardo V, Gandía-Franco JL, Almerich-Silla JM, Bellot-Arcís C. PLoS One. 2017 Mar 22; 12(3): e0173875.

Effectiveness of TAD-anchored maxillary protraction in late mixed dentition. Feng X, Li J, Li Y, Zhao Z, Zhao S, Wang J. Angle Orthod. 2012 Nov; 82(6): 1107-14.

Effectiveness/success rates   效果/成功率

Comparison of the success rate between self-drilling and self-tapping miniscrews: a systematic review and meta-analysis. Yi J, Ge M, Li M, Li C, Li Y, Li X, Zhao Z. Eur J Orthod. 2017 Jun 1; 39(3): 287-293.

Effectiveness of orthodontic miniscrew implants in anchorage reinforcement during en-masse retraction: A systematic review and meta-analysis. Antoszewska-Smith J, Sarul M, Lyczek J, Konopka T, Kawala B. Am J Orthod Dentofacial Orthop. 2017 Mar; 151(3): 440-455.

Temporary anchorage devices(TADs)in orthodontics: review of the factors that influence the clinical success rate of the mini-implants. Leo M, Cerroni L, Pasquantonio G, Condo SG, Condo R. Clin Ter. 2016 May-Jun; 167(3): e70-7.

Prognostic factors associated with the success rates of posterior orthodontic miniscrew implants: A subgroup meta-analysis. Hong SB, Kusnoto B, Kim EJ, BeGole EA, Hwang HS, Lim HJ. Korean J Orthod. 2016 Mar; 46(2): 111-26.

Reinforcement of anchorage during orthodontic brace treatment with implants or other surgical methods. Jambi S, Walsh T, Sandler J, Benson PE, Skeggs RM, O'Brien KD. Cochrane Database Syst Rev. 2014 Aug 19; (8): CD005098.

Determinants for success rates of temporary anchorage devices in orthodontics: a meta-analysis(n> 50). Dalessandri D, Salgarello S, Dalessandri M, Lazzaroni E, Piancino M, Paganelli C, Maiorana C, Santoro F. Eur J Orthod. 2014 Jun; 36(3): 303-13.

Bone anchor systems for orthodontic application: a systematic review. Tsui WK, Chua HD, Cheung LK. Int J Oral Maxillofac Surg. 2012 Nov; 41(11): 1427-38.

Insertion torque and success of orthodontic mini-implants: a systematic review. Meursinge Reynders RA, Ronchi L, Ladu L, van Etten-Jamaludin F, Bipat S. Am J Orthod Dentofacial Orthop. 2012 Nov; 142(5): 596-614.

Failure rates and associated risk factors of orthodontic miniscrew implants: a meta-analysis. Papageorgiou SN, Zogakis IP, Papadopoulos MA. Am J Orthod Dentofacial Orthop. 2012 Nov; 142(5): 577-595.

Clinical effectiveness of orthodonticminiscrew implants: a meta-analysis. Papadopoulos MA, Papageorgiou SN, Zogakis IP. J Dent Res. 2011 Aug; 90(8): 969-76.

Survival and failure rates of orthodontic temporary anchorage devices: a systematic review. Schatzle M, Mannchen R, Zwahlen M, Lang NP. Clin Oral Implants Res. 2009 Dec; 20(12): 1351-9.

Mini-implants in orthodontics：a systematic review of the literature. Reynders R，Ronchi L，Bipat S. Am J Orthod Dentofacial Orthop. 2009 May；135（5）：564. e1-19；discussion 564-5.

Critical factors for the success of orthodontic mini-implants：a systematic review. Chen Y，Kyung HM，Zhao WT，Yu WJ. Am J Orthod Dentofacial Orthop. 2009 Mar；135（3）：284-91.

Skeletal anchorage in orthodontics--a review of various systems in animal and human studies. Janssen KI，Raghoebar GM，Vissink A，Sandham A. Int J Oral Maxillofac Implants. 2008 Jan-Feb；23（1）：75-88.

Orthodontic anchorage：a systematic review. Feldmann I，Bondemark L. Angle Orthod. 2006 May；76（3）：493-501.

Implants for orthodontic anchorage. Meta-analysis. Labanauskaite B，Jankauskas G，Vasiliauskas A，Haffar N. Stomatologija. 2005；7（4）：128-32.

Insertion/location factors　植入/位置因素

How do geometry-related parameters influence the clinical performance of orthodontic mini-implants？ A systematic review and meta-analysis. Cunha AC，da Veiga AMA，Masterson D，Mattos CT，Nojima LI，Nojima MCG，Maia LC. Int J Oral Maxillofac Surg. 2017 Dec；46（12）：1539-1551.

Barriers and facilitators to the implementation of orthodontic mini implants in clinical practice：a systematic review. Meursinge Reynders R，Ronchi L，Ladu L，Di Girolamo N，de Lange J，Roberts N，Mickan S. Syst Rev. 2016 Sep 23；5（1）：163.

Insertion torque recordings for the diagnosis of contact between orthodontic mini-implants and dental roots：a systematic review. Meursinge Reynders R，Ladu L，Ronchi L，Di Girolamo N，de Lange J，Roberts N，Pluddemann A. Syst Rev. 2016 Mar 31；5：50.

Does cortical thickness influence the primary stability ofminiscrews？ A systematic review and meta-analysis. Marquezan M，Mattos CT，Sant'Anna EF，de Souza MM，Maia LC. Angle Orthod. 2014 Nov；84（6）：1093-103.

Paramedian vertical palatal bone height for mini-implant insertion：a systematic review. Winsauer H，Vlachojannis C，Bumann A，Vlachojannis J，Chrubasik S. Eur J Orthod. 2014 Oct；36（5）：541-9.

Insertion torque and orthodontic mini-implants：a systematic review of the artificial bone literature. Meursinge Reynders R，Ronchi L，Ladu L，Van Etten-Jamaludin F，Bipat S. Proc Inst Mech Eng H. 2013 Nov；227（11）：1181-202.

Positional guidelines for orthodontic mini-implant placement in the anterior alveolar region：a systematic review. Alsamak S，Psomiadis S，Gkantidis N. Int J Oral Maxillofac Implants. 2013 Mar-Apr；28（2）：470-9.

Assessment of potential orthodontic mini-implant insertion sites based on anatomical hard tissue parameters：a systematic review. AlSamak S，Gkantidis N，Bitsanis E，Christou P. Int J Oral Maxillofac Implants. 2012 Jul-Aug；27（4）：875-87.

Does bone mineral density influence the primary stability of dental implants？ A systematic review. Marquezan M，Osorio A，Sant'Anna E，Souza MM，Maia L. Clin Oral Implants Res. 2012

Jul;23(7):767-74.

Loading of implants　种植体负载

Systematic review of the experimental use of temporary skeletal anchorage devices in orthodontics. Cornelis MA, Scheffler NR, De Clerck HJ, Tulloch JF, Behets CN. Am J Orthod Dentofacial Orthop. 2007 Apr;131(4 Suppl):S52-8. April,2007.

Implant vs screw loading protocols in orthodontics. Ohashi E, Pecho OE, Moron M, Lagravere MO. Angle Orthod. 2006 Jul;76(4):721-7.

Openbite　开𬌗

Effect of molar intrusion with temporary anchorage devices in patients with anterior open bite:a systematic review. Alsafadi AS, Alabdullah MM, Saltaji H, Abdo A, Youssef M. Prog Orthod. 2016;17:9.

TADs as dental implants TADs　作为牙科修复种植体

Mini implants for definitive prosthodontic treatment:a systematic review. Bidra AS, Almas K. J Prosthet Dent. 2013 Mar;109(3):156-64.

Anterior crossbite　前牙反𬌗

见"Class Ⅲ 安氏Ⅲ类"

Anterior openbite　前牙开𬌗

见"Openbite 开𬌗"

Antimicrobial agents　抗菌药物

Effects of chlorhexidine varnish on caries during orthodontic treatment:a systematic review and meta-analysis. Okada EM, Ribeiro LN, Stuani MB, Borsatto MC, Fidalgo TK, Paula-Silva FW, Küchler. EC. Braz Oral Res. 2016 Nov 28;30(1):e115.

The antimicrobial effect of chlorhexidine varnish on mutans streptococci in patients with fixed orthodontic appliances:a systematic review of clinical efficacy. Tang X, Sensat ML, Stoltenberg JL. Int J Dent Hyg. 2016 Feb;14(1):53-61.

Assessment of the effectiveness of mouthwashes in reducing cariogenic biofilm in orthodontic patients:a systematic review. Pithon MM, Sant'Anna LI, Baiao FC, dos Santos RL, Coqueiro Rda S, Maia LC. J Dent. 2015 Mar;43(3):297-308.

Caries-Inhibiting Effect of Preventive Measures during Orthodontic Treatment with Fixed Appliances. A Systematic Review Derks A, Katsaros C, Frencken JE, Van't Hof MA, Kuijpers-Jagtman AM. Caries Res 2004;38(5):413-20.

Appliances　矫治器

见"Brackets or Functional and orthopedic appliances 托槽或功能和矫形矫治器"

Arch width　牙弓宽度

见"intra-arch width 牙弓内宽度"

Arch-wires　弓丝

A systematic review and meta-analysis of experimental clinical evidence on initial aligning archwires and archwire sequences. Papageorgiou SN, Konstantinidis I, Papadopoulou K, Jager A, Bourauel C. Orthod Craniofac Res. 2014 Nov;17(4):197-215.

Initial arch wires for tooth alignment during orthodontic treatment with fixed appliances. Jian F, Lai W, Furness S, McIntyre GT, Millett DT, Hickman J, Wang Y. Cochrane Database Syst Rev. 2013 Apr 30;(4):CD007859.

A systematic review of clinical trials of aligning archwires. Riley M, Bearn DR. J Orthod. 2009 Mar;36(1):42-51.

Auto transplantation　自体移植

Success rate of autotransplantation of teeth with an open apex: systematic review and meta-analysis. Atala-Acevedo C, Abarca J, Martinez-Zapata MJ, Diaz J, Olate S, Zaror C. J Oral Maxillofac Surg. 2017 Jan;75(1):35-50.

Autotransplantation of teeth using computer-aided rapid prototyping of a three-dimensional replica of the donor tooth: a systematic literature review. Verweij JP, Jongkees FA, Anssari Moin D, Wismeijer D, Van Merkesteyn JPR. Int J Oral Maxillofac Surg. 2017 Nov;46(11):1466-1474.

Long-term prognosis of tooth autotransplantation a systematic review and meta-analysis. Machado LA, do Nascimento RR, Ferreira DM, Mattos CT, Vilella OV. Int J Oral Maxillofac Surg. 2016 May;45(5):610-7.

Occlusal rehabilitation in patients with congenitally missing teeth-dental implants, conventional prosthetics, tooth auto transplant, and preservation of deciduous teeth-a systematic review. Terheyden H, Wusthoff F. Int J Implant Dent. 2015 Dec;1(1):30.

Biology of tooth movement　牙齿移动生物学

Biomarkers of Orthodontic Tooth Movement in Gingival Crevicular Fluid: A Systematic Review. Alhadlaq AM. J Contemp Dent Pract. 2015 Jul 1;16(7):578-87.

Effect of orthodontic forces on cytokine and receptor levels in gingival crevicular fluid: a systematic review. Kapoor P, Kharbanda OP, Monga N, Miglani R, Kapila S. Prog Orthod. 2014 Dec 9;15:65.

Is gingival crevicular fluid volume sensitive to orthodontic tooth movement? A systematic review of split-mouth longitudinal studies. Perinetti G, Primozic J, Castaldo A, Di Lenarda R, Contardo

L. Orthod Craniofac Res. 2013Feb;16(1):1-19.

Bionator　生物调节器

见"Functional and orthopedic appliances 功能和矫形装置"

Bisphosphonates　双膦酸盐

Effects of bisphosphonates in orthodontic therapy:systematic review. Rodolfino D,Saccucci M,Filippakos A,Gerxhani R,Lopez G,Felice F,D'Arcangelo C. J Biol Regul Homeost Agents. 2012 Apr-Jun;26(2 Suppl):29-33.

Influence of bisphosphonates in orthodontic therapy:systematic review. Iglesias-Linares A,Yanez-Vico RM,Solano-Reina E,Torres-Lagares D,Gonzalez Moles MA. J Dent. 2010 Aug;38(8): 603-11.

Bond strength　粘接强度

见"Adhesives and bonding agents 粘接和粘接剂"

Botulinum toxin　肉毒素

Botulinum toxin for the treatment of excessive gingival display:a systematic review. Marwan W, Nasr MD,Samer F,Jabbour MD,Joseph A,Sidaoui MD,Roger N,Haber MD,Elio G,Kechichian MD. Aesthetic Surg J 2016;36(1):82-88.

Efficacy of botulinum toxins on bruxism:an evidence-based review. Long H,Liao Z,Wang Y,Liao L,Lai W. Int Dent J. 2012 Feb;62(1):1-5.

Brackets　托槽

Lingual　舌侧

Clinical outcomes of lingual orthodontic treatment:A systematic review. Mistakidis I,Katib H,Vasilakos G,Kloukos D,Gkantidis N. Eur J Orthod. 2016 Oct;38(5):447-58.

Adverse effects of lingual and buccal orthodontic techniques:A systematic review and meta-analysis. Ata-Ali F,Ata-Ali J,Ferrer-Molina M,Cobo T,De Carlos F,Cobo J. Am J Orthod Dentofacial Orthop. 2016 Jun;149(6):820-9.

Comparison of adverse effects between lingual and labial orthodontic treatment. Long H,Zhou Y,Pyakurel U,Liao L,Jian F,Xue J,Ye N,Yang X,Wang Y,Lai W. Angle Orthod. 2013 Nov;83(6):1066-73.

Microbiota　微生物群

The influence of orthodontic fixed appliances on the oral microbiota：a systematic review. Freitas AO，Marquezan M，Nojima Mda C，Alviano DS，Maia LC. Dental Press J Orthod. 2014 Mar-Apr；19（2）：46-55.

Polycarbonate brackets　聚碳酸酯托槽

Bisphenol-A and residual monomer leaching from orthodontic adhesive resins and polycarbonate brackets：a systematic review Kloukos D，Pandis N，Eliades T. Am J Orthod Dentofacial Orthop. 2013 Apr；143（4 Suppl）：S104-12. e1-2.

Prescriptions，torque，and tip　设计、转矩和倾斜

Treatment effects of various prescriptions and techniques for fixed orthodontic appliances：A systematic review. Mousoulea S，Papageorgiou SN，Eliades T. J Orofac Orthop. 2017 Sep；78（5）：403-414.

Clinical effects of pre-adjusted edgewise orthodontic brackets：A systematic review and meta-analysis. Papageorgiou SN，Konstantinidis I，Papadopoulou K，Jager A，Bourauel C. Eur J Orthod. 2014 Jun；36（3）：350-63.

Torque expression in stainless steel orthodontic brackets. A systematic review. Archambault A，Lacoursiere R，Badawi H，Major PW，Carey J，Flores-Mir C. Angle Orthod. 2010 Jan；80（1）：201-10.

Release of metal ions　金属离子释出

Release of metal ions from orthodontic appliances by in vitro studies：a systematic literature review. Mikulewicz M，Chojnacka K. Biol Trace Elem Res. 2011 Mar；139（3）：241-56.

Self-ligating brackets　自锁托槽

Differences between active and passive self-ligating brackets for orthodontic treatment：Systematic review and meta-analysis based on randomized clinical trials. Yang X，He Y，Chen T，Zhao M，Yan Y，Wang H，Bai D. J Orofac Orthop. 2017 Mar；78（2）：121-128.

Effects of self-ligating brackets on oral hygiene and discomfort：a systematic review and meta-analysis of randomized controlled clinical trials. Yang X，Su N，Shi Z，Xiang Z，He Y，Han X，Bai D. Int J Dent Hyg. 2017 Feb；15（1）：16-22.

Torque expression in self-ligating orthodontic brackets and conventionally ligated brackets：A systematic review. Al-Thomali Y，Mohamed RN，Basha S. J Clin Exp Dent. 2017 Jan 1；9（1）：e123-e128.

Root resorption during orthodontic treatment with self-ligating or conventional brackets：a systematic review and meta-analysis. Yi J，Li M，Li Y，Li X，Zhao Z. BMC Oral Health. 2016 Nov 21；16（1）：125.

Initial orthodontic alignment effectiveness with self-ligating and conventional appliances：a network meta-analysis in practice. Pandis N，Fleming PS，Spineli LM，Salanti. Am J Orthod Dentofacial Orthop. 2014 Apr；145（4 Suppl）：S152-63.

Are self-ligating brackets related to less formation of Streptococcus mutans colonies? A systematic review. do Nascimento LE，de Souza MM，Azevedo AR，Maia LC. Dental Press J Orthod. 2014

Jan-Feb；19（1）：60-8.

Systematic review on self-ligating vs. conventional brackets：initial pain，number of visits，treatment time. Celar A，Schedlberger M，Dorfler P，Bertl M. J Orofac Orthop. 2013 Jan；74（1）：40-51.

Systematic review of self-ligating brackets. Chen SS，Greenlee GM，Kim JE，Smith CL，Huang GJ. Am J Orthod Dentofacial Orthop. 2010 Jun；137（6）：726. e1-726. e18.

Self-ligating brackets in orthodontics. A systematic review. Fleming PS，Johal A. Angle Orthod. 2010 May；80（3）：575-84.

Frictional resistance in self-ligating orthodontic brackets and conventionally ligated brackets. A systematic review. Ehsani S，Mandich MA，El-Bialy TH，Flores-Mir C. Angle Orthod. 2009 May；79（3）：592-601.

Bruxism　夜磨牙

A systematic review of etiological and risk factors associated with bruxism. Feu D，Catharino F，Quintao CC，Almeida MA. J Orthod. 2013 Jun；40（2）：163-71.

Efficacy of botulinum toxins on bruxism：an evidence-based review. Long H，Liao Z，Wang Y，Liao L，Lai W. Int Dent J. 2012 Feb；62（1）：1-5.

Occlusal splints for treating sleep bruxism（tooth grinding）. Macedo CR，Silva AB，Machado MA，Saconato H，Prado GF. Cochrane Database Syst Rev. 2007 Oct 17；（4）：CD005514.

Stabilization splint therapy for the treatment of temporomandibular myofascial pain：A systematic review. Al-Ani Z，Gray RJ，Davies SJ，Sloan P，Glenny AM. J Dent Educ. 2005 Nov；69（11）：1242-50.

Canine impaction and transmigration　尖牙阻生和跨区异位

Canine impaction　尖牙阻生

Open versus closed surgical exposure of palatally impacted maxillary canines：comparison of the different treatment outcomes-A systematic review. Sampaziotis D，Tsolakis IA，Bitsanis E，Tsolakis AI. Eur J Orthod. 2017 May 9. doi：10. 1093/ejo/cjw077. [Epub ahead of print].

Impacted and transmigrant mandibular canines incidence，aetiology，and treatment：A systematic review. Dalessandri D，Parrini S，Rubiano R，Gallone D，Migliorati M. Eur J Orthod. 2017 Apr 1；39（2）：161-169.

Periodontal status after surgical-orthodontic treatment of labially impacted canines with different surgical techniques：A systematic review. Incerti-Parenti S，Checchi V，Ippolito DR，Gracco A，Alessandri-Bonetti G. Am J Orthod Dentofacial Orthop. 2016 Apr；149（4）：463-72.

A systematic review of the interceptive treatment of palatally displaced maxillary canines. Naoumova J，Kurol J，Kjellberg H. Eur J Orthod. 2011 Apr；33（2）：143-9.

Canine transmigration　尖牙跨区异位

Impacted and transmigrant mandibular canines incidence，aetiology，and treatment：A systematic review. Dalessandri D, Parrini S, Rubiano R, Gallone D, Migliorati M. Eur J Orthod. 2017 Apr 1; 39(2):161-169.

Mandibular Canine Transmigration: Report of Three Cases and Literature Review. Bhullar MK, Aggarwal I, Verma R, Uppal AS. J Int Soc Prev Community Dent. 2017 Jan-Feb; 7(1):8-4.

Caries 龋病

也可见"White spot lesions 白垩斑"

Effects of hlorhexidine varnish on caries during orthodontic treatment: a systematic review and meta-analysis. Okada EM, Ribeiro LN, Stuani MB, Borsatto MC, Fidalgo TK, Paula-Silva FW, KuchlerEC. Braz Oral Res. 2016 Nov 28; 30(1):e115.

The antimicrobial effect of chlorhexidine varnish on mutans streptococci in patients with fixed orthodontic appliances: a systematic review of clinical efficacy. Tang X, Sensat ML, Stoltenberg JL. Int J Dent Hyg. 2016 Feb; 14(1):53-61.

Enamel roughness and incidence of caries after interproximal enamel reduction: a systematic review. Koretsi V, Chatzigianni A, Sidiropoulou S. Orthod Craniofac Res. 2014 Feb; 17(1):1-13.

Long-term remineralizing effect of casein phosphopeptide-amorphous calcium phosphate (CPP-ACP) on early caries lesions in vivo: a systematic review. Li J, Xie X, Wang Y, Yin W, Antoun JS, Farella M, Mei L. J Dent. 2014 Jul; 42(7):769-77.

Fluorides for the prevention of early tooth decay (demineralised white lesions) during fixed brace treatment. Benson PE, Parkin N, Dyer F, Millett DT, Furness S, Germain P. Cochrane Database Syst Rev. 2013 Dec 12; (12):CD003809.

Dental crowding as a caries risk factor: a systematic review. Hafez HS, Shaarawy SM, Al-Sakiti AA, Mostafa YA. Am J Orthod Dentofacial Orthop. 2012 Oct; 142(4):443-50.

Caries-inhibiting effect of preventive measures during orthodontic treatment with fixed appliances. a systematic review. Derks A, Katsaros C, Frencken JE, Van't Hof MA, Kuijpers-Jagtman AM. Caries Res 2004; 38(5):413-20.

CBCT

见"Diagnostic records 诊断记录"

Cephalometry 头影测量学

见"Diagnostic records 诊断记录"

Chin cup 颏兜

见"Class Ⅲ 安氏Ⅲ类"和"Functional and orthopedic appliances 功能和矫形装置"

Class Ⅱ 安氏Ⅱ类

Early treatment 早期治疗

Early orthodontic treatment for Class Ⅱ malocclusion reduces the chance of incisal trauma: Results of a Cochrane systematic review. Thiruvenkatachari B, Harrison J, Worthington H, O'Brien K. Am J Orthod Dentofacial Orthop. 2015 Jul;148(1):47-59.

Orthodontic treatment for prominent upper front teeth (Class Ⅱ malocclusion) in children. Thiruvenkatachari B, Harrison JE, Worthington HV, O'Brien KD. Cochrane Database Syst Rev. 2013 Nov 13;(11):CD003452.

Orthodontic treatment for prominent upper front teeth in children. More recent review. Harrison JE, O'Brien KD, Worthington HV. Cochrane Database Syst Rev. 2007 Jul 18;(3):CD003452.

Elastics 橡皮圈

Correction of Class Ⅱ malocclusion with Class Ⅱ elastics: A systematic review. Janson G, Sathler R, Fernandes TM, Branco NC, Freitas MR. Am J Orthod Dentofacial Orthop. 2013 Mar;143(3): 383-92.

Extraction 拔牙

Changes in apical base sagittal relationship in Class Ⅱ malocclusion treatment with and without premolar extractions: A systematic review and meta-analysis. Janson G, Aliaga-Del Castillo A, Niederberger A. Angle Orthod. 2017 Mar;87(2):338-355.

Soft-tissue changes in Class Ⅱ malocclusion patients treated with extractions: A systematic review. Janson G, Mendes LM, Junqueira CH, Garib DG. Eur J Orthod. 2016 Dec;38(6): 631-637.

Functional appliances 功能矫治器

Changes in airway dimensions following functional appliances in growing patients with skeletal class Ⅱ malocclusion: A systematic review and meta-analysis. Xiang M, Hu B, Liu Y, Sun J, Song J. Int J Pediatr Otorhinolaryngol. 2017 Jun;97:170-180.

Effect of functional appliances on the airway dimensions in patients with skeletal class Ⅱ malocclusion: A systematic review. Kannan A, Sathyanarayana HP, Padmanabhan S. J Orthod Sci. 2017 Apr-Jun;6(2):54-64.

A comparison of the efficacy of fixed versus removable functional appliances in children with Class Ⅱ malocclusion: A systematic review. Pacha MM, Fleming PS, Johal A. Eur J Orthod. 2016 Dec; 38(6):621-630.

Can the use of skeletal anchors in conjunction with fixed functional appliances promote skeletal changes? A systematic review and meta-analysis. Elkordy SA, Aboelnaga AA, Fayed MM, AboulFotouh MH, Abouelezz AM. Eur J Orthod. 2016 Oct;38(5):532-45.

The effectiveness of the Herbst appliance for patients with Class Ⅱ malocclusion: A meta-analysis. Yang X, Zhu Y, Long H, Zhou Y, Jian F, Ye N, Gao M, Lai W. Eur J Orthod. 2016 Jun;38 (3):324-33.

Effectiveness of orthodontic treatment with functional appliances on maxillary growth in the short term：A systematic review and meta-analysis. Nucera R，Lo Giudice A，Rustico L，Matarese G，Papadopoulos MA，Cordasco G. Am J Orthod Dentofacial Orthop. 2016 May；149（5）：600-611. e3.

Treatment effects of fixed functional appliances in patients with Class Ⅱ malocclusion：A systematic review and meta-analysis. Zymperdikas VF，Koretsi V，Papageorgiou SN，Papadopoulos MA. Eur J Orthod. 2016 Apr；38（2）：113-26.

Fixed functional appliances show definite skeletal and dental changes in the short term. McGuinness N. Eur J Orthod. 2016 Apr；38（2）：127-8.

Stability of Class Ⅱ fixed functional appliance therapy-A systematic review and meta-analysis. Bock NC，von Bremen J，Ruf S. Eur J Orthod. 2016 Apr；38（2）：129-39.

Class Ⅱ functional orthopaedic treatment：A systematic review of systematic reviews. D'Anto V，Bucci R，Franchi L，Rongo R，Michelotti A，Martina R. J Oral Rehabil. 2015 Aug；42（8）：624-42.

Treatment effects of removable functional appliances in patients with Class Ⅱ malocclusion：A systematic review and meta-analysis. Koretsi V，Zymperdikas VF，Papageorgiou SN，Papadopoulos MA. Eur J Orthod. 2015 Aug；37（4）：418-34.

Meta-analysis on the mandibular dimensions effects of the MARA appliance in patients with Class Ⅱ malocclusions. Al-Jewair TS. Angle Orthod. 2015 Jul；85（4）：706-14.

Meta-analysis of skeletal mandibular changes during Frankel appliance treatment. Perillo L，Cannavale R，Ferro F，Franchi L，Masucci C，Chiodini P，Baccetti T. Eur J Orthod. 2011 Feb；33（1）：84-92.

Effectiveness of orthodontic treatment with functional appliances on mandibular growth in the short term. Marsico E，Gatto E，Burrascano M，Matarese G，Cordasco G. Am J Orthod Dentofacial Orthop. 2011 Jan；139（1）：24-36.

Skeletal and dental changes in Class Ⅱ division 1 malocclusions treated with splint-type Herbst appliances. A systematic review. Flores-Mir C，Ayeh A，Goswani A，Charkhandeh S. Angle Orthod. 2007 Mar；77（2）：376-81.

A systematic review of cephalometric facial soft tissue changes with the Activator and Bionator appliances in Class Ⅱ division 1 subjects. Flores-Mir C，Major PW. Eur J Orthod. 2006 Dec；28（6）：586-93.

Mandibular changes produced by functional appliances in Class Ⅱ malocclusion：A systematic review. Cozza P，Baccetti T，Franchi L，De Toffol L，McNamara JA Jr. Am J Orthod Dentofacial Orthop. 2006 May；129（5）：599. e1-12.

Analysis of efficacy of functional appliances on mandibular growth. Chen JY，Will LA，Niederman R. Am J Orthod Dentofacial Orthop 2002；122（5）：470-6.

Headgear 头帽

Effectiveness of early orthopaedic treatment with headgear：A systematic review and meta-analysis. Papageorgiou SN, Kutschera E, Memmert S, Golz L, Jager A, Bourauel C, Eliades T. Eur J Orthod. 2017 Apr 1;39(2):176-187.

Effects of cervical headgear appliance: A systematic review. Henriques FP, Janson G, Henriques JF, Pupulim DC. Dental Press J Orthod. 2015 Jul-Aug;20(4):76-81.

Class Ⅱ malocclusion treatment using high-pull headgear with a splint: A systematic review. Jacob HB, Buschang PH, dos Santos-Pinto A. Dental Press J Orthod. 2013 Mar 15;18(2):21. e1-7.

Comparison of anchorage capacity between implant and headgear during anterior segment retraction. Li F, Hu HK, Chen JW, Liu ZP, Li GF, He SS, Zou SJ, Ye QS. Angle Orthod. 2011 Sep;81(5):915-22.

Orthognathic surgery　正颌手术

Effects of mandibular advancement surgery on the temporomandibular joint and muscular and articular adaptive changes--a systematic review. Bermell-Baviera A, Bellot-Arcis C, Montiel-Company JM, Almerich-Silla JM. Int J Oral Maxillofac Surg. 2016 May;45(5):545-52.

Stability　稳定性

Predictive factors of sagittal stability after treatment of Class Ⅱ malocclusions. Maniewicz Wins S, Antonarakis GS, Kiliaridis S. Angle Orthod. 2016 Nov;86(6):1033-1041.

Stability of Class Ⅱ fixed functional appliance therapy-A systematic review and meta-analysis. Bock NC, von Bremen J, Ruf S. Eur J Orthod. 2016 Apr;38(2):129-39.

Temporary anchorage devices(TADs)　临时支抗装置(TADs)

Comparison of the effects of mini-implant and traditional anchorage on patients with maxillary dentoalveolar protrusion. Xu Y, Xie J. Angle Orthod. 2017 Mar;87(2):320-327.

Can the use of skeletal anchors in conjunction with fixed functional appliances promote skeletal changes? A systematic review and meta-analysis. Elkordy SA, Aboelnaga AA, Fayed MM, AboulFotouh MH, Abouelezz AM. Eur J Orthod. 2016 Oct;38(5):532-45.

Are orthodontic distalizers reinforced with the temporary skeletal anchorage devices effective? Fudalej P, Antoszewska J. Am J Orthod Dentofacial Orthop. 2011 Jun;139(6):722-9.

Intraoraldistalizer effects with conventional and skeletal anchorage: a meta-analysis. Grec RH, Janson G, Branco NC, Moura-Grec PG, Patel MP, Castanha Henriques JF. Am J Orthod Dentofacial Orthop. 2013 May;143(5):602-15.

Comparison of anchorage capacity between implant and headgear during anterior segment retraction. Li F, Hu HK, Chen JW, Liu ZP, Li GF, He SS, Zou SJ, Ye QS. Angle Orthod. 2011 Sep;81(5):915-22.

Class Ⅲ　安氏Ⅲ类

Alternating rapid maxillary expansion and constriction(ALT RAMEC)　上颌交替式快速扩缩(ALT RAMEC)

Is alternate rapid maxillary expansion and constriction an effective protocol in the treatment of Class Ⅲ malocclusion? A systematic review. Pithon MM, Santos NL, Santos CR, Baiao FC, Pinheiro

MC，Matos M Neto，Souza IA，Paula RP. Dental Press J Orthod. 2016 Nov-Dec；21（6）：34-42.

Early treatment　早期治疗

Early orthodontic treatment for Class Ⅲ malocclusion：A systematic review and meta-analysis. Woon SC，Thiruvenkatachari B. Am J Orthod Dentofacial Orthop. 2017 Jan；151（1）：28-52.

Functional and orthopedic appliances　"功能和矫形装置"

Skeletal and dental effects of Class Ⅲ orthopaedic treatment：A systematic review and meta-analysis. Rongo R，D'Antò V，Bucci R，Polito I，Martina R，Michelotti A. J Oral Rehabil. 2017 Jul；44（7）：545-562.

The effect of chin-cup therapy in Class Ⅲ malocclusion：a systematic review. Mousoulea S，Tsolakis I，Ferdianakis E，Tsolakis AI. Open Dent J. 2016 Dec 9；10：664-679.

Is alternate rapid maxillary expansion and constriction an effective protocol in the treatment of Class Ⅲ malocclusion？A systematicreview. Pithon MM，Santos NL，Santos CR，Baiao FC，Pinheiro MC，Matos M Neto，Souza IA，Paula RP. Dental Press J Orthod. 2016 Nov-Dec；21（6）：34-42.

Methodological quality and outcome of systematic reviews reporting on orthopaedic treatment for class Ⅲ malocclusion：Overview of systematic reviews. Jamilian A，Cannavale R，Piancino MG，Eslami S，Perillo L. J Orthod. 2016 Jun；43（2）：102-20.

Effectiveness of maxillary protraction using facemask with or without maxillary expansion：asystematic review and meta-analysis. Foersch M，Jacobs C，Wriedt S，Hechtner M，Wehrbein H. Clin Oral Investig. 2015 Jul；19（6）：1181-92.

Clinical effectiveness of chin cup treatment for the management of Class Ⅲ malocclusion in pre-pubertal patients：a systematic review and meta-analysis. Chatzoudi MI，Ioannidou-Marathiotou I，Papadopoulos MA. Prog Orthod. 2014 Dec 2；15：62.

Treatment effectiveness of Frankel function regulator on the Class Ⅲ malocclusion：a systematic review and meta-analysis. Yang X，Li C，Bai D，Su N，Chen T，Xu Y，Han X. Am J Orthod Dentofacial Orthop. 2014 Aug；146（2）：143-54.

Efficacy of orthopedic treatment with protraction facemask on skeletal Class Ⅲ malocclusion：a systematic review and meta-analysis. Cordasco G，Matarese G，Rustico L，Fastuca S，Caprioglio A，Lindauer SJ，Nucera R. Orthod Craniofac Res. 2014 Aug；17（3）：133-43.

Orthodontic treatment for prominent lower front teeth（Class Ⅲ malocclusion）in children. Watkinson S，Harrison JE，Furness S，Worthington HV. Cochrane Database Syst Rev. 2013 Sep 30；（9）：CD003451.

Orthopedic treatment outcomes in Class Ⅲ malocclusion. A systematic review. Toffol LD，Pavoni C，Baccetti T，Franchi L，Cozza P. Angle Orthod. 2008 May；78（3）：561-73.

Skeletal and dental effects of maxillary protraction in patients with angle class Ⅲ malocclusion：A meta-analysis. Jager A，Braumann B，Kim C，Wahner S. J Orofac Orthop 2001；62（4）：275-84.

The effectiveness of protraction face mask therapy：A meta-analysis. Kim JH，Viana MA，Graber TM，Omerza FF，BeGole EA. Am J Orthod Dentofacial Orthop 1999；115（6）：675-85.

Orthognathic surgery　正颌手术

Relation between soft tissue and skeletal changes after mandibular setback surgery：A systematic review and meta-analysis. Kaklamanos EG, Kolokitha OE. J Craniomaxillofac Surg. 2016 Apr; 44（4）:427-35.

Soft tissue profile changes after bilateral sagittal split osteotomy for mandibular setback: A systematic review. Joss CU, Joss-Vassalli IM, Berge SJ, Kuijpers-Jagtman AM. J Oral Maxillofac Surg. 2010 Nov; 68（11）:2792-801.

Stability　稳定性

Stability factors after double-jaw surgery in Class Ⅲ malocclusion. A systematic review. Mucedero M, Coviello A, Baccetti T, Franchi L, Cozza P. Angle Orthod. 2008 Nov; 78（6）:1141-52.

Temporary anchorage devices（TADs）　临时支抗装置（TADs）

Bone-and dentoalveolar-anchored dentofacial orthopedics for Class Ⅲ malocclusion: new approaches, similar objectives? a systematic review. Morales-Fernandez M, Iglesias-Linares A, Yanez-Vico RM, Mendoza-Mendoza A, Solano-Reina E. Angle Orthod. 2013 May; 83（3）:540-52.

Effectiveness of interceptive treatment of class Ⅲ malocclusions with skeletal anchorage: A systematic review and meta-analysis. Rodríguez de Guzmán-Barrera J, Sáez Martínez C, Boronat-Catalá M, Montiel-Company. JM, Paredes-Gallardo V, Gandía-Franco JL, Almerich-Silla JM, Bellot-Arcís C. PLoS One. 2017 Mar 22; 12（3）:e0173875.

Effectiveness of TAD-anchored maxillary protraction in late mixed dentition. Feng X, Li J, Li Y, Zhao Z, Zhao S, Wang J. Angle Orthod. 2012 Nov; 82（6）:1107-14.

Treatment timing　治疗时机

Orthodontic treatment for prominent lower front teeth（Class Ⅲ malocclusion）in children. Watkinson S, Harrison JE, Furness S, Worthington HV. Cochrane Database Syst Rev. 2013 Sep 30;（9）:CD003451.

Treatments for adults with prominent lower front teeth. Minami-Sugaya H, Lentini-Oliveira DA, Carvalho FR, Machado MA, Marzola C, Saconato H, Prado GF. Cochrane Database Syst Rev. 2012 May 16;（5）:CD006963.

Prediction of the outcome of orthodontic treatment of Class Ⅲ malocclusions--A systematic review. Fudalej P, Dragan M, Wedrychowska-Szulc B. Eur J Orthod. 2011 Apr; 33（2）:190-7.

Clear aligners　隐形无托槽矫治器

Efficiency, effectiveness and treatment stability of clearaligners: A systematic review and meta-analysis. Zheng M, Liu R, Ni Z, Yu Z. Orthod Craniofac Res. 2017 Aug; 20（3）:127-133.

Periodontal health during clearaligners treatment: A systematic review. Rossini G, Parrini S, Castroflorio T, Deregibus A, Debernardi CL. Eur J Orthod. 2015 Oct; 37（5）:539-43.

Efficacy of clear aligners in controlling orthodontic tooth movement: A systematic review. Rossini G, Parrini S, Castroflorio T, Deregibus A, Debernardi CL. Angle Orthod. 2015 Sep; 85（5）:881-9.

The treatment effects of Invisalign orthodontic aligners: A systematic review. Lagravere MO, Flores-Mir C. J Am Dent Assoc. 2005 Dec; 136（12）:1724-9.

Cleft lip and palate　唇腭裂

Arch dimension　牙弓尺寸

Effects of labial adhesion on maxillary arch dimensions and nasolabial esthetics in cleft lip and palate：A systematic review. Thierens L，Brusselaers N，De Roo N，De Pauw G. Oral Dis. 2017 Oct；23（7）：889-896.

Is cleft severity related to maxillary growth in patients with unilateral cleft lip and palate? Chiu YT，Liao YF. Cleft Palate Craniofac J. 2012 Sep；49（5）：535-40.

Distraction osteogenesis　牵张成骨术

Maxillary distraction osteogenesis versus orthognathic surgery for cleft lip and palate patients. Kloukos D，Fudalej P，Sequeira-Byron P，Katsaros C. Cochrane Database Syst Rev. 2016 Sep 30；（9）：CD010403.

Distraction osteogenesis in the management of severe maxillary hypoplasia in cleft lip and palate patients. Scolozzi，P. J Craniofac Surg. 2008 Sep；19（5）：1199-214.

Genetics　遗传学

Genome-wide meta-analyses of nonsyndromic orofacial clefts identify novel associations between FOXE1 and all orofacial clefts，and TP63 and cleft lip with or without cleft palate. Leslie EJ，Carlson JC，Shaffer JR，Butali A，Buxó CJ，Castilla EE，Christensen K，Deleyiannis FW，Leigh Field L，Hecht JT，Moreno L，Orioli IM，Padilla C，Vieira AR，Wehby GL，Feingold E，Weinberg SM，Murray JC，Beaty TH，Marazita ML. Hum Genet. 2017 Mar；136（3）：275-286.

Association between polymorphism of TGFA Taq I and cleft lip and/or palate：A meta-analysis. Feng C，Zhang E，Duan W，Xu Z，Zhang Y，Lu L. BMC Oral Health. 2014 Jul 11；14：88.

Imaging　影像

Three-dimensional imaging methods for quantitative analysis of facial soft tissues and skeletal morphology in patients with orofacial clefts：A systematic review. Kuijpers MA，Chiu YT，Nada RM，Carels CE，Fudalej PS. PLoS One. 2014 Apr 7；9（4）：e93442.

Quality of life　生活质量

Oral health-related quality of life in non-syndromic cleft lip and/or palate patients：A systematic review. Antonarakis GS，Patel RN，Tompson B. Community Dent Health. 2013 Sep；30（3）：189-95.

Tooth agenesis and anomalies　牙齿发育不全与异常

Mesiodistal tooth size in non-syndromic unilateral cleft lip and palate patients：A meta-analysis. Antonarakis GS，Tsiouli K，Christou P. Clin Oral Investig. 2013 Mar；17（2）：365-77.

Prevalence of dental anomalies innonsyndromic individuals with cleft lip and palate：A systematic review and meta-analysis. Tannure PN，Oliveira CA，Maia LC，Vieira AR，Granjeiro JM，Costa Mde C. Cleft Palate Craniofac J. 2012 Mar；49（2）：194-20.

Treatment outcome　治疗结果

Predictive validity of the GOSLON Yardstick index in patients with unilateral cleft lip and palate：A systematic review. Buj-Acosta C, Paredes-Gallardo V, Montiel-Company JM, Albaladejo A, Bellot-Arcís C. PLoS One. 2017 Jun 1;12(6):e0178497.

A scoping review of outcomes related to orthodontic treatment measured in cleft lip and palate. Tsichlaki A, O'Brien K, Johal A, Fleming PS. Orthod Craniofac Res. 2017 May;20 (2):55-64.

Effectiveness of pre-surgical infant orthopedic treatment for cleft lip and palate patients: A systematic review and meta-analysis. Papadopoulos MA, Koumpridou EN, Vakalis ML, Papageorgiou SN. Orthod Craniofac Res. 2012 Nov;15(4):207-36.

Long-term effects of presurgical infant orthopedics in patients with cleft lip and palate: A systematic review. Uzel A, Alparslan ZN. Cleft Palate Craniofac J. 2011 Sep;48(5):587-95.

Impact of primary palatoplasty on themaxillomandibular sagittal relationship in patients with unilateral cleft lip and palate: A systematic review and meta-analysis. Bichara LM, Araujo RC, Flores-Mir C, Normando D. Int J Oral Maxillofac Surg. 2015 Jan;44(1):50-6.

Treatment outcome in unilateral cleft lip and palate evaluated with the GOSLON yardstick: A meta-analysis of 1236 patients. Nollet PJ, Katsaros C, Van't Hof MA, Kuijpers-Jagtman AM. Plast Reconstr Surg. 2005 Oct;116(5):1255-62.

Compliance 依从性

Compliance with removable orthodontic appliances and adjuncts: A systematic review and meta-analysis. Al-Moghrabi D, Salazar FC, Pandis N, Fleming PS. Am J Orthod Dentofacial Orthop. 2017 Jul;152(1):17-32.

A systematic review of randomized controlled trials of interventions to improve adherence among orthodontic patients aged 12 to 18. Aljabaa A, McDonald F, Newton JT. Angle Orthod. 2015 Mar;85(2):305-13.

Factors affecting children's adherence to regular dental attendance: A systematic review. Badri P, Saltaji H, Flores-Mir C, Amin M. J Am Dent Assoc. 2014 Aug;145(8):817-28.

Non-compliance maxillary molar distalizing appliances: an overview of the last decade. Fontana M, Cozzani M, Caprioglio A. Prog Orthod. 2012 Sep;13(2):173-84.

Cone beam computed tomography(CBCT) 锥形束 CT(CBCT)

见"Diagnostic records 诊断记录"

Continuous positive airway pressure (CPAP) 持续正压通气(CPAP)

见"Obstructive sleep apnea 阻塞性睡眠呼吸暂停"

Corticotomy　骨皮质切开术

见"Accelerated tooth movement 加速牙移动"

Coronectomy　智齿冠切术

Coronectomy vs. total removal for third molar extraction：A systematic review. Long H，Zhou Y，Liao L，Pyakurel U，Wang Y，Lai W. J Dent Res. 2012 Jul；91（7）：659-65.

Crossbites（anterior）　反𬌗（前牙）

见"Class Ⅲ　安氏Ⅲ类"

Crossbites（posterior）　反𬌗（后牙）

Alternating rapid maxillary expansion and constriction（ALT RAMEC）　上颌交替式快速扩缩（ALT RAMEC）

Is alternate rapid maxillary expansion and constriction an effective protocol in the treatment of Class Ⅲ malocclusion？ A systematic review. Pithon MM，Santos NL，Santos CR，Baiao FC，Pinheiro MC，Matos M Neto，Souza IA，Paula RP. Dental Press J Orthod. 2016 Nov-Dec；21（6）：34-42.

Diagnostic methods　诊断方法

Diagnostic methods for assessing maxillary skeletal and dental transverse deficiencies：A systematic review. Sawchuk D，Currie K，Vich ML，Palomo JM，Flores-Mir C. Korean J Orthod. 2016 Sep；46（5）：331-42.

Early treatment　早期治疗

Functional changes after early treatment of unilateral posterior cross-bite associated with mandibular shift：A systematic review. Tsanidis N，Antonarakis GS，Kiliaridis S. J Oral Rehabil. 2016 Jan；43（1）：59-68.

Early correction of anterior crossbites：A systematic review. Borrie F，Bearn D. J Orthod. 2011 Sep；38（3）：175-84.

Effect of expansion on other structures　扩弓对其他结构的影响

Volumetric upper airway changes after rapid maxillary expansion：A systematic review and meta-analysis. Buck LM，Dalci O，Darendeliler MA，Papageorgiou SN，Papadopoulou AK. Eur J Orthod. 2017 Oct 1；39（5）：463-473.

Association between posterior crossbite，skeletal，and muscle asymmetry：a systematic review. Iodice G，Danzi G，Cimino R，Paduano S，Michelotti A. Eur J Orthod. 2016 Dec；38（6）：638-651.

Effect of surgically assisted rapid maxillary expansion on upper airway volume：a systematic review. Buck LM，Dalci O，Darendeliler MA，Papadopoulou AK. J Oral Maxillofac Surg. 2016

May;74(5):1025-43.

Effects of rapid maxillary expansion on the midpalatal suture:A systematic review. Liu S,Xu T, Zou W. Eur J Orthod. 2015 Dec;37(6):651-5.

Effect of non-surgical maxillary expansion on the nasal septum deviation:A systematic review. Aziz T,Ansari K,Lagravere MO,Major MP,Flores-Mir C. Prog Orthod. 2015;16:15.

Association between posterior crossbite,masticatory muscle pain,and disc displacement:a systematic review. Iodice G,Danzi G,Cimino R,Paduano S,Michelotti A. Eur J Orthod. 2013 Dec;35 (6):737-44.

Does rapid maxillary expansion have long-term effects on airway dimensions and breathing? Baratieri C,Alves M Jr,de Souza MM,de Souza Araujo MT,Maia LC. Am J Orthod Dentofacial Orthop. 2011 Aug;140(2):146-56.

Effectiveness and treatment outcomes　有效性及治疗结果

Do differentmaxillary expansion appliances influence the outcomes of the treatment? Algharbi M, Bazargani F,Dimberg L. Eur J Orthod. 2017 doi:10.1093/ejo/cjx035. [Epub ahead of print].

Dental and skeletal effects of palatal expansion techniques:a systematic reviewof the current evidence from systematic reviews and meta-analyses. Bucci R,D'Anto V,Rongo R,Valletta R, Martina R,Michelotti A. J Oral Rehabil. 2016 Jul;43(7):543-64.

Rapid maxillary expansion effects in Class II malocclusion:a systematic review. Feres MF,Raza H, Alhadlaq A,El-Bialy T. Angle Orthod. 2015 Nov;85(6):1070-9.

Orthodontic treatment for posterior Crossbites. Agostino P,Ugolini A,Signori A,Silvestrini-Biavati A,Harrison JE,Riley P. Cochrane Database Syst Rev. 2014 Aug 8;(8):CD000979.

The effectiveness of non-surgical maxillary expansion:a meta-analysis. Zhou Y,Long H,Ye N,Xue J,Yang X,Liao L,Lai W. Eur J Orthod. 2014 Apr;36(2):233-42.

Meta-analysis of immediate changes with rapid maxillary expansion treatment. Lagravere MO,Heo G,Major PW,Flores-Mir C. J Am Dent Assoc. 2006 Jan;137(1):44-53.

Long-term skeletal changes with rapid maxillary expansion:a systematic review. Lagravere MO, Major PW,Flores-Mir C. Angle Orthod. 2005 Nov;75(6):1046-52.

Long-term dental arch changes after rapid maxillary expansion treatment:a systematic review. Lagravere MO,Major PW,Flores-Mir C. Angle Orthod. 2005 Mar;75(2):155-61.

Skeletal and dental changes with fixed slow maxillary expansion treatment:a systematic review. Lagravere MO,Major PW,Flores-Mir C. J Am Dent Assoc. 2005 Feb;136(2):194-9.

Maxillary expansion:a meta analysis. Schiffman PH,Tuncay OC. Clin Orthod Res 2001;4(2):86-96.

Retention　保持

Retention period after treatment of posterior crossbite with maxillary expansion:a systematic review. Costa JG,Galindo TM,Mattos CT,Cury-Saramago AA. Dental Press J Orthod. 2017 Mar-Apr;22(2):35-44.

Stability　稳定性

Transverse Expansion and Stability after Segmental Le Fort I Osteotomy versus Surgically Assisted

Rapid Maxillary Expansion:a systematic Review. Starch-Jensen T, Blaehr TL. J Oral Maxillofac Res. 2016 Dec 28;7(4):e1.

Surgically assisted maxillary expansion　手术辅助上颌扩弓

Following Surgically Assisted Rapid Palatal Expansion, Do Tooth-Borne or Bone-Borne Appliances Provide More Skeletal Expansion and Dental Expansion? Hamedi-Sangsari A, Chinipardaz Z, Carrasco L. J Oral Maxillofac Surg. 2017 Oct;75(10):2211-2222.

Surgically Assisted Rapid Palatomaxillary Expansion with or Without Pterygomaxillary Disjunction: a systematic Review and Meta-Analysis. Hamedi Sangsari A, Sadr-Eshkevari P, Al-Dam A, Friedrich RE, Freymiller E, Rashad A. J Oral Maxillofac Surg. 2016 Feb;74(2):338-48.

Long-term dental and skeletal changes in patients submitted to surgically assisted rapid maxillary expansion: a meta-analysis. Vilani GN, Mattos CT, de Oliveira Ruellas AC, Maia LC. Oral Surg Oral Med Oral Pathol Oral Radiol. 2012 Dec;114(6):689-97.

A systematic review of the effects of bone-borne surgical assisted rapid maxillary expansion. Verstraaten J, Kuijpers-Jagtman AM, Mommaerts MY, Berg SJ, Nada RM, Schols JG. J Craniomaxillofac Surg. 2010 Apr;38(3):166-74.

Crowding　拥挤

Early vs late orthodontic treatment of tooth crowding by first premolar extraction: a systematic review. Lopes Filho H, Maia LH, Lau TC, de Souza MM, Maia LC. Angle Orthod. 2015 May;85(3):510-7.

The role of mandibular third molars on lower anterior teeth crowding and relapse after orthodontic treatment: a systematic review. Zawawi KH, Melis M ScientificWorldJournal. 2014; 2014:615429.

Is there justification for prophylactic extraction of third molars? a systematic review. Costa MG, Pazzini CA, Pantuzo MC, Jorge ML, Marques LS. Braz Oral Res. 2013 Mar-Apr;27(2):183-8.

Dental crowding as a caries risk factor: a systematic review. Hafez HS, Shaarawy SM, Al-Sakiti AA, Mostafa YA. Am J Orthod Dentofacial Orthop. 2012 Oct;142(4):443-50.

Dental arch space changes following premature loss of primary first molars: a systematic review. Tunison W, Flores-Mir C, ElBadrawy H, Nassar U, El-Bialy T. Pediatr Dent. 2008 Jul-Aug;30(4):297-302.

Curing lights　固化灯

见"Adhesives and bonding agents 粘接和粘接剂"

Deep bite　深覆𬌗

Stability of deep-bite correction: A systematic review. Huang GJ, Bates SB, Ehlert AA, Whiting DP,

Chen SS, Bollen AM. J World Fed Orthod. 2012 Sep 1;1(3):e89-e86.

Orthodontic treatment for deep bite and retroclined upper front teeth in children. Millett DT, Cunningham SJ, O'Brien KD, Benson P, Williams A, de Oliveira CM. Cochrane Database Syst Rev. 2006 Oct 18;(4):CD005972.

Demineralization 脱矿

见"Caries and White spot lesions 龋病和白垩斑"

Dental trauma 牙外伤

Clinical factors and socio-demographic characteristics associated with dental trauma in children: a systematic review and meta-analysis. Correa-Faria P, Martins CC, Bonecker M, Paiva SM, Ramos-Jorge ML, Pordeus IA. Dent Traumatol. 2016 Oct;32(5):367-78.

Early orthodontic treatment for Class Ⅱ malocclusion reduces the chance of incisal trauma: Results of a Cochrane systematic review. Thiruvenkatachari B, Harrison J, Worthington H, O'Brien K. Am J Orthod Dentofacial Orthop. 2015 Jul;148(1):47-59.

Over two hundred million injuries to anterior teeth attributable to large overjet: a meta-analysis. Petti S. Dent Traumatol. 2015 Feb;31(1):1-8.

Emergency orthodontic treatment after the traumatic intrusive luxation of maxillary incisors. Chaushu S, Shapira J, Heling I, Becker A. Am J Orthod Dentofacial Orthop 2004;126(2):162-72.

A systematic review of the relationship between overjet size and traumatic dental injuries. Nguyen QV, Bezemer PD, Habets L, Prahl-Andersen B. Eur J Orthod 1999;21(5):503-15.

Diagnostic records 诊断记录

CBCT

Reliability of upper pharyngealairway assessment using dental CBCT: a systematic review. Zimmerman JN, Lee J, Pliska BT. Eur J Orthod. 2017 Oct 1;39(5):489-496.

Effect of Head and Tongue Posture on the Pharyngeal Airway Dimensions and Morphology in Three-Dimensional Imaging: A Systematic Review. Gurani SF, Di Carlo G, Cattaneo PM, Thorn JJ, Pinholt EM. J Oral Maxillofac Res. 2016 Mar 31;7(1):e1.

Reliability and reproducibility of three-dimensional cephalometric landmarks using CBCT: a systematic review. Lisboa Cde O, Masterson D, da Motta AF, Motta AT. J Appl Oral Sci. 2015 Mar-Apr;23(2):112-9.

Three-dimensional cephalometric analysis in orthodontics: a systematic review. Pittayapat P, Limchaichana-Bolstad N, Willems G, Jacobs R. Orthod Craniofac Res. 2014 May;17(2):69-91.

Three-dimensional imaging methods for quantitative analysis of facial soft tissues and skeletal morphology in patients with orofacial clefts: a systematic review. Kuijpers MA, Chiu YT, Nada RM, Carels CE, Fudalej PS. PLoS One. 2014 Apr 7;9(4):e93442.

CBCT assessment of upper airway changes and treatment outcomes of obstructive sleep apnoea: a systematic review. Alsufyani NA, Al-Saleh MA, Major PW. Sleep Breath. 2013 Sep;17(3): 911-23.

Evidence supporting the use of cone-beam computed tomography in orthodontics. van Vlijmen OJ, Kuijpers MA, Berge SJ, Schols JG, Maal TJ, Breuning H, Kuijpers-Jagtman AM. J Am Dent Assoc. 2012 Mar;143(3):241-52.

Digital three-dimensional image fusion processes for planning and evaluating orthodontics and orthognathic surgery. A systematic review. Plooij JM, Maal TJ, Haers P, Borstlap WA, Kuijpers-Jagtman AM, Berge SJ. Int J Oral Maxillofac Surg. 2011 Apr;40(4):341-52.

Cephalometry(2D) 头影测量

Validity of 2D lateral cephalometry in orthodontics: a systematic review. Durao AR, Pittayapat P, Rockenbach MI, Olszewski R, Ng S, Ferreira AP, Jacobs R. Prog Orthod. 2013 Sep 20;14:31.

Landmark identification error in posteroanterior cephalometric radiography. A systematic review. Leonardi R, Annunziata A, Caltabiano M. Angle Orthod. 2008 Jul;78(4):761-5.

Digital models 数字化模型

Accuracy and reproducibility of dental measurements on tomographic digital models: a systematic review and meta-analysis. Ferreira JB, Christovam IO, Alencar DS, da Motta AFJ, Mattos CT, Cury-Saramago A. Dentomaxillofac Radiol. 2017 Apr 26:20160455.

Diagnostic accuracy and measurement sensitivity of digital models for orthodontic purposes: A systematic review. Rossini G, Parrini S, Castroflorio T, Deregibus A, Debernardi CL. Am J Orthod Dentofacial Orthop. 2016Feb;149(2):161-70.

Variation of orthodontic treatment decision-making based on dental model type: A systematic review. Pacheco-Pereira C, DeLuca Canto G, Major PW, Flores-Mir C. Angle Orthod. 2015 May; 85(3):501-9.

Growth prediction 生长预测

Methods to quantify soft tissue-based cranial growth and treatment outcomes in children: a systematic review. Brons S, van Beusichem ME, Bronkhorst EM, Draaisma JM, Berge SJ, Schols JG, Kuijpers-Jagtman AM. PLoS One. 2014Feb 27;9(2):e89602.

The diagnostic performance of dental maturity for identification of the circumpubertal growth phases: a meta-analysis. Perinetti G, Westphalen GH, Biasotto M, Salgarello S, Contardo L. Prog Orthod. 2013 May 23;14:8.

Use of skeletal maturation based on hand-wrist radiographic analysis as a predictor of facial growth: a systematic review. Flores-Mir C, Nebbe B, Major PW. Angle Orthod 2004;74(1):118-24.

Intraoral scanners 口内扫描仪

Validity and reliability of intraoral scanners compared to conventional gypsum models measurements: a systematic review. Aragón ML, Pontes LF, Bichara LM, Flores-Mir C, Normando D. Eur

J Orthod. 2016 Aug;38(4):429-34.

Miscellaneous　其他

Records needed for orthodontic diagnosis and treatment planning:a systematic review. Rischen RJ, Breuning KH,Bronkhorst EM,Kuijpers-Jagtman AM. PLoS One. 2013 Nov 12;8(11):e74186.

Subjective and objective perception of orthodontic treatment need:a systematic review. Livas C, Delli K. Eur J Orthod. 2013 Jun;35(3):347-53.

Digital models　数字化模型

见"Diagnostic records　诊断记录"

Distraction osteogenesis　牵张成骨术

Cleft lip and palate and other midfacial hypoplasia　唇腭裂和其他面中部发育不全

Maxillary distraction osteogenesis versus orthognathic surgery for cleft lip and palate patients. Kloukos D, Fudalej P, Sequeira-Byron P, Katsaros C. Cochrane Database Syst Rev. 2016 Sep 30; (9):CD010403.

Le Fort Ⅲ distraction osteogenesis versus conventional Le Fort Ⅲ osteotomy in correction of syndromic midfacialhypoplasia:a systematic review. Saltaji H, Altalibi M, Major MP, Al-Nuaimi MH,Tabbaa S,Major PW,Flores-Mir C. J Oral Maxillofac Surg. 2014 May;72(5):959-72.

Distraction osteogenesis in the management of severe maxillary hypoplasia in cleft lip and palate patients. Scolozzi,P. J Craniofac Surg. 2008 Sep;19(5):1199-214.

Low intensity pulsed ultrasound　低强度脉冲超声

Effect of low-intensity pulsed ultrasound on distraction osteogenesis treatment time:a meta-analysis of randomized clinical trials. Raza H, Saltaji H, Kaur H, Flores-Mir C, El-Bialy T. J Ultrasound Med. 2016 Feb;35(2):349-58.

Obstructive sleep apnea　阻塞性睡眠呼吸暂停

Distraction osteogenesis as a treatment of obstructive sleep apnea syndrome:A systematic review. Tsui WK, Yang Y, Cheung LK, Leung YY. Medicine(Baltimore). 2016 Sep; 95 (36):e4674.

Stability　稳定性

Mandibular distraction osteogenesis:a systematic review of stability and the effects on hard and soft tissues. Rossini G,Vinci B,Rizzo R,Pinho TM,Deregibus A. Int J Oral Maxillofac Surg. 2016 Nov;45(11):1438-1444.

Skeletal stability and complications of bilateral sagittal split osteotomies and mandibular distraction osteogenesis:an evidence-based review. Ow A,Cheung LK. J Oral Maxillofac Surg. 2009 Nov; 67(11):2344-53.

Early treatment　早期治疗

见"Class Ⅱ and Class Ⅲ and Crossbites(posterior)安氏Ⅱ类和安氏Ⅲ类以及反𬌗(后牙)"

Education　宣教

Computer-assisted learning in orthodontic education：a systematic review and meta-analysis. Al-Jewair TS，Azarpazhooh A，Suri S，Shah PS. J Dent Educ. 2009 Jun；73(6)：730-9.

Elastics　橡皮圈

Correction of Class Ⅱ malocclusion with Class Ⅱ elastics：A systematic review. Janson G，Sathler R，Fernandes TM，Branco NC，Freitas MR. Am J Orthod Dentofacial Orthop. 2013 Mar；143(3)：383-92.

Electric toothbrush　电动牙刷

见"Powered toothbrush 电动牙刷"

Enamel　釉质

见"Caries and White spot lesion 龋病和白斑样病变"

Endodontically treated teeth　经牙髓治疗的牙

Radiographic comparison of the extent of orthodontically induced external apical root resorption in vital and root-filled teeth：a systematic review. Walker SL，Tieu LD，Flores-Mir C. Eur J Orthod. 2013 Dec；35(6)：796-802.

Root resorption of endodontically treated teeth following orthodontic treatment：a meta-analysis. Ioannidou-Marathiotou I，Zafeiriadis AA，Papadopoulos MA. Clin Oral Investig. 2013 Sep；17(7)：1733-44.

Epidemiology　流行病学

Impacted and transmigrant mandibular canines incidence，aetiology，and treatment：a systematic review. Dalessandri D，Parrini S，Rubiano R，Gallone D，Migliorati M. Eur J Orthod. 2017 Apr 1；39(2)：161-169.

Prevalence of peg-shaped maxillary permanent lateral incisors：A meta-analysis. Hua F，He H，Ngan

P，Bouzid W. Am J Orthod Dentofacial Orthop. 2013 Jul；144（1）：97-109.

Prevalence of dental anomalies in nonsyndromic individuals with cleft lip and palate：a systematic review and meta-analysis. Tannure PN，Oliveira CA，Maia LC，Vieira AR，Granjeiro JM，Costa Mde C. Cleft Palate Craniofac J. 2012 Mar；49（2）：194-200.

Prevalence of tooth transposition. A meta-analysis. Papadopoulos MA，Chatzoudi M，Kaklamanos EG. Angle Orthod. 2010 Mar；80（2）：275-85.

Prevalence of nickel hypersensitivity in orthodontic patients：a meta-analysis. Kolokitha OE，Kaklamanos EG，Papadopoulos MA. Am J Orthod Dentofacial Orthop. 2008 Dec；134（6）：722. e1-722.

A meta-analysis of the prevalence of dental agenesis of permanent teeth. Polder BJ，Van't Hof MA，Van der Linden FP，Kuijpers-Jagtman AM. Community Dent Oral Epidemiol 2004；32（3）：217-26.

Essix retainer Essix　保持器

见"Retention and relapse 保持与复发"

Extraction　拔牙

Airway　气道

The effect of teeth extraction for orthodontic treatment on the upper airway：a systematic review. Hu Z，Yin X，Liao J，Zhou C，Yang Z，Zou S. Sleep Breath. 2015 May；19（2）：441-51.

Bimaxillary protrusion　双颌前突

Early vs late orthodontic treatment of tooth crowding by first premolar extraction：A systematic review. Lopes Filho H，Maia LH，Lau TC，de Souza MM，Maia LC. Angle Orthod. 2015 May；85（3）：510-7.

Soft tissue changes following the extraction of premolars in nongrowing patients with bimaxillary protrusion. A systematic review. Leonardi R，Annunziata A，Licciardello V，Barbato E. Angle Orthod. 2010 Jan；80（1）：211-6.

Class Ⅱ　安氏Ⅱ类

Changes in apical base sagittal relationship in Class Ⅱ malocclusion treatment with and without premolar extractions：A systematic review and meta-analysis. Janson G，Aliaga-Del Castillo A，Niederberger A. Angle Orthod. 2017 Mar；87（2）：338-355.

Soft-tissue changes in Class Ⅱ malocclusion patients treated with extractions：a systematic review. Janson G，Mendes LM，Junqueira CH，Garib DG. Eur J Orthod. 2016 Dec；38（6）：631-637.

First molars　第一磨牙

The timing of extraction of non-restorable first permanent molars：a systematic review. Eichenberger M，Erb J，Zwahlen M，SchÃ¤tzle M. Eur J Paediatr Dent. 2015 Dec；16（4）：272-8.

Incisors　切牙

Interproximal wear versus incisors extraction to solve anterior lower crowding：a systematic review. Almeida NV，Silveira GS，Pereira DM，Mattos CT，Mucha JN. Dental Press J Orthod. 2015 Jan-Feb；20（1）：66-73.

Mandibular incisor extraction：a systematic review of an uncommon extraction choice in orthodontic treatment. Zhylich D，Suri S. J Orthod. 2011 Sep；38（3）：185-95.

Third molars　第三磨牙

Does Orthodontic Extraction Treatment Improve the Angular Position of Third Molars？ A Systematic Review. Livas C，Delli K. J Oral Maxillofac Surg. 2017 Mar；75（3）：475-483.

Extrusion　伸长

Intrusive luxation of permanent teeth：a systematic review of factors important for treatment decision-making. AlKhalifa JD，AlAzemi AA. Dent Traumatol. 2014 Jun；30（3）：169-75.

Implant site development by orthodontic extrusion. A systematic review. Korayem M，Flores-Mir C，Nassar U，Olfert K. Angle Orthod. 2008 Jul；78（4）：752-60.

Face mask　面弓

见"Functional and orthopedic appliances and Class Ⅲ 功能和矫形装置及安氏Ⅲ类"

Fluoride　氟化物

见"Caries and White spot lesion　龋病和白斑样病变"

Force levels　力值水平

Optimal force for maxillary protraction facemask therapy in the early treatment of classⅢ malocclusion. Yepes E，Quintero P，Rueda ZV，Pedroza A. Eur J Orthod. 2014 Oct；36（5）：586-94.

Optimum force magnitude for orthodontic tooth movement：a systematic literature review. Ren Y，Maltha JC，Kuijpers-Jagtman AM. Angle Orthod 2003；73（1）：86-92.

Frankel function regulator Frankel　功能调节器

见"Functional and orthopedic appliances 功能和矫形装置"

Frenum　系带

Facts and myths regarding the maxillary midline frenum and its treatment：a systematic review of the literature. Delli K, Livas C, Sculean A, Katsaros C, Bornstein MM. Quintessence Int. 2013 Feb; 44 (2): 177-87.

Functional and orthopedic appliances　功能和矫形矫治器

Class Ⅱ　安氏Ⅱ类

Changes in airway dimensions following functional appliances in growing patients with skeletal class Ⅱ malocclusion: A systematic review and meta-analysis. Xiang M, Hu B, Liu Y, Sun J, Song J. Int J Pediatr Otorhinolaryngol. 2017 Jun; 97: 170-180.

Effectiveness of early orthopaedic treatment with headgear: a systematic review and meta-analysis. Papageorgiou SN, Kutschera E, Memmert S, Golz L, Jäger A, Bourauel C, Eliades T. Eur J Orthod. 2017 Apr 1; 39(2): 176-187.

Effect of functional appliances on the airway dimensions in patients with skeletal class Ⅱ malocclusion: A systematic review. Kannan A, Sathyanarayana HP, Padmanabhan S. J Orthod Sci. 2017 Apr-Jun; 6(2): 54-64.

A comparison of the efficacy of fixed versus removable functional appliances in children with Class Ⅱ malocclusion: A systematic review. Pacha MM, Fleming PS, Johal A. Eur J Orthod. 2016 Dec; 38(6): 621-630.

Can the use of skeletal anchors in conjunction with fixed functional appliances promote skeletal changes? A systematic review and meta-analysis. Elkordy SA, Aboelnaga AA, Fayed MM, AboulFotouh MH, Abouelezz AM. Eur J Orthod. 2016 Oct; 38(5): 532-45.

The effectiveness of the Herbst appliance for patients with Class Ⅱ malocclusion: a meta-analysis. Yang X, Zhu Y, Long H, Zhou Y, Jian F, Ye N, Gao M, Lai W. Eur J Orthod. 2016 Jun; 38 (3): 324-33.

Effectiveness of orthodontic treatment with functional appliances on maxillary growthin the short term: A systematic review and meta-analysis. Nucera R, Lo Giudice A, Rustico L, Matarese G, Papadopoulos MA, Cordasco G. Am J Orthod Dentofacial Orthop. 2016 May; 149 (5): 600-611. e3.

Treatment effects of fixed functional appliances in patientswith Class Ⅱ malocclusion: a systematic review and meta-analysisZymperdikas VF, Koretsi V, Papageorgiou SN, Papadopoulos MA. Eur J Orthod. 2016 Apr; 38(2): 113-26.

Fixed functional appliances show definite skeletal and dental changes in the short term. McGuinness N. Eur J Orthod. 2016 Apr; 38(2): 127-8.

Stability of Class Ⅱ fixed functional appliance therapy-a systematic review and meta-analysis. Bock NC, von Bremen J, Ruf S. Eur J Orthod. 2016 Apr; 38(2): 129-39.

Class Ⅱ functional orthopaedic treatment: a systematic review of systematic reviews. D'Anto V, Bucci R, Franchi L, Rongo R, Michelotti A, Martina R. J Oral Rehabil. 2015 Aug; 42 (8): 624-42.

Treatment effects of removable functional appliances in patients with Class Ⅱ malocclusion: a systematic review and meta-analysis. Koretsi V, Zymperdikas VF, Papageorgiou SN, Papadopoulos MA. Eur J Orthod. 2015 Aug;37(4):418-34.

Effects of cervical headgear appliance:a systematic review. Henriques FP, Janson G, Henriques JF, Pupulim DC. Dental Press J Orthod. 2015 Jul-Aug;20(4):76-81.

Meta-analysis on the mandibular dimensions effects of the MARA appliance in patients with Class Ⅱ malocclusions. Al-Jewair TS. Angle Orthod. 2015 Jul;85(4):706-14.

Class Ⅱ malocclusion treatment using high-pull headgear with a splint:a systematic review. Jacob HB, Buschang PH, dos Santos-Pinto A. Dental Press J Orthod. 2013 Mar 15;18(2):21. e1-7.

Meta-analysis of skeletal mandibular changes during Frankel appliance treatment. Perillo L, Cannavale R, Ferro F, Franchi L, Masucci C, Chiodini P, Baccetti T. Eur J Orthod. 2011 Feb;33(1):84-92.

Effectiveness of orthodontic treatment with functional appliances on mandibular growth in the short term. Marsico E, Gatto E, Burrascano M, Matarese G, Cordasco G. Am J Orthod Dentofacial Orthop. 2011 Jan;139(1):24-36.

Skeletal and dental changes in Class Ⅱ division 1 malocclusions treated with splint-type Herbst appliances. A systematic review. Flores-Mir C, Ayeh A, Goswani A, Charkhandeh S. Angle Orthod. 2007 Mar;77(2):376-81.

A systematic review of cephalometric facial soft tissue changes with the Activator and Bionator appliances in Class Ⅱ division 1 subjects. Flores-Mir C, Major PW. Eur J Orthod. 2006 Dec;28(6):586-93.

Mandibular changes produced by functional appliances in Class Ⅱ malocclusion:a systematic review. Cozza P, Baccetti T, Franchi L, De Toffol L, McNamara JA Jr. Am J Orthod Dentofacial Orthop. 2006 May;129(5):599. e1-12.

Analysis of efficacy of functional appliances on mandibular growth. Chen JY, Will LA, Niederman R. Am J Orthod Dentofacial Orthop 2002;122(5):470-6.

Class Ⅲ 安氏Ⅲ类

Skeletal and dental effects of Class Ⅲ orthopaedic treatment:a systematic review and meta-analysis. Rongo R, D'Antò V, Bucci R, Polito I, Martina R, Michelotti A. J Oral Rehabil. 2017 Jul;44(7):545-562.

The Effect of Chin-cup Therapy in Class Ⅲ Malocclusion:A Systematic Review. Mousoulea S, Tsolakis I, Ferdianakis E, Tsolakis AI. Open Dent J. 2016 Dec 9;10:664-679.

Is alternate rapid maxillary expansion and constriction an effective protocol in the treatment of Class Ⅲ malocclusion? A systematic review. Pithon MM, Santos NL, Santos CR, Baião FC, Pinheiro MC, Matos M Neto, Souza IA, Paula RP. Dental Press J Orthod. 2016 Nov-Dec;21(6):34-42.

Methodological quality and outcome of systematic reviews reporting on orthopaedic treatment for class Ⅲ malocclusion:Overview of systematic reviews. Jamilian A, Cannavale R, Piancino MG, Eslami S, Perillo L. J Orthod. 2016 Jun;43(2):102-20.

Effectiveness of maxillary protraction using facemask with or without maxillary expansion:a systematic review and meta-analysis. Foersch M, Jacobs C, Wriedt S, Hechtner M, Wehrbein H. Clin Oral Investig. 2015 Jul;19(6):1181-92.

Clinical effectiveness of chin cup treatment for the management of Class Ⅲ malocclusion in pre-pubertal patients: a systematic review and meta-analysis. Chatzoudi MI, Ioannidou-Marathiotou I, Papadopoulos MA. Prog Orthod. 2014 Dec 2;15:62.

Treatment effectiveness of Frankel function regulator on the Class Ⅲ malocclusion: a systematic review and meta-analysis. Yang X, Li C, Bai D, Su N, Chen T, Xu Y, Han X. Am J Orthod Dentofacial Orthop. 2014 Aug;146(2):143-54.

Efficacy of orthopedic treatment with protraction facemask on skeletal Class Ⅲ malocclusion: a systematic review and meta-analysis. Cordasco G, Matarese G, Rustico L, Fastuca S, Caprioglio A, Lindauer SJ, Nucera R. Orthod Craniofac Res. 2014 Aug;17(3):133-43.

Orthodontic treatment for prominent lower front teeth(Class Ⅲ malocclusion)in children. Watkinson S, Harrison JE, Furness S, Worthington HV. Cochrane Database Syst Rev. 2013 Sep 30; (9):CD003451.

Orthopedic treatment outcomes in Class Ⅲ malocclusion. A systematic review. Toffol LD, Pavoni C, Baccetti T, Franchi L, Cozza P. Angle Orthod. 2008 May;78(3):561-73.

Skeletal and dental effects of maxillary protraction in patients with angle class Ⅲ malocclusion: A meta-analysis. Jager A, Braumann B, Kim C, Wahner S. J Orofac Orthop 2001;62(4):275-84.

The effectiveness of protraction face mask therapy: A meta-analysis. Kim JH, Viana MA, Graber TM, Omerza FF, BeGole EA. Am J Orthod Dentofacial Orthop 1999;115(6):675-85.

Obstructive sleep apnea　阻塞性睡眠呼吸暂停

Effects of CPAP and Mandibular Advancement Devices on Health-Related Quality of Life in OSA: A Systematic Review and Meta-analysis. Kuhn E, Schwarz EI, Bratton DJ, Rossi VA, Kohler M. Chest. 2017 Apr;151(4):786-794.

Craniofacial and upper airway morphology in adult obstructive sleep apnea patients: A systematic review and meta-analysis of cephalometric studies. Neelapu BC, Kharbanda OP, Sardana HK, Balachandran R, Sardana V, Kapoor P, Gupta A, Vasamsetti S. Sleep Med Rev. 2017 Feb;31:79-90.

Oral appliances and functional orthopaedic appliances for obstructive sleep apnoea in children. Carvalho FR, Lentini-Oliveira DA, Prado LB, Prado GF, Carvalho LB. Cochrane Database Syst Rev. 2016 Oct 5;(10):CD005520.

The effectiveness of different mandibular advancement amounts in OSA patients: a systematic review and meta-regression analysis. Bartolucci ML, Bortolotti F, Raffaelli E, D'Antò V, Michelotti A, Alessandri Bonetti G. Sleep Breath. 2016 Sep;20(3):911-9.

Quality Assessment of Systematic Reviews on the Efficacy of Oral Appliance Therapy for Adult and Pediatric Sleep-Disordered Breathing. Al-Jewair TS, Gaffar BO, Flores-Mir C. J Clin Sleep Med. 2016 Aug 15;12(8):1175-83.

Meta-analysis of randomised controlled trials of oral mandibular advancement devices and continuous positive airway pressure for obstructive sleep apnoea-hypopnoea. Sharples LD, Clutterbuck-

James AL, Glover MJ, Bennett MS, Chadwick R, Pittman MA, Quinnell TG. Sleep Med Rev. 2016 Jun;27:108-24.

Effectiveness of mandibular advancement appliances in treating obstructive sleep apnea syndrome: A systematic review. Serra-Torres S, Bellot-Arcís C, Montiel-Company JM, Marco-Algarra J, Almerich-Silla M. Laryngoscope. 2016Feb;126(2):507-14.

Orthodontics treatments for managing obstructive sleep apnea syndrome in children: A systematic review and meta-analysis. Huynh NT, Desplats E, Almeida FR. Sleep Med Rev. 2016 Feb;25:84-94.

Maxillomandibular Advancement for Treatment of Obstructive Sleep Apnea: A Meta-analysis. Zaghi S, Holty JE, Certal V, Abdullatif J, Guilleminault C, Powell NB, Riley RW, Camacho M. JAMA Otolaryngol Head Neck Surg. 2016 Jan;142(1):58-66.

Myofunctional Therapy to Treat Obstructive Sleep Apnea: A Systematic Review and Meta-analysis. Camacho M, Certal V, Abdullatif J, Zaghi S, Ruoff CM, Capasso R, Kushida CA. Sleep. 2015 May 1;38(5):669-75.

Effect of oral appliances on blood pressure in obstructive sleep apnea: a systematic review and meta-analysis. Iftikhar IH, Hays ER, Iverson MA, Magalang UJ, Maas AK. J Clin Sleep Med. 2013 Feb 1;9(2):165-74.

A systematic review of the efficacy of oral appliance design in the management of obstructive sleep apnoea. Ahrens A, McGrath C, Hagg U. Eur J Orthod. 2011 Jun;33(3):318-24.

Subjective efficacy of oral appliance design features in the management of obstructive sleep apnea: a systematic review. Ahrens A, McGrath C, Hagg U. Am J Orthod Dentofacial Orthop. 2010 Nov;138(5):559-76.

Maxillomandibular advancement for the treatment of obstructive sleep apnea: a systematic review and meta-analysis. Holty JE, Guilleminault C. Sleep Med Rev. 2010 Oct;14(5):287-97.

Oral appliances and functional orthopaedic appliances for obstructive sleep apnoea in children. Carvalho FR, Lentini-Oliveira D, Machado MA, Prado GF, Prado LB, Saconato H. Cochrane Database Syst Rev. 2007 Apr 18;(2):CD005520.

Oral appliances for obstructive sleep apnoea. Lim J, Lasserson TJ, Fleetham J, Wright J. Cochrane Database Syst Rev. 2006 Jan 25;(1):CD004435.

Open bite 开𬌗

Systematic review for orthodontic and orthopedic treatments for anterior open bite in the mixed dentition. Pisani L, Bonaccorso L, Fastuca R, Spena R, Lombardo L, Caprioglio A. Prog Orthod. 2016 Dec;17(1):28.

Orthodontic and orthopaedic treatment for anterior open bite in children. Lentini-Oliveira DA, Carvalho FR, Rodrigues CG, Ye Q, Prado LB, Prado GF, Hu R. Cochrane Database Syst Rev. 2014 Sep 24;(9):CD005515.

Temporomandibular joint 颞下颌关节

Changes in temporomandibular joint morphology in class II patients treated with fixed mandibular repositioning and evaluated through 3D imaging：a systematic review. Al-Saleh MA, Alsufyani N, Flores-Mir C, Nebbe B, Major PW. Orthod Craniofac Res. 2015 Nov；18（4）：185-201.

Effect of chin-cup treatment on the temporomandibular joint：a systematic review. Zurfluh MA, Kloukos D, Patcas R, Eliades T. Eur J Orthod. 2015 Jun；37（3）：314-24.

Systematic review and meta-analysis of randomized controlled trials evaluating intraoral orthopedic appliances for temporomandibular disorders. Fricton J, Look JO, Wright E, Alencar FG Jr, Chen H, Lang M, Ouyang W, Velly AM. J Orofac Pain. 2010 Summer；24（3）：237-54.

Effect of Herbst treatment on temporomandibular joint morphology：a systematic literature review. Popowhich K, Nebbe B, Major PW. Am J Orthod Dentofacial Orthop 2003；123（4）：388-94.

Genetics　遗传

Cleft lip and palate　唇腭裂

Genome-wide meta-analyses of nonsyndromic orofacial clefts identify novel associations between FOXE1 and all orofacial clefts, and TP63 and cleft lip with or without cleft palate. Leslie EJ, Carlson JC, Shaffer JR, Butali A, Buxó CJ, Castilla EE, Christensen K, Deleyiannis FW, Leigh Field L, Hecht JT, Moreno L, Orioli IM, Padilla C, Vieira AR, Wehby GL, Feingold E, Weinberg SM, Murray JC, Beaty TH, Marazita ML. Hum Genet. 2017 Mar；136（3）：275-286.

Association between polymorphism of TGFA Taq I and cleft lip and/or palate：A meta-analysis. Feng C, Zhang E, Duan W, Xu Z, Zhang Y, Lu L. BMC Oral Health. 2014 Jul 11；14：88.

Nonsyndromic oligodontia　单纯性多数牙先天缺失

Genetic Etiology in Nonsyndromic Mandibular Prognathism. Liu H, Wu C, Lin J, Shao J, Chen Q, Luo E. J Craniofac Surg. 2017 Jan；28（1）：161-169.

Genetic background of nonsyndromic oligodontia：a systematic review and meta-analysis. Ruf S, Klimas D, Honemann M, Jabir S. J Orofac Orthop. 2013 Jul；74（4）：295-308.

Root resorption　根吸收

Association of genetic polymorphism and external apical root resorption. Aminoshariae A, Aminoshariae A, Valiathan M, Kulild JC. Angle Orthod. 2016 Nov；86（6）：1042-1049.

Gingival recession　牙龈退缩

Indication and timing of soft tissue augmentation at maxillary and mandibular incisors in orthodontic patients. A systematic review. Kloukos D, Eliades T, Sculean A, Katsaros C. Eur J Orthod. 2014 Aug；36（4）：442-9.

A systematic review of the association between appliance-induced labial movement of mandibular incisors and gingival recession Aziz T, Flores-Mir C. Aust Orthod J. 2011 May；27（1）：33-9.

Orthodontic therapy and gingival recession：a systematic review. Joss-Vassalli I, Grebenstein C, Topouzelis N, Sculean A, Katsaros C. Orthod Craniofac Res. 2010 Aug；13（3）：127-41.

Gingival display　露龈

Botulinum toxin for the treatment of excessive gingival display：a systematic review. Marwan W，Nasr MD，Samer F，Jabbour MD，Joseph A，Sidaoui MD，Roger N，Haber MD，Elio G，Kechichian MD. Aesthetic Surg J 2016；36（1）：82-88.

Growth prediction　生长预测

Methods to quantify soft tissue-based cranial growth and treatment outcomes in children：a systematic review. Brons S，van Beusichem ME，Bronkhorst EM，Draaisma JM，Berge SJ，Schols JG，Kuijpers-Jagtman AM. PLoS One. 2014 Feb 27；9（2）：e89602.

The diagnostic performance of dental maturity for identification of the circumpubertal growth phases：a meta-analysis. Perinetti G，Westphalen GH，Biasotto M，Salgarello S，Contardo L. Prog Orthod. 2013 May 23；14：8.

Use of skeletal maturation based on hand-wrist radiographic analysis as a predictor of facial growth：a systematic review. Flores-Mir C，Nebbe B，Major PW. Angle Orthod 2004；74（1）：118-24.

Habits　口腔习惯

Interventions for the cessation of non-nutritive sucking habits in children. Borrie FR，Bearn DR，Innes NP，Iheozor-Ejiofor Z. Cochrane Database Syst Rev. 2015 Mar 31；（3）：CD008694.

Headgear　头帽

见"Class Ⅱ 安氏Ⅱ类"

Herbst appliance Herbst　矫治器

见"Functional and orthopedic appliances 功能和矫形矫治器"

Imaging　影像

见"Diagnostic records 诊断记录"

Impaction　阻生

见"Canine impaction and transmigration and Third molars 尖牙阻生和跨区漂移以及第三磨牙"

Implant site development　植入部位组织改建

见"Extrusion 伸长"

Interdisciplinary orthodontics　跨学科正畸

Treatment options for congenitally missing lateral incisors. Kiliaridis S, Sidira M, Kirmanidou Y, Michalakis K. Eur J Oral Implantol 2016;9 Suppl 1:S5-24.

Prosthetic replacement vs space closure for maxillary lateral incisor agenesis: A systematic review. Silveira GS, de Almeida NV Pereira DM, Mattos CT, Mucha JN. Am J Orthod Dentofacial Orthop. 2016 Aug;150(2):228-37.

Orthodontic treatment of periodontal defects. Part Ⅱ: A systematic review on human and animal studies. Rotundo R, Bassarelli T, Pace E, Iachetti G, Mervelt J, Pini Prato G. Prog Orthod. 2011;12(1):45-52.

Orthodontic treatment of periodontal defects. A systematic review. Rotundo R, Nieri M, Iachetti G, Mervelt J, Cairo F, Baccetti T, Franchi L, Prato GP. Prog Orthod. 2010;11(1):41-4.

The orthodontic-periodontic interrelationship in integrated treatment challenges: a systematic review. Gkantidis N, Christou P, Topouzelis N. J Oral Rehabil. 2010 May 1;37(5):377-90.

Implant site development by orthodontic extrusion. A systematic review. Korayem M, Flores-Mir C, Nassar U, Olfert K. Angle Orthod. 2008 Jul;78(4):752-60.

Occlusal interventions for periodontitis in adults. Weston P, Yaziz YA, Moles DR, Needleman I. Cochrane Database Syst Rev. 2008 Jul 16;(3):CD004968.

Orthodontic space closure versus implant placement in subjects with missing teeth. Thilander B. J Oral Rehabil. 2008 Jan;35 Suppl 1:64-71.

Interproximal reduction　邻面片切

Interproximal wear versus incisors extraction to solve anterior lower crowding: a systematic review. Almeida NV, Silveira GS, Pereira DM, Mattos CT, Mucha JN. Dental Press J Orthod. 2015 Jan-Feb;20(1):66-73.

Enamel roughness and incidence of caries after interproximal enamel reduction: a systematic review. Koretsi V, Chatzigianni A, Sidiropoulou S. Orthod Craniofac Res. 2014 Feb;17(1):1-13.

Intra-arch width　牙弓内宽度

Intra-arch widths: a meta-analysis. Lombardo L, Setti S, Molinari C, Siciliani G. Int Orthod. 2013 Jun;11(2):177-92.

A meta-analysis of mandibular intercanine width in treatment and postretention. Burke SP, Silveira

AM, Goldsmith LJ, Yancey JM, Van Stewart A, Scarfe WC. Angle Orthod 1998;68(1):53-60.

Intraoral scanners　口内扫描仪

见"Diagnostic records 诊断记录"

Intrusion　压低

True molar intrusion attained during orthodontic treatment: a systematic review. Ng J, Major PW, Flores-Mir C. Am J Orthod Dentofacial Orthop. 2006 Dec;130(6):709-14.

True incisor intrusion attained during orthodontic treatment: a systematic review and meta-analysis. Ng J, Major PW, Heo G, Flores-Mir C. Am J Orthod Dentofacial Orthop. 2005 Aug;128(2):212-9.

Invisalign　隐适美

The treatment effects of Invisalign orthodontic aligners: a systematic review. Lagravere MO, Flores-Mir C. J Am Dent Assoc. 2005 Dec;136(12):1724-9.

Juvenile idiopathic arthritis　幼年特发性关节炎

Orthodontic and dentofacial orthopedic management of juvenile idiopathic arthritis: a systematic review of the literature. von Bremen J, Ruf S. Orthod Craniofac Res. 2011 Aug;14(3):107-15.

Laceback ligatures　尖牙向后结扎

The effectiveness of laceback ligatures during initial orthodontic alignment: a systematic review and meta-analysis. Fleming PS, Johal A, Pandis N. Eur J Orthod. 2013 Aug;35(4):539-46.

Lateral incisors　侧切牙

Prosthetic replacement vs space closure for maxillary lateral incisor agenesis: A systematic review. Silveira GS, de Almeida NV, Pereira DM, Mattos CT, Mucha JN. Am J Orthod Dentofacial Orthop. 2016 Aug;150(2):228-37.

Treatment options for congenitally missing lateral incisors. Kiliaridis S, Sidira M, Kirmanidou Y, Michalakis K. Eur J Oral Implantol. 2016;9 Suppl 1:S5-24.

Prevalence of peg-shaped maxillary permanent lateral incisors: A meta-analysis. Hua F, He H, Ngan P, Bouzid W. Am J Orthod Dentofacial Orthop. 2013 Jul;144(1):97-109.

Lingual orthodontics　舌侧正畸

见"Brackets 托槽"

Lip bumper　唇挡

见"Space maintenenece 间隙保持"

Low level laser therapy and pain　低强度激光治疗与疼痛

见"Pain 疼痛"

Low level laser therapy and tooth movement　低强度激光治疗与牙移动

见"Accelerated tooth movement 加速牙移动"

Maxillary expansion　上颌扩弓

见"Crossbite(posterior)反𬌗(后牙)"

Medications affecting tooth movement　影响牙齿移动的药物

Escaping the adverse impacts of NSAIDs on tooth movement during orthodontics：current evidence based on a meta-analysis. Fang J，Li Y，Zhang K，Zhao Z，Mei L. Medicine（Baltimore）. 2016 Apr；95（16）：e3256.

Effects of bisphosphonates in orthodontic therapy：systematic review. Rodolfino D，Saccucci M，Filippakos A，Gerxhani R，Lopez G，Felice F，D'Arcangelo C. J Biol Regul Homeost Agents. 2012 Apr-Jun；26（2 Suppl）：29-33.

Influence of bisphosphonates in orthodontic therapy：Systematic review. Iglesias-Linares A，Yanez-Vico RM，Solano-Reina E，Torres-Lagares D，Gonzalez Moles MA. J Dent. 2010 Aug；38（8）：603-11.

Mini-implants and mini-plates　微种植体和微钛板

见"Anchorage 支抗"

Mixed dentition　混合牙列

Moyer's method of mixed dentition analysis：a meta-analysis. Buwembo W，Luboga S. Afr Health Sci 2004；4（1）：63-6.

Molar distalization　磨牙远中移动

Orthodontic treatment for distalising upper first molars in children and adolescents. Jambi S，Thiruvenkatachari B，O'Brien KD，Walsh T. Cochrane Database Syst Rev. 2013 Oct 23；（10）：CD008375.

Efficiency of molar distalization associated with second and third molar eruption stage. Flores-Mir C，McGrath L，Heo G，Major PW. Angle Orthod. 2013 Jul；83（4）：735-42.

Intraoral distalizer effects with conventional and skeletal anchorage：a meta-analysis. Grec RH，Janson G，Branco NC，Moura-Grec PG，Patel MP，Castanha Henriques JF. Am J Orthod Dentofacial Orthop. 2013 May；143（5）：602-15.

Mouthguards　护牙托

Dentofacial trauma and players attitude towards mouthguard use in field hockey：a systematic review and meta-analysis. Vucic S，Drost RW，Ongkosuwito EM，Wolvius EB. Br J Sports Med. 2016 Mar；50（5）：298-304.

Myofunctional therapy　肌功能训练

Effectiveness of orofacial myofunctional therapy in orthodontic patients：a systematic review. Homem MA，Vieira-Andrade RG，Falci SG，Ramos-Jorge ML，Marques LS. Dental Press J Orthod. 2014Jul-Aug；19（4）：94-9.

Nickel hypersensitivity　镍过敏

Nickel hypersensitivity and orthodontic treatment：a systematic review and meta-analysis. Golz L，Papageorgiou SN，Jager A. Contact Dermatitis. 2015Jul；73（1）：1-14.

Cytocompatibility of medical biomaterials containing nickel by osteoblasts：a systematic literature review. Mikulewicz M，Chojnacka K. Biol Trace Elem Res. 2011 Sep；142（3）：865-89.

Allergic reactions and nickel-free braces：a systematic review. Pazzini CA，Marques LS，Pereira LJ，Correa-Faria P，Paiva SM. Braz Oral Res. 2011 Jan-Feb；25（1）：85-90.

Prevalence of nickel hypersensitivity in orthodontic patients：a meta-analysis. Kolokitha OE，Kaklamanos EG，Papadopoulos MA. Am J Orthod Dentofacial Orthop. 2008 Dec；134（6）：722. e1-722. e12；discussion 722-3.

Obstructive sleep apnea　阻塞性睡眠呼吸暂停

也可见"Airway 气道"

Airway morphology　气道形态

Craniofacial and upper airway morphology in adult obstructive sleep apnea patients: A systematic review and meta-analysis of cephalometric studies. Neelapu BC, Kharbanda OP, Sardana HK, Balachandran R, Sardana V, Kapoor P, Gupta A, Vasamsetti S. Sleep Med Rev. 2017 Feb;31:79-90.

CBCT assessment of upper airway changes and treatment outcomes of obstructive sleep apnoea: a systematic review. Alsufyani NA, Al-Saleh MA, Major PW. Sleep Breath. 2013 Sep;17(3): 911-23.

CPAP

Effects of CPAP and Mandibular Advancement Devices on Health-Related Quality of Life in OSA: A Systematic Review and Meta-analysis. Kuhn E, Schwarz EI, Bratton DJ, Rossi VA, Kohler M. Chest. 2017 Apr;151(4):786-794.

CPAP vs Mandibular Advancement Devices and Blood Pressure in Patients with Obstructive Sleep Apnea: A Systematic Review and Meta-analysis. Bratton DJ, Gaisl T, Wons AM, Kohler M. JAMA. 2015 Dec 1;314(21):2280-93.

Extraction　拔牙

The effect of teeth extraction for orthodontic treatment on the upper airway: a systematic review. Hu Z, Yin X, Liao J, Zhou C, Yang Z, Zou S. Sleep Breath. 2015 May;19(2):441-51.

Oral appliances　口腔矫治器

Effects of CPAP and Mandibular Advancement Devices on Health-Related Quality of Life in OSA: A Systematic Review and Meta-analysis. Kuhn E, Schwarz EI, Bratton DJ, Rossi VA, Kohler M. Chest. 2017 Apr;151(4):786-794.

Oral appliances and functional orthopaedic appliances for obstructive sleep apnoea in children. Carvalho FR, Lentini-Oliveira DA, Prado LB, Prado GF, Carvalho LB. Cochrane Database Syst Rev. 2016 Oct 5;(10):CD005520.

Quality Assessment of Systematic Reviews on the Efficacy of Oral Appliance Therapy for Adult and Pediatric Sleep-Disordered Breathing. Al-Jewair TS, Gaffar BO, Flores-Mir C. J Clin Sleep Med. 2016 Aug 15;12(8):1175-83.

Meta-analysis of randomised controlled trials of oral mandibular advancement devices and continuous positive airway pressure for obstructive sleep apnoea-hypopnoea. Sharples LD, Clutterbuck-James AL, Glover MJ, Bennett MS, Chadwick R, Pittman MA, Quinnell TG. Sleep Med Rev. 2016 Jun;27:108-24.

Effectiveness of mandibular advancement appliances in treating obstructive sleep apnea syndrome: A systematic review. Serra-Torres S, Bellot-Arcís C, Montiel-Company JM, Marco-Algarra J, Almerich-Silla M. Laryngoscope. 2016 Feb;126(2):507-14.

Orthodontics treatments for managing obstructive sleep apnea syndrome in children: A systematic review and meta-analysis. Huynh NT, Desplats E, Almeida FR. Sleep Med Rev. 2016 Feb；25：84-94.

Maxillomandibular Advancement for Treatment of Obstructive Sleep Apnea：A Meta-analysis. Zaghi S，Holty JE，Certal V，Abdullatif J，Guilleminault C，Powell NB，Riley RW，Camacho M. JAMA Otolaryngol Head Neck Surg. 2016 Jan；142（1）：58-66.

The effectiveness of different mandibular advancement amounts in OSA patients：a systematic review and meta-regression analysis. Bartolucci ML，Bortolotti F，Raffaelli E，D'Antò V，Michelotti A，Alessandri Bonetti G. Sleep Breath. 2016 Jan 15.

CPAP vs Mandibular Advancement Devices and Blood Pressure in Patients with Obstructive Sleep Apnea：A Systematic Review and Meta-analysis. Bratton DJ，Gaisl T，Wons AM，Kohler M. JAMA. 2015 Dec 1；314（21）：2280-93.

Myofunctional Therapy to Treat Obstructive Sleep Apnea：A Systematic Review and Meta-analysis. Camacho M，Certal V，Abdullatif J，Zaghi S，Ruoff CM，Capasso R，Kushida CA. Sleep. 2015 May 1；38（5）：669-75.

Effect of oral appliances on blood pressure in obstructive sleep apnea：a systematic review and meta-analysis. Iftikhar IH，Hays ER，Iverson MA，Magalang UJ，Maas AK. J Clin Sleep Med. 2013 Feb 1；9（2）：165-74.

A systematic review of the efficacy of oral appliance design in the management of obstructive sleep apnoea. Ahrens A，McGrath C，Hagg U. Eur J Orthod. 2011 Jun；33（3）：318-24.

Subjective efficacy of oral appliance design features in the management of obstructive sleep apnea：a systematic review. Ahrens A，McGrath C，Hagg U. Am J Orthod Dentofacial Orthop. 2010 Nov；138（5）：559-76.

Maxillomandibular advancement for the treatment of obstructive sleep apnea：a systematic review and meta-analysis. Holty JE，Guilleminault C. Sleep Med Rev. 2010 Oct；14（5）：287-97.

Oral appliances and functional orthopaedic appliances for obstructive sleep apnoea in children. Carvalho FR，Lentini-Oliveira D，Machado MA，Prado GF，Prado LB，Saconato H. Cochrane Database Syst Rev. 2007 Apr 18；（2）：CD005520.

Oral appliances for obstructive sleep apnoea. Lim J，Lasserson TJ，Fleetham J，Wright J. Cochrane Database Syst Rev. 2006 Jan 25；（1）：CD004435.

Orthognathic surgery　正颌手术

Distraction osteogenesis as a treatment of obstructive sleep apnea syndrome：A systematic review. Tsui WK，Yang Y，Cheung LK，Leung YY. Medicine（Baltimore）. 2016 Sep；95（36）：e4674.

The effectiveness of different mandibular advancement amounts in OSA patients：a systematic review and meta-regression analysis. Bartolucci ML，Bortolotti F，Raffaelli E，D'Antò V，Michelotti A，Alessandri Bonetti G. Sleep Breath. 2016 Sep；20（3）：911-9.

Improved apnea-hypopnea index and lowest oxygen saturation after maxillomandibular advancement with or without counterclockwise rotation in patients with obstructive sleep apnea：a meta-analysis. Knudsen TB, Laulund AS, Ingerslev J, HomÃ, e P, Pinholt EM. J Oral Maxillofac Surg. 2015 Apr;73(4):719-26.

Effects of maxillomandibular advancement on the upper airway and surrounding structures in patients with obstructive sleep apnoea: a systematic review. Hsieh YJ, Liao YF. Br J Oral Maxillofac Surg. 2013 Dec;51(8):834-40.

Maxillomandibular advancement for treatment of obstructive sleep apnea syndrome: a systematic review. Pirklbauer K, Russmueller G, Stiebellehner L, Nell C, Sinko K, Millesi G, Klug C. J Oral Maxillofac Surg. 2011 Jun;69(6):e165-76.

Oligodontia 先天缺牙

见"Genetics 遗传"

Open bite 开拾

Treatment 治疗

Effectiveness of open bite correction when managing deleterious oral habits in growing children and adolescents: a systematic review and meta-analysis. Feres MF, Abreu LG, Insabralde NM, de Almeida MR, Flores-Mir C. Eur J Orthod. 2017 Feb;39(1):31-42.

Systematic review for orthodontic and orthopedic treatments for anterior open bite in the mixed dentition. Pisani L, Bonaccorso L, Fastuca R, Spena R, Lombardo L, Caprioglio A. Prog Orthod. 2016 Dec;17(1):28.

Effectiveness of the open bite treatment in growing children and adolescents. A systematic review. Feres MF, Abreu LG, Insabralde NM, Almeida MR, Flores-Mir C. Eur J Orthod. 2016 Jun; 38(3):237-50.

Effect of molar intrusion with temporary anchorage devices in patients with anterior open bite: a systematic review. Alsafadi AS, Alabdullah MM, Saltaji H, Abdo A, Youssef M. Prog Orthod. 2016; 17:9.

Orthodontic and orthopaedic treatment for anterior open bite in children. Lentini-Oliveira DA, Carvalho FR, Rodrigues CG, Ye Q, Prado LB, Prado GF, Hu R. Cochrane Database Syst Rev. 2014 Sep 24;(9):CD005515.

Effectiveness of orofacial myofunctional therapy in orthodontic patients: a systematic review. Homem MA, Vieira-Andrade RG, Falci SG, Ramos-Jorge ML, Marques LS. Dental Press J Orthod. 2014 Jul-Aug;19(4):94-9.

Early orthodontic treatment of skeletal open-bite malocclusion: a systematic review. Cozza P, Mucedero M, Baccetti T, Franchi L. Angle Orthod. 2005 Sep;75(5):707-13.

Stability 稳定性

Combined orthodontic and orthognathic surgical treatment for the correction of skeletal anterior open-bite malocclusion: a systematic review on vertical stability. Solano-Hernandez B, Antonarakis GS，Scolozzi P，Kiliaridis S. J Oral Maxillofac Surg. 2013 Jan；71（1）：98-109.

Stability of treatment for anterior open-bite malocclusion：a meta-analysis. Greenlee GM，Huang GJ，Chen SS，Chen J，Koepsell T，Hujoel P. Am J Orthod Dentofacial Orthop. 2011 Feb；139（2）：154-69.

Oral health promotion　口腔健康促进

也可见"Antimicrobials 抗菌药物"

Efficacy of professional hygiene and prophylaxis on preventing plaque increase in orthodontic patients with multibracket appliances：a systematic review. Migliorati M，Isaia L，Cassaro A，Rivetti A，Silvestrini-Biavati F，Gastaldo L，Piccardo I，Dalessandri D，Silvestrini-Biavati A. Eur J Orthod. 2015 Jun；37（3）：297-307.

The influence of orthodontic fixed appliances on the oral microbiota：a systematic review. Freitas AO，Marquezan M，Nojima Mda C，Alviano DS，Maia LC. Dental Press J Orthod. 2014 Mar-Apr；19（2）：46-55.

Caries preventive effects of xylitol-based candies and lozenges：a systematic review. Antonio AG，Pierro VS，Maia LC. J Public Health Dent. 2011 Spring；71（2）：117-24.

Does oral health promotion influence the oral hygiene and gingival health of patients undergoing fixed appliance orthodontic treatment？ A systematic literature review. Gray D，McIntyre G. J Orthod. 2008 Dec；35（4）：262-9.

Meta-analysis on the effectiveness of powered toothbrushes for orthodontic patients. Kaklamanos EG，Kalfas S. Am J Orthod Dentofacial Orthop. 2008 Feb；133（2）：187. e1-14.

Caries-Inhibiting Effect of Preventive Measures during Orthodontic Treatment with Fixed Appliances. A Systematic Review. Derks A，Katsaros C，Frencken JE，Van't Hof MA，Kuijpers-Jagtman AM. Caries Res 2004；38（5）：413-20.

Orthognathic surgery　正颌手术

Class Ⅱ treatment　安氏Ⅱ类治疗

Effects of mandibular advancement surgery on the temporomandibular joint and muscular and articular adaptive changes--a systematic review. Bermell-Baviera A，Bellot-Arcis C，Montiel-Company JM，Almerich-Silla JM. Int J Oral Maxillofac Surg. 2016 May；45（5）：545-52.

Class Ⅲ treatment　安氏Ⅲ类治疗

Relation between soft tissue and skeletal changes after mandibular setback surgery：A systematic review and meta-analysis. Kaklamanos EG，Kolokitha OE. J Craniomaxillofac Surg. 2016 Apr；44（4）：427-35.

Soft tissue profile changes after bilateral sagittal split osteotomy for mandibular setback：A systematic review. Joss CU，Joss-Vassalli IM，Berge SJ，Kuijpers-Jagtman AM. J Oral Maxillofac Surg. 2010 Nov；68（11）：2792-801.

Miscellaneous　其他

Mandible-first sequence in bimaxillary orthognathic surgery：a systematic review. Borba AM，Borges AH，Cé PS，Venturi BA，Naclério-Homem MG，Miloro M. Int J Oral Maxillofac Surg. 2016 Apr；45（4）：472-5.

Accuracy of computer programs in predicting orthognathic surgery soft tissue response. Kaipatur NR，Flores-Mir C. J Oral Maxillofac Surg. 2009 Apr；67（4）：751-9.

Obstructive sleep apnea　阻塞性睡眠呼吸暂停

Distraction osteogenesis as a treatment of obstructive sleep apnea syndrome：A systematic review. Tsui WK，Yang Y，Cheung LK，Leung YY. Medicine（Baltimore）. 2016 Sep；95（36）：e4674.

The effectiveness of different mandibular advancement amounts in OSA patients：a systematic review and meta-regression analysis. Bartolucci ML，Bortolotti F，Raffaelli E，D'Antò V，Michelotti A，Alessandri Bonetti G. Sleep Breath. 2016 Sep；20（3）：911-9.

Improved apnea-hypopnea index and lowest oxygen saturation after maxillomandibular advancement with or without counterclockwise rotation in patients with obstructive sleep apnea：a meta-analysis. Knudsen TB，Laulund AS，Ingerslev J，HomÃ,e P，Pinholt EM. J Oral Maxillofac Surg. 2015 Apr；73（4）：719-26.

Effects of maxillomandibular advancement on the upper airway and surrounding structures in patients with obstructive sleep apnoea：a systematic review. Hsieh YJ，Liao YF. Br J Oral Maxillofac Surg. 2013 Dec；51（8）：834-40.

Maxillomandibular advancement for treatment of obstructive sleep apnea syndrome：a systematic review. Pirklbauer K，Russmueller G，Stiebellehner L，Nell C，Sinko K，Millesi G，Klug C. J Oral Maxillofac Surg. 2011 Jun；69（6）：e165-76.

Stability　稳定性

Is Counterclockwise Rotation of the Maxillomandibular Complex Stable Compared with Clockwise Rotation in the Correction of Dentofacial Deformities? A Systematic Review and Meta-Analysis. Al-Moraissi EA，Wolford LM. J Oral Maxillofac Surg. 2016 Oct；74（10）：2066. e1-2066. e12.

Are bicortical screw and plate osteosynthesis techniques equal in providing skeletal stability with the bilateral sagittal split osteotomy when used for mandibular advancement surgery? A systematic review and meta-analysis. Al-Moraissi EA，Al-Hendi EA. Int J Oral Maxillofac Surg. 2016 Oct；45（10）：1195-200.

Stability of Le Fort I maxillary inferior repositioning surgery with rigid internal fixation：a systematic review. Convens JM，Kiekens RM，Kuijpers-Jagtman AM，Fudalej PS. Int J Oral Maxillofac Surg. 2015 May；44（5）：609-14.

Combined orthodontic and orthognathic surgical treatment for the correction of skeletal anterior open-bite malocclusion：a systematic review on vertical stability. Solano-HernÃ¡ndez B，Antonarakis GS，Scolozzi P，Kiliaridis S. J Oral Maxillofac Surg. 2013 Jan；71（1）：98-109.

Skeletal stability and complications of bilateral sagittal split osteotomies and mandibular distraction osteogenesis：an evidence-based review. Ow A，Cheung LK. J Oral Maxillofac Surg. 2009 Nov；67(11)：2344-53.

Stability after bilateral sagittal split osteotomy advancement surgery with rigid internal fixation：a systematic review. Joss CU，Vassalli，IM. J Oral Maxillofac Surg. 2009 Feb；67(2)：301-13.

Stability factors after double-jaw surgery in Class Ⅲ malocclusion. A systematic review. Mucedero M，Coviello A，Baccetti T，Franchi L，Cozza P. Angle Orthod. 2008 Nov；78(6)：1141-52.

Surgery first approach 手术优先策略

Does the Surgery-First Approach Produce Better Outcomes in Orthognathic Surgery? A Systematic Review and Meta-Analysis. Yang L，Xiao YD，Liang YJ，Wang X，Li JY，Liao GQ. J Oral Maxillofac Surg. 2017 Nov；75(11)：2422-2429.

Surgery first in orthognathic surgery：A systematic review of the literature. Peiro-Guijarro MA，Guijarro-Martínez R，Hernández-Alfaro F. Am J Orthod Dentofacial Orthop. 2016 Apr；149(4)：448-62.

Systematic review of the surgery-first approach in orthognathic surgery. Huang CS，Hsu SS，Chen YR. Biomed J. 2014 Jul-Aug；37(4)：184-90.

Temporomandibular joint 颞下颌关节

Does orthognathic surgery cause or cure temporomandibular disorders? a systematic review and meta-analysis. Al-Moraissi EA，Wolford LM，Perez D，Laskin DM，Ellis E 3rd. J Oral Maxillofac Surg. 2017 Sep；75(9)：1835-1847.

The effect of orthognathic surgery on the temporomandibular joint and oral function：a systematic review. Te Veldhuis EC，Te Veldhuis AH，Bramer WM，Wolvius EB，Koudstaal MJ. Int J Oral Maxillofac Surg. 2017 May；46(5)：554-563.

Does temporomandibular joint pathology with or without surgical management affect the stability of counterclockwise rotation of the maxillomandibular complex in orthognathic surgery? A systematic review and meta-analysis. Al-Moraissi EA，Wolford LM. J Oral Maxillofac Surg. 2017 Apr；75(4)：805-821.

Orthognathic treatment of dentofacial disharmonies：its impact on temporomandibular disorders，quality of life，and psychosocial wellness. Song YL，Yap AU. Cranio. 2017 Jan；35(1)：52-57.

Condylar resorption in orthognathic patients after mandibular bilateral sagittal split osteotomy：a systematic review. Mousoulea S，Kloukos D，Sampaziotis D，Vogiatzi T，Eliades T. Eur J Orthod. 2016 Jun；22：294-309.

Effects of mandibular advancement surgery on the temporomandibular joint and muscular and articular adaptive changes--a systematic review. Bermell-Baviera A，Bellot-Arcís C，Montiel-Company JM，Almerich-Silla JM. Int J Oral Maxillofac Surg. 2016 May；45(5)：545-52.

TMJ response to mandibular advancement surgery：an overview of risk factors. Valladares-Neto J，Cevidanes LH，Rocha WC，Almeida Gde A，Paiva JB，Rino-Neto J. J Appl Oral Sci. 2014 Jan-Feb；22(1)：2-14.

Orthognathic treatment and temporomandibular disorders：a systematic review. Part 2. Signs and symptoms and meta-analyses. Al-Riyami S, Cunningham SJ, Moles DR. Am J Orthod Dentofacial Orthop. 2009 Nov;136(5):626. e1-16.

Orthognathic treatment and temporomandibular disorders: A systematic review. Part 1. A new quality-assessment technique and analysis of study characteristics and classifications. Al-Riyami S, Cunningham SJ, Moles DR. Am J Orthod Dentofacial Orthop. 2009 Nov;136(5):624. e1-15.

Temporomandibular joint morphology changes with mandibular advancement surgery and rigid internal fixation: a systematic. literature review. Kersey ML, Nebbe B, Major PW. Angle Orthod 2003;73(1):79-85.

Osteoarthritis 骨关节炎

Interventions for the management of temporomandibular joint osteoarthritis. de Souza RF, Lovato da Silva CH, Nasser M, Fedorowicz Z, Al-Muharraqi MA. Cochrane Database Syst Rev. 2012 Apr 18;(4):CD007261.

Overlay retainer 覆盖式保持器

见" Retention and relapse 保持与复发"

Pain 疼痛

Adverse effects 不良反应

Pain and tissue damage in response to orthodontic tooth movement: are they correlated? Cuoghi OA, Topolski F, de Faria LP, de Mendonça MR. J Contemp Dent Pract. 2016 Sep 1;17(9):713-720.

Adverse effects of lingual and buccal orthodontic techniques: A systematic review and meta-analysis. Ata-Ali F, Ata-Ali J, Ferrer-Molina M, Cobo T, De Carlos F, Cobo J. Am J Orthod Dentofacial Orthop. 2016 Jun;149(6):820-9.

Comparison of interventions 干预措施的比较

Non-pharmacological interventions for alleviating pain during orthodontic treatment. Fleming PS, Strydom H, Katsaros C, MacDonald L, Curatolo M, Fudalej P, Pandis N. Cochrane Database Syst Rev. 2016 Dec 23;(12):CD010263.

Comparative effectiveness of pharmacologic and nonpharmacologic interventions for orthodontic pain relief at peak pain intensity: A Bayesian network meta-analysis. Sandhu SS, Cheema MS, Khehra HS. Am J Orthod Dentofacial Orthop. 2016 Jul;150(1):13-32.

Interventions for pain during fixed orthodontic appliance therapy. A systematic review. Xiaoting L, Yin T, Yangxi C. Angle Orthod. 2010 Sep;80(5):925-32.

Low level laser therapy 低水平激光治疗

Low-level laser therapy for orthodontic pain: a systematic review. Li FJ, Zhang JY, Zeng XT, Guo

Y. Lasers Med Sci. 2015 Aug；30（6）：1789-803.

Systematic literature review：influence of low-level laser on orthodontic movement and pain control in humans. Sousa MV，Pinzan A，Consolaro A，Henriques JF，de Freitas MR. Photomed Laser Surg. 2014 Nov；32（11）：592-9.

Efficacy of low-level laser therapy in the management of orthodontic pain：a systematic review and meta-analysis. He WL，Li CJ，Liu ZP，Sun JF，Hu ZA，Yin X，Zou SJ. Lasers Med Sci. 2013 Nov；28（6）：1581-9.

Pharmacological intervention　药物介入

Preoperative analgesics for additional pain relief in children and adolescents having dental treatment. Ashley PF，Parekh S，Moles DR，Anand P，MacDonald LC. Cochrane Database Syst Rev. 2016 Aug 8；（8）：CD008392.

Escaping the Adverse Impacts of NSAIDs on Tooth Movement During Orthodontics：Current Evidence Based on a Meta-Analysis. Fang J，Li Y，Zhang K，Zhao Z，Mei L. Medicine（Baltimore）. 2016 Apr；95（16）：e3256.

Pharmacological management of pain during orthodontic treatment：a meta-analysis. Angelopoulou MV，Vlachou V，Halazonetis DJ. Orthod Craniofac Res. 2012 May；15（2）：71-83.

Peg lateral incisors　锥形侧切牙

见"Epidemiology 流行病学"

Patient-centered outcomes　以患者为中心的结局指标

Patient satisfaction and expectations　患者满意度与期望值

Patient satisfaction after orthodontic treatment combined with orthognathic surgery：A systematic review. Pacheco-Pereira C，Abreu LG，Dick BD，De Luca Canto G，Paiva SM，Flores-Mir C. Angle Orthod. 2016 May；86（3）：495-508.

What are patients'expectations of orthodontic treatment：a systematic review. Yao J，Li DD，Yang YQ，McGrath CP，Mattheos N. BMC Oral Health. 2016 Feb 17；16：19.

Factors associated with patient and parent satisfaction after orthodontic treatment：a systematic review. Pacheco-Pereira C，Pereira JR，Dick BD，Perez A，Flores-Mir C. Am J Orthod Dentofacial Orthop. 2015 Oct；148（4）：652-9.

Do orthodontic research outcomes reflect patient values? A systematic review of randomized controlled trials involving children. Tsichlaki A，O'Brien K. Am J Orthod Dentofacial Orthop. 2014 Sep；146（3）：279-85.

Subjective and objective perception of orthodontic treatment need：a systematic review. Livas C，Delli K. Eur J Orthod. 2013 Jun；35（3）：347-53.

Patients'perceptions of orthognathic treatment，well-being，and psychological or psychiatric status：a systematic review. Alanko OM，Svedstrom-Oristo AL，Tuomisto MT. Acta Odontol Scand. 2010

Sep;68(5):249-60.

Long-term stability of orthodontic treatment and patient satisfaction. A systematic review. Bondemark L, Holm AK, Hansen K, Axelsson S, Mohlin B, Brattstrom V, Paulin G, Pietila T. Angle Orthodon 2007;77:181-191.

Psychological impact   心理影响

The psychosocial impact of orthognathic surgery: a systematic review. Hunt OT, Johnston CD, Hepper PG, Burden DJ. Am J Orthod Dentofacial Orthop 2001;120(5):490-7.

Quality of life   生活质量

Does orthodontic treatment before the age of 18 years improve oral health-related quality of life? A systematic review and meta-analysis. Javidi H, Vettore M, Benson PE. Am J Orthod Dentofacial Orthop. 2017 Apr;151(4):644-655.

Orthognathic treatment of dentofacial disharmonies: its impact on temporomandibular disorders, quality of life, and psychosocial wellness. Song YL Bds Mds M Ortho Rcs, Yap AU Bds MSc PhD. Cranio. 2017 Jan;35(1):52-57.

The impact of malocclusions on oral health-related quality of life in children-a systematic review and meta-analysis. Kragt L, Dhamo B, Wolvius EB, Ongkosuwito EM. Clin Oral Investig. 2016 Nov;20(8):1881-1894.

Malocclusion, orthodontic treatment, and the Oral Health Impact Profile(OHIP-14): Systematic review and meta-analysis. Andiappan M, Gao W, Bernabe E, Kandala NB, Donaldson AN. Angle Orthod. 2015 May;85(3):493-500.

The impact of orthodontic treatment on the quality of life a systematic review. Zhou Y, Wang Y, Wang X, Voliere G, Hu R. BMC Oral Health. 2014 Jun 10;14:66.

Research methods   研究方法

Expert panels as a reference standard in orthodontic research: An assessment of published methods and reporting. Lempesi E, Toulia E, Pandis N. Am J Orthod Dentofacial Orthop. 2017 Apr;151(4):656-668.

Bias from historical control groups used in orthodontic research: a meta-epidemiological study. Papageorgiou SN, Koretsi V, Jager A. Eur J Orthod. 2017 Feb;39(1):98-105.

Health economic evaluations in orthodontics: a systematic review. Sollenius O, Petrén S, Björnsson L, Norlund A, Bondemark L. Eur J Orthod. 2016 Jun;38(3):259-65.

Demographic characteristics of systematic reviews, meta-analyses, and randomized controlled trials in orthodontic journals with impact factor. Kanavakis G, Dombroski MM, Malouf DP, Athanasiou AE. Eur J Orthod. 2016 Feb;38(1):57-65.

Statistical analysis in orthodontic journals: are we ignoring confounding? Spanou A, Koletsi D, Fleming PS, Polychronopoulou A, Pandis N. Eur J Orthod. 2016 Feb;38(1):32-38.

Cochrane systematic reviews in orthodontics. Deliere M, Yan-Vergnes W, Hamel O, Marchal-Sixou C, Vergnes JN. Int Orthod. 2010 Sep;8(3):278-92.

A critical evaluation of meta-analyses in orthodontics. Papadopoulos MA, Gkiaouris I. Am J Orthod

Dentofacial Orthop. 2007 May；131（5）：589-99.

Periodontal health　牙周健康

Brackets　托槽

The effect of bracket ligation on the periodontal status of adolescents undergoing orthodontic treatment. A systematic review and meta-analysis. Arnold S, Koletsi D, Patcas R, Eliades T. J Dent. 2016 Nov；54：13-24.

Adverse effects of lingual and buccal orthodontic techniques：A systematic review and meta-analysis. Ata-Ali F, Ata-Ali J, Ferrer-Molina M, Cobo T, De Carlos F, Cobo J. Am J Orthod Dentofacial Orthop. 2016 Jun；149（6）：820-9.

Clear aligners　隐形无托槽矫治器

Periodontal health during clear aligners treatment：a systematic review. Rossini G, Parrini S, Castroflorio T, Deregibus A, Debernardi CL. Eur J Orthod. 2015 Oct；37（5）：539-43.

Gingival recession　牙龈退缩

Indication and timing of soft tissue augmentation at maxillary and mandibular incisors in orthodontic patients. A systematic review. Kloukos D, Eliades T, Sculean A, Katsaros C. Eur J Orthod. 2014 Aug；36（4）：442-9.

A systematic review of the association between appliance-induced labial movement of mandibular incisors and gingival recession. Aziz T, Flores-Mir C. Aust Orthod J. 2011 May；27（1）：33-9.

Orthodontic therapy and gingival recession：a systematic review. Joss-Vassalli I, Grebenstein C, Topouzelis N, Sculean A, Katsaros C. Orthod Craniofac Res. 2010 Aug；13（3）：127-41.

Orthodontic therapy　正畸治疗

The microbial changes in subgingival plaques of orthodontic patients：a systematic review and meta-analysis of clinical trials. Guo R, Lin Y, Zheng Y, Li W. BMC Oral Health. 2017 Jun 2；17（1）：90.

Pain and Tissue Damage in Response to Orthodontic Tooth Movement：Are They Correlated? Cuoghi OA, Topolski F, de Faria LP, de Mendonça MR. J Contemp Dent Pract. 2016 Sep 1；17（9）：713-720.

The effects of orthodontic therapy on periodontal health：a systematic review of controlled evidence. Bollen AM, Cunha-Cruz J, Bakko DW, Huang GJ, Hujoel PP. J Am Dent Assoc. 2008 Apr；139（4）：413-22.

Effects of malocclusions and orthodontics on periodontal health：evidence from a systematic review. Bollen, AM. J Dent Educ. 2008 Aug；72（8）：912-8.

The relationships between malocclusion, fixed orthodontic appliances and periodontal disease. A review of the literature van Gastel J, Quirynen M, Teughels W, Carels C. Aust Orthod J. 2007 Nov；23（2）：121-9.

Gingival invagination--a systematic review. Golz L, Reichert C, Jager A. J Orofac Orthop. 2011 Nov；72（6）：409-20.

Retainers　保持器

Gingival condition associated with two types of orthodontic fixed retainers:a meta-analysis. Buzatta LN,Shimizu RH,Shimizu IA,Pachêco-Pereira C,Flores-Mir C,Taba M Jr,Porporatti AL,De Luca Canto G. Eur J Orthod. 2017 Aug 1;39(4):446-452.

Surgical-orthodontic treatment of impacted canines　阻生尖牙的手术-正畸治疗

Periodontal status after surgical-orthodontic treatment of labially impacted canines with different surgical techniques:A systematic review. Incerti-Parenti S,Checchi V,Ippolito DR,Gracco A,Alessandri-Bonetti G. Am J Orthod Dentofacial Orthop. 2016 Apr;149(4):463-72.

Pharmacological agents　药物治疗

见"Accelerated tooth movement 加速牙移动"

Piezocision　Piezocision　法

见"Accelerated tooth movement 加速牙移动"

Posterior crossbite　后牙反𬌗

见"Crossbites(posterior)反𬌗(后牙)"

Powered toothbrush　电动牙刷

Meta-analysis on the effectiveness of powered toothbrushes for orthodontic patients. Kaklamanos EG,Kalfas S. Am J Orthod Dentofacial Orthop. 2008 Feb;133(2):187. e1-14.

Premature loss of deciduous teeth　乳牙早失

Dental arch space changes following premature loss of primary first molars:a systematic review. Tunison W,Flores-Mir C,ElBadrawy H,Nassar U,El-Bialy T. Pediatr Dent. 2008 Jul-Aug;30(4):297-302.

Profile　侧貌

见"Soft tissue profile 软组织侧貌"

Pulpal health　牙髓健康

Influence of orthodontic forces on human dental pulp:a systematic review. Javed F,Al-Kheraif AA,

Romanos EB，Romanos GE. Arch Oral Biol. 2015Feb；60（2）：347-56.

Pulpal reactions to orthodontic force applicationin humans：a systematic review. von Bohl M，Ren Y，Fudalej PS，Kuijpers-Jagtman AM. J Endod. 2012 Nov；38（11）：1463-9.

Quality of life　生活质量

见"保持与复发"

Recession　退缩

见"牙龈退缩和牙周健康"

Retention and relapse　保持与复发

Low laser therapy　低强度激光治疗

Effect of Low-Level Laser Therapy on Relapse of Rotated Teeth：A Systematic Review of Human and Animal Study. Meng M，Yang M，Lv C，Yang Q，Yang Z，Chen S. Photomed Laser Surg. 2017 Jan；35（1）：3-11.

Efficacy of low-level laser therapy in accelerating tooth movement，preventing relapse and managing acute pain during orthodontic treatment in humans：a systematic review. Sonesson M，De Geer E，Subraian J，Petrén S. BMC Oral Health. 2016Jul 7；17（1）：11.

Periodontal health　牙周健康

Gingival condition associated with two types of orthodontic fixed retainers：a meta-analysis. Buzatta LN，Shimizu RH，Shimizu IA，Pacheco-Pereira C，Flores-Mir C，Taba M Jr，Porporatti AL，De Luca Canto G. Eur J Orthod. 2017 Aug 1；39（4）：446-452.

Retention procedures　修复

Retention procedures for stabilising tooth position after treatment with orthodontic braces. Littlewood SJ，Millett DT，Doubleday B，Bearn DR，Worthington HV. Cochrane Database Syst Rev. 2016 Jan 29；（1）：CD002283.

Interventions for managing relapse of the lower front teeth after orthodontic treatment. Yu Y，Sun J，Lai W，Wu T，Koshy S，Shi Z. Cochrane Database Syst Rev. 2013 Sep 6；（9）：CD008734.

Orthodontic retention：A systematic review. Littlewood SJ，Millett DT，Doubleday B，Bearn DR，Worthington HV. J Orthod. 2006 Sep；33（3）：205-212.

Success and failures　成功与失败

Failure of fixed orthodontic retainers：A systematic review. Iliadi A，Kloukos D，Gkantidis N，Katsaros C，Pandis N. J Dent. 2015 Aug；43（8）：876-96.

Surgery　手术

Is Counterclockwise Rotation of the Maxillomandibular Complex Stable Compared with Clockwise Rotation in the Correction of Dentofacial Deformities? A Systematic Review and Meta-Analysis. Al-Moraissi EA, Wolford LM. J Oral Maxillofac Surg. 2016 Oct; 74(10): 2066. e1-2066. e12.

Are bicortical screw and plate osteosynthesis techniques equal in providing skeletal stability with the bilateral sagittal split osteotomy when used for mandibular advancement surgery? A systematic review and meta-analysis. Al-Moraissi EA, Al-Hendi EA. Int J Oral Maxillofac Surg. 2016 Oct; 45(10): 1195-200.

Vacuum formed retainers   真空成形保持器

Performance of clear vacuum-formed thermoplastic retainers depending on retention protocol: a systematic review. Kaklamanos EG, Kourakou M, Kloukos D, Doulis I, Kavvadia S. Odontology. 2017 Apr; 105(2): 237-247.

Comparison of vacuum-formed and Hawley retainers: a systematic review. Mai W, He J, Meng H, Jiang Y, Huang C, Li M, Yuan K, Kang N. Am J Orthod Dentofacial Orthop. 2014 Jun; 145(6): 720-7.

Remineralizing agents   再矿化剂

见"Caries and White spot lesions 龋病和白垩斑"

Root damage/repair   牙根损伤/修复

Root repair after contact with mini-implants: systematic review of the literature. Alves M Jr, Baratieri C, Mattos CT, Araujo MT, Maia LC. Eur J Orthod. 2013 Aug; 35(4): 491-9.

Root damage associated with intermaxillary screws: a systematic review. Alves M Jr, Baratieri C, Araujo MT, Souza MM, Maia LC. Int J Oral Maxillofac Surg. 2012 Nov; 41(11): 1445-50.

Root resorption   根吸收

Class II   安氏II类

Radiologically determined orthodontically induced external apical root resorption in incisors after non-surgical orthodontic treatment of class II division 1 malocclusion: a systematic review. Tieu LD, Saltaji H, Normando D, Flores-Mir C. Prog Orthod. 2014 Jul 23; 15: 48.

Cytokines and receptor levels   细胞因子与受体水平

Effect of orthodontic forces on cytokine and receptor levels in gingival crevicular fluid: a systematic review. Kapoor P, Kharbanda OP, Monga N, Miglani R, Kapila S. Prog Orthod. 2014 Dec 9; 15: 65.

Interleukin-1β +3954 polymorphisms and risk of external apical root resorption in orthodontic treatment: a meta-analysis. Wu FL, Wang LY, Huang YQ, Guo WB, Liu CD, Li SG. Genet Mol Res. 2013 Oct 18; 12(4): 4678-86.

Endodontically treated teeth   经牙髓治疗的牙

Radiographic comparison of the extent of orthodontically induced external apical root resorption in vital and root-filled teeth：a systematic review. Walker SL，Tieu LD，Flores-Mir C. Eur J Orthod. 2013 Dec；35（6）：796-802.

Root resorption of endodontically treated teeth following orthodontic treatment：a meta-analysis Ioannidou-Marathiotou I，Zafeiriadis AA，Papadopoulos MA. Clin Oral Investig. 2013 Sep；17（7）：1733-44.

Expansion　扩弓

Radiographic assessment of external root resorption associated with jackscrew-based maxillary expansion therapies：a systematic review. Forst D，Nijjar S，Khaled Y，Lagravere M，Flores-Mir C. Eur J Orthod. 2014 Oct；36（5）：576-85.

Force level　力值水平

Association of orthodontic force system and root resorption：A systematic review. Roscoe MG，Meira JB，Cattaneo PM. Am J Orthod Dentofacial Orthop. 2015 May；147（5）：610-26.

Genetics　遗传学

Association of genetic polymorphism and external apical root resorption. Aminoshariae A，Aminoshariae A，Valiathan M，Kulild JC. Angle Orthod. 2016 Nov；86（6）：1042-1049.

Risk factors　危险因素

Root resorption associated with orthodontic tooth movement：a systematic review. Weltman B，Vig KW，Fields HW，Shanker S，Kaizar EE. Am J Orthod Dentofacial Orthop. 2010 Apr；137（4）：462-76.

Root resorption and orthodontic treatment. Review of the literature. Pizzo G，Licata ME，Guiglia R，Giuliana G. Minerva Stomatol. 2007 Jan-Feb；56（1-2）：31-44.

Self ligating brackets　自锁托槽

Root resorption during orthodontic treatment with self-ligating or conventional brackets：a systematic review and meta-analysis. Yi J，Li M，Li Y，Li X，Zhao Z. BMC Oral Health. 2016 Nov 21；16（1）：125.

Scanners，intraoral　口内扫描

见"Diagnostic records 诊断记录"

Self-ligating brackets 自锁托槽

见"Brackets 托槽"

Smile esthetics　微笑美学

Laypeople's perceptions of frontal smile esthetics：A systematic review. Parrini S，Rossini G，Castroflorio T，Fortini A，Deregibus A，Debernardi C. Am J Orthod Dentofacial Orthop. 2016 Nov；150（5）：740-750.

Influence of orthodontic treatment, midline position, buccal corridor and smile arc on smile attractiveness. Janson G, Branco NC, Fernandes TM, Sathler R, Garib D, Lauris A. Angle Orthod. 2011 Jan;81(1):153-61.

Soft tissue profile 软组织侧貌

Esthetic perception of changes in facial profile resulting from orthodontic treatment with extraction of premolars: A systematic review. Iared W, Koga da Silva EM, Iared W, Rufino Macedo C. J Am Dent Assoc. 2017 Jan;148(1):9-16.

Soft-tissue changes in Class Ⅱ malocclusion patients treated with extractions: a systematic review. Janson G, Mendes LM, Junqueira CH, Garib DG. Eur J Orthod. 2016 Dec;38(6): 631-637.

Relation between soft tissue and skeletal changes after mandibular setback surgery: A systematic review and meta-analysis. Kaklamanos EG, Kolokitha OE. J Craniomaxillofac Surg. 2016 Apr;44 (4):427-35.

Soft tissue profile changes after bilateral sagittal split osteotomy for mandibular setback: a systematic review. Joss CU, Joss-Vassalli IM, Berge SJ, Kuijpers-Jagtman AM. J Oral Maxillofac Surg. 2010 Nov;68(11):2792-801.

Soft tissue changes following the extraction of premolars in nongrowing patients with bimaxillary protrusion. A systematic review. Leonardi R, Annunziata A, Licciardello V, Barbato E. Angle Orthod. 2010 Jan;80(1):211-6.

A systematic review of cephalometric facial soft tissue changes with the Activator and Bionator appliances in Class Ⅱ division 1 subjects. Flores-Mir C, Major PW. Eur J Orthod. 2006 Dec;28 (6):586-93.

Cephalometric facial soft tissue changes with the twin block appliance in Class Ⅱ division 1 malocclusion patients. A systematic review. Flores-Mir C, Major PW. Angle Orthod. 2006 Sep;76(5): 876-81.

Soft tissue changes with fixed functional appliances in Class Ⅱ division 1. Flores-Mir C, Major MP, Major PW. Angle Orthod. 2006 Jul;76(4):712-20.

Space maintenance 间隙保持

Effects of lingual arch used as space maintainer on mandibular arch dimension: a systematic review. Viglianisi, A. Am J Orthod Dentofacial Orthop. 2010 Oct;138(4):382. e1-4;discussion 382-3.

Effect of lip bumpers on mandibular arch dimensions. Hashish DI, Mostafa, YA. Am J Orthod Dentofacial Orthop. 2009 Jan;135(1):106-9.

Guidelines on the use of space maintainers following premature loss of primary teeth. Brothwell, DJ. J Can Dent Assoc. 1997 Nov;63(10):753,757-60,764-6.

Speech　语音

Speech and orthodontic appliances: a systematic literature review. Chen J, Wan J, You L. Eur J Orthod. doi: 10. 1093/ejo/cjx023. [Epub ahead of print].

Adverse effects of lingual and buccal orthodontic techniques: A systematic review and meta-analysis. Ata-Ali F, Ata-Ali J, Ferrer-Molina M, Cobo T, De Carlos F, Cobo J. Am J Orthod Dentofacial Orthop. 2016 Jun; 149(6): 820-9.

The effects of orthognathic surgery on speech: a review. Hassan T, Naini FB, Gill DS. J Oral Maxillofac Surg. 2007 Dec; 65(12): 2536-43.

Stability　稳定性

Class Ⅱ　安氏Ⅱ类
Predictive factors of sagittal stability after treatment of Class Ⅱ malocclusions. Maniewicz Wins S, Antonarakis GS, Kiliaridis S. Angle Orthod. 2016 Nov; 86(6): 1033-1041.

Stability of Class Ⅱ fixed functional appliance therapy-a systematic review and meta-analysis. Bock NC, von Bremen J, Ruf S. Eur J Orthod. 2016 Apr; 38(2): 129-39.

Class Ⅲ　安氏Ⅲ类
Stability factors after double-jaw surgery in Class Ⅲ malocclusion. A systematic review. Mucedero M, Coviello A, Baccetti T, Franchi L, Cozza P. Angle Orthod. 2008 Nov; 78(6): 1141-52.

Deepbite　深覆𬌗
Stability of deep-bite correction: A systematic review. Huang GJ, Bates SB, Ehlert AA, Whiting DP, Chen SS, Bollen AM. J World Fed Orthod. 2012 Sep 1; 1(3): e89-e86.

Methodology to evaluate stability　评估稳定性的方法
Methodologies for evaluating long-term stability of dental relationships after orthodontic treatment. BeGole EA, Sadowsky C. Semin Orthod 1999; 5(3): 142-50.

Openbite　开𬌗
Combined orthodontic and orthognathic surgical treatment for the correction of skeletal anterior open-bite malocclusion: a systematic review on vertical stability. Solano-HernÃ¡ndez B, Antonarakis GS, Scolozzi P, Kiliaridis S. J Oral Maxillofac Surg. 2013 Jan; 71(1): 98-109.

Stability of treatment for anterior open-bite malocclusion: a meta-analysis. Greenlee GM, Huang GJ, Chen SS, Chen J, Koepsell T, Hujoel P. Am J Orthod Dentofacial Orthop. 2011 Feb; 139(2): 154-69.

Orthognathic surgery　正颌手术
Is Counterclockwise Rotation of the Maxillomandibular Complex Stable Compared with Clockwise Rotation in the Correction of Dentofacial Deformities? A Systematic Review and Meta-Analysis. Al-Moraissi EA, Wolford LM. J Oral Maxillofac Surg. 2016 Oct; 74(10): 2066. e1-2066. e12.

Are bicortical screw and plate osteosynthesis techniques equal in providing skeletal stability with the bilateral sagittal split osteotomy when used for mandibular advancement surgery? A systematic review and meta-analysis. Al-Moraissi EA, Al-Hendi EA. Int J Oral Maxillofac Surg. 2016 Oct; 45(10):1195-200.

Stability of Le Fort I maxillary inferior repositioning surgery with rigid internal fixation: a systematic review. Convens JM, Kiekens RM, Kuijpers-Jagtman AM, Fudalej PS. Int J Oral Maxillofac Surg. 2015 May; 44(5):609-14.

Stability after bilateral sagittal split osteotomy advancement surgery with rigid internal fixation: a systematic review. Joss CU, Vassalli IM. J Oral Maxillofac Surg. 2009 Feb; 67(2):301-13.

Skeletal stability and complications of bilateral sagittal split osteotomies and mandibular distraction osteogenesis: an evidence-based review. Ow A, Cheung LK. J Oral Maxillofac Surg. 2009 Nov; 67(11):2344-53.

Stability factors after double-jaw surgery in Class Ⅲ malocclusion. A systematic review. Mucedero M, Coviello A, Baccetti T, Franchi L, Cozza, P. Angle Orthod. 2008 Nov; 78(6):1141-52.

Surgically assisted maxillary expansion　手术辅助上颌扩弓

见"Crossbites(posterior)反𬌗(后牙)"

Surgery first approach　手术优先策略

见"Orthognathic surgery 正颌手术"

Temporary anchorage devices(TADs)　临时支抗装置(TADs)

见"Anchorage 支抗"

Temporomandibular joint　颞下颌关节

Juvenile idiopathic arthritis　幼年特发性关节炎
Orthodontic and dentofacial orthopedic management of juvenile idiopathic arthritis: A systematic review of the literature. von Bremen J, Ruf S. Orthod Craniofac Res. 2011 Aug; 14(3):107-15.

Occlusion　咬合
Temporomandibular disorders and dental occlusion. A systematic review of association studies: end of an era? Manfredini D, Lombardo L, Siciliani G. J Oral Rehabil. 2017 Nov; 44(11):908-923.

Posterior crossbite and temporomandibular disorders(TMDs): need for orthodontic treatment? Thilander B, Bjerklin K. Eur J Orthod. 2012 Dec; 34(6):667-73.

Orthodontics for treating temporomandibular joint(TMJ) disorders. Luther F, Layton S, McDonald F. Cochrane Database Syst Rev. 2010 Jul 7;(7):CD006541.

Occlusal adjustment for treating and preventing temporomandibular joint disorders. Koh H, Robinson PG. Cochrane Database Syst Rev 2003(1):CD003812.

Orthodontics and temporomandibular disorder: a meta-analysis. Kim MR, Graber TM, Viana MA. Am J Orthod Dentofacial Orthop 2002;121(5):438-46.

Occlusal treatments in temporomandibular disorders: a qualitative systematic review of randomized controlled trials. Forssell H, Kalso E, Koskela P, Vehmanen R, Puukka P, Alanen P. Pain 1999;83 (3):549-60.

Oral appliances　口腔矫治器

Changes in temporomandibular joint morphology in class Ⅱ patients treated with fixed mandibular repositioning and evaluated through 3D imaging: a systematic review. Al-Saleh MA, Alsufyani N, Flores-Mir C, Nebbe B, Major PW. Orthod Craniofac Res. 2015 Nov;18(4):185-201.

Effect of chin-cup treatment on the temporomandibular joint: a systematic review. Zurfluh MA, Kloukos D, Patcas R, Eliades T. Eur J Orthod. 2015 Jun;37(3):314-24.

The effectiveness of splint therapy in patients with temporomandibular disorders: a systematic review and meta-analysis. Ebrahim S, Montoya L, Busse JW, Carrasco-Labra A, Guyatt GH; Medically Unexplained Syndromes Research Group. J Am Dent Assoc. 2012 Aug;143(8):847-57.

Systematic review and meta-analysis of randomized controlled trials evaluating intraoral orthopedic appliances for temporomandibular disorders. Fricton J, Look JO, Wright E, Alencar FG Jr, Chen H, Lang M, Ouyang W, Velly AM. J Orofac Pain. 2010 Summer;24(3):237-54.

Stabilization splint therapy for the treatment of temporomandibular myofascial pain: a systematic review. Al-Ani Z, Gray RJ, Davies SJ, Sloan P, Glenny AM. J Dent Educ. 2005 Nov;69(11): 1242-50.

Efficacy of stabilization splints for the management of patients with masticatory muscle pain: a qualitative systematic review Turp JC, Komine F, Hugger A. Clin Oral Investig. 2004 Dec;8(4):179-95.

Effect of Herbst treatment on temporomandibular joint morphology: a systematic literature review. Popowich K, Nebbe B, Major PW. Am J Orthod Dentofacial Orthop 2003;123(4): 388-94.

Orthognathic surgery　正颌手术

The effect of orthognathic surgery on the temporomandibular joint and oral function: a systematic review. Te Veldhuis EC, Te Veldhuis AH, Bramer WM, Wolvius EB, Koudstaal MJ. Int J Oral Maxillofac Surg. 2017 May;46(5):554-563.

Does temporomandibular joint pathology with or without surgical management affect the stability of counterclockwise rotation of the maxillomandibular complex in orthognathic surgery? A Systematic Review and Meta-Analysis. Al-Moraissi EA, Wolford LM. J Oral Maxillofac Surg. 2017 Apr; 75(4):805-821.

Does orthognathic surgery cause or cure temporomandibular disorders? A systematic review and meta-analysis. Al-Moraissi EA, Wolford LM, Perez D, Laskin DM, Ellis E 3rd. J Oral Maxillofac Surg. 2017 Sep;75(9):1835-1847.

Orthognathic treatment of dentofacial disharmonies: its impact on temporomandibular disorders, quality of life, and psychosocial wellness. Song YL, Yap AU. Cranio. 2017 Jan;35(1):52-57.

Condylar resorption in orthognathic patients after mandibular bilateral sagittal split osteotomy: a systematic review. Mousoulea S, Kloukos D, Sampaziotis D, Vogiatzi T, Eliades T. Eur J Orthod. 2016 Jun 22:294-309.

Effects of mandibular advancement surgery on the temporomandibular joint and muscular and articular adaptive changes--a systematic review. Bermell-Baviera A, Bellot-Arcís C, Montiel-Company JM, Almerich-Silla JM. Int J Oral Maxillofac Surg. 2016 May;45(5):545-52.

TMJ response to mandibular advancement surgery: an overview of risk factors. Valladares-Neto J, Cevidanes LH, Rocha WC, Almeida Gde A, Paiva JB, Rino-Neto J. J Appl Oral Sci. 2014 Jan-Feb;22(1):2-14.

Orthognathic treatment and temporomandibular disorders: a systematic review. Part 2. Signs and symptoms and meta-analyses. Al-Riyami S, Cunningham SJ, Moles DR. Am J Orthod Dentofacial Orthop. 2009 Nov;136(5):626. e1-16.

Orthognathic treatment and temporomandibular disorders: A systematic review. Part 1. A new quality-assessment technique and analysis of study characteristics and classifications. Al-Riyami S, Cunningham SJ, Moles DR. Am J Orthod Dentofacial Orthop. 2009 Nov;136(5):624. e1-15.

Temporomandibular joint morphology changes with mandibular advancement surgery and rigid internal fixation: a systematic. literature review. Kersey ML, Nebbe B, Major PW. Angle Orthod 2003;73(1):79-85.

Osteoarthritis 骨关节炎

Interventions for the management of temporomandibular joint osteoarthritis. de Souza RF, Lovato da Silva CH, Nasser M, Fedorowicz Z, Al-Muharraqi MA. Cochrane Database Syst Rev. 2012 Apr 18;(4):CD007261.

Third molars 第三磨牙

Does orthodontic extraction treatment improve the angular position of third molars? A systematic review. Livas C, Delli K. J Oral Maxillofac Surg. 2017 Mar;75(3):475-483.

Orthodontic extraction of high-risk impacted mandibular third molars in close proximity to the mandibular canal: a systematic review. Kalantar Motamedi MR, Heidarpour M, Siadat S, Kalantar Motamedi A, Bahreman AA. J Oral Maxillofac Surg. 2015 Sep;73(9):1672-85.

The role of mandibular third molars on lower anterior teeth crowding and relapse after orthodontic treatment: a systematic review. Zawawi KH, Melis M. ScientificWorldJournal. 2014; 2014:615429.

Is there justification for prophylactic extraction of third molars? A systematic review. Costa MG, Pazzini CA, Pantuzo MC, Jorge ML, Marques LS. Braz Oral Res. 2013 Mar-Apr;27(2):183-8.

Coronectomy vs. total removal for third molar extraction: a systematic review. Long H, Zhou Y, Liao L, Pyakurel U, Wang Y, Lai W. J Dent Res. 2012 Jul;91(7):659-65.

Surgical removal versus retention for the management of asymptomatic impacted wisdom teeth. Cochrane Database Syst Rev. 2012 Jun 13;(6):CD003879.

How predictable is the position of third molars over time? Phillips C, White RP Jr. J Oral Maxillofac Surg. 2012 Sep;70:S11-4.

The effectiveness and cost-effectiveness of prophylactic removal of wisdom teeth. Song F, O'Meara S, Wilson P, Golder S, Kleijnen J. Health Technol Assess 2000;4(15):1-55.

Transposition of teeth 异位牙

Prevalence of tooth transposition. A meta-analysis. Papadopoulos MA, Chatzoudi M, Kaklamanos EG. Angle Orthod. 2010 Mar;80(2):275-85.

Assessment of characteristic features and denta lanomalies accompanying tooth transposition:a meta-analysis. Papadopoulos MA, Chatzoudi M, Karagiannis V. Am J Orthod Dentofacial Orthop. 2009 Sep;136(3):308. e1-10.

Trauma 外伤

见"Dental trauma 牙外伤"

Treatment time 治疗时间

也可见"Accelerated tooth movement 加速牙移动"

Effectiveness of biologic methods of inhibiting orthodontic tooth movement in animal studies. Cadenas-Perula M, Yañez-Vico RM, Solano-Reina E, Iglesias-Linares A. Am J Orthod Dentofacial Orthop. 2016 Jul;150(1):33-48.

Escaping the adverse impacts of NSAIDs on tooth movement during orthodontics:current evidence based on a meta-analysis. Fang J, Li Y, Zhang K, Zhao Z, Mei L. Medicine(Baltimore). 2016 Apr;95(16):e3256.

How long does treatment with fixed orthodontic appliances last? A systematic review. Tsichlaki A, Chin SY, Pandis N, Fleming PS. Am J Orthod Dentofacial Orthop. 2016 Mar;149(3):308-18.

A systematic review of force decay in orthodontic elastomeric power chains. Halimi A, Benyahia H, Doukkali A, Azeroual MF, Zaoui F. Int Orthod. 2012 Sep;10(3):223-40.

Effects of bisphosphonates in orthodontic therapy:systematic review. Rodolfino D, Saccucci M, Filippakos A, Gerxhani R, Lopez G, Felice F, D'Arcangelo C. J Biol Regul Homeost Agents. 2012 Apr-Jun;26(2 Suppl):29-33.

Influence of bisphosphonates in orthodontic therapy:Systematic review. Iglesias-Linares A, Yanez-Vico RM, Solano-Reina E, Torres-Lagares D, Gonzalez Moles MA. J Dent. 2010 Aug;38(8): 603-11.

Hyalinization during orthodontic tooth movement:a systematic review on tissue reactions. von Bhl

M,Kuijpers-Jagtman AM. Eur J Orthod. 2009 Feb;31(1):30-6.

Factors influencing efficiency of sliding mechanics to close extraction space:a systematic review. Barlow M,Kula K. Orthod Craniofac Res. 2008 May;11(2):65-73.

Factors affecting the duration of orthodontic treatment:a systematic review. Mavreas D,Athanasiou AE. Eur J Orthod. 2008 Aug;30(4):386-95.

Vacuum formed thermoplastic retainers　真空成形热塑性保持器

见"Retention and relapse 保持与复发"

White spot lesions　白垩斑

也可见"Caries 龋病"

Interventions for orthodontically induced white spot lesions:a systematic review and meta-analysis. Hochli D,Hersberger-Zurfluh M,Papageorgiou SN,Eliades T. Eur J Orthod. 2017 Apr 1;39 (2):122-133.

Management of post-orthodontic white spot lesions:an updated systematic review. Sonesson M, Bergstrand F,Gizani S,Twetman S. Eur J Orthod. 2017 Apr 1;39(2):116-121.

Therapies for white spot lesions-a systematic review. Paula AB,Fernandes AR,Coelho AS,Marto CM,Ferreira MM,Caramelo F,do Vale F,Carrilho E. J Evid Based Dent Pract. 2017 Mar;17 (1):23-38.

Prevention and treatment of white spot lesions during and after treatment with fixed orthodontic appliances:a systematic literature review. Lopatiene K,Borisovaite M,Lapenaite E. J Oral Maxillofac Res. 2016 Jun 30;7(2):e1.

Fluoride-releasing materials to prevent white spot lesions around orthodontic brackets:a systematic review. Nascimento PL,Fernandes MT,Figueiredo FE,Faria-E-Silva AL. Braz Dent J. 2016 Jan-Feb;27(1):101-7.

Influence of orthodontic treatment with fixed appliances on enamel color:a systematic review. Chen Q,Zheng X,Chen W,Ni Z,Zhou Y. BMC Oral Health. 2015 Mar 10;15:31.

Long-term remineralizing effect of casein phosphopeptide-amorphous calcium phosphate(CPP-ACP)on early caries lesions in vivo:a systematic review. Li J,Xie X,Wang Y,Yin W,Antoun JS,Farella M,Mei L. J Dent. 2014 Jul;42(7):769-77.

Fluorides for the prevention of early tooth decay(demineralised white lesions)during fixed brace treatment. Benson PE,Parkin N,Dyer F,Millett DT,Furness S,Germain P. Cochrane Database Syst Rev. 2013 Dec 12;(12):CD003809.

Bisphenol-A and residual monomer leaching from orthodontic adhesive resins and polycarbonate brackets:a systematic review Kloukos D,Pandis N,Eliades T. Am J Orthod Dentofacial Orthop. 2013 Apr;143(4 Suppl):S104-12. e1-2.

Effect of remineralizing agents on white spot lesions after orthodontic treatment:a systematic review. Chen H, Liu X, Dai J, Jiang Z, Guo T, Ding Y. Am J Orthod Dentofacial Orthop. 2013 Mar;143(3):376-382.

Fluoride-containing orthodontic adhesives and decalcification in patients with fixed appliances: a systematic review. Rogers S, Chadwick B, Treasure E. Am J Orthod Dentofacial Orthop. 2010 Oct;138(4):390. e1-8.

The effect of topical fluorides on decalcification in patients with fixed orthodontic appliances: a systematic review. Chadwick BL, Roy J, Knox J, Treasure ET. Am J Orthod Dentofacial Orthop. 2005 Nov;128(5):601-6.

Fluorides, orthodontics and demineralization: a systematic review-More recent review. Benson PE, Shah AA, Millett DT, Dyer F, Parkin N, Vine RS. J Orthod. 2005 Jun;32(2):102-14.

Caries-inhibiting effect of preventive measures during orthodontic treatment with fixed appliances. a systematic review Derks A, Katsaros C, Frencken JE, Van't Hof MA, Kuijpers-Jagtman AM. Caries Res 2004;38(5):413-20.

索引

Cochrane 口腔健康组　Cochrane Oral Health Group，
　COHG　6

Cochrane 偏倚风险评价工具　Cochrane Risk of Bias
　Tool　54

Cochrane 系统评价　Cochrane Systematic Reviews
　40,61

Cochrane 协作网　Cochrane Collaboration　4

CONSORT 摘要扩展声明　CONSORT for Abstracts
　57

Epworth 嗜睡量表　Epworth Sleepiness Scale，ESS
　182

Meta 流行病学　meta-epidemiology　57

Meta 流行病学研究　meta-epidemiological research
　49

PICO 法　PICO approach　50

A

安慰剂　placebo　15,18

安慰剂效应　placebo effect　37

B

报告规范　reporting guidelines　40,49

报告质量　reporting quality　58

比值比　odds ratio　53

病例报告　case report　8,36

病例-对照　case-control　17

病例系列　case series　8

不透光的密封信封　opaque sealed envelopes　51

布尔逻辑运算符　Boolean operators　28

部分牙切除术　partial odontectomy　236

C

持续正压通气　continuous positive air pressure，CPAP
　185

次要结局指标　secondary outcome　50

D

队列　cohort　17

队列研究　cohort study　8

多层 PCA　multilevel principal component analysis，
　mPCA　74

多导睡眠监测　polysomnography，PSG　179

多干预 Meta 分析　multiple interventions meta-analy-
　sis，MIM　57

多重假设检验　multiple hypothesis tests　75

多重检验　multiple testing　52

F

发表偏倚　publication bias　54,60

反证法　refutation　13

方法学质量　methodological quality　58

非甾体抗炎药　NSAIDs　197

分配隐藏　allocation concealment　38,50

覆盖　overjet　39

G

概况性评价　scoping review　60

干预措施　interventions　50

骨皮质切开术　corticotomy　242

冠切术　coronectomy　236

国际医学期刊编辑委员会　International Committee of
　Medical Journal Editors　60

国际指南协会　Guideline International Network，GIN
　22

国立卫生研究院　National Institutes of Health，NIH
　18

国立牙科诊所研究协作网　National Dental Practice-
　based Research Network　63

H

合并估计值　pooled estimate　56